Fabian Bock · Oliver Adolph · Maximilian Pfau · Björn Jacobi

Lernkarten Biochemie

Die komplette Biochemie in einem Set

Vollständig neu konzipierte Auflage

ELSEVIER
URBAN & FISCHER

URBAN & FISCHER München

Zuschriften und Kritik an
Elsevier GmbH, Urban & Fischer Verlag, Lektorat Medizinstudium, Hackerbrücke 6, 80335 München
E-mail: medizinstudium@elsevier.de

Wichtiger Hinweis für den Benutzer
Die Erkenntnisse in der Medizin unterliegen laufendem Wandel durch Forschung und klinische Erfahrungen. Herausgeber und Autoren dieses Werkes haben große Sorgfalt darauf verwendet, dass die in diesem Werk gemachten therapeutischen Angaben (insbesondere hinsichtlich Indikation, Dosierung und unerwünschter Wirkungen) dem derzeitigen Wissensstand entsprechen. Das entbindet den Nutzer dieses Werkes aber nicht von der Verpflichtung, anhand der Beipackzettel zu verschreibender Präparate zu überprüfen, ob die dort gemachten Angaben von denen in diesem Buch abweichen, und seine Verordnung in eigener Verantwortung zu treffen.

Bibliografische Information der Deutschen Bibliothek
Die Deutsche Bibliothek verzeichnet diese Publikation in der Deutschen Nationalbibliografie; detaillierte bibliografische Daten sind im Internet unter http://dnb.de abrufbar.

1. Auflage 2013

Der Urban & Fischer Verlag ist ein Imprint der Elsevier GmbH.

18 19 20 21 5 4 3 2

Planung: Julia Baier
Lektorat: Susanne Szczepanek
Redaktion: Verena Pilger, Bad Endorf
Herstellung: Cornelia Reiter, München, Johannes Kressirer, München
Satz: abavo, Buchloe/Deutschland; TNQ, Chennai/Indien
Druck und Bindung: Drukarnia Dimograf, Polen
Bildquelle: © 4designersart – Fotolia.com
Covergestaltung: SpieszDesign, Büro für Gestaltung, Neu-Ulm
ISBN Print 978-3-437-43583-6

Aktuelle Informationen finden Sie im Internet unter **www.elsevier.de** und **www.elsevier.com**

Benutzerhinweise

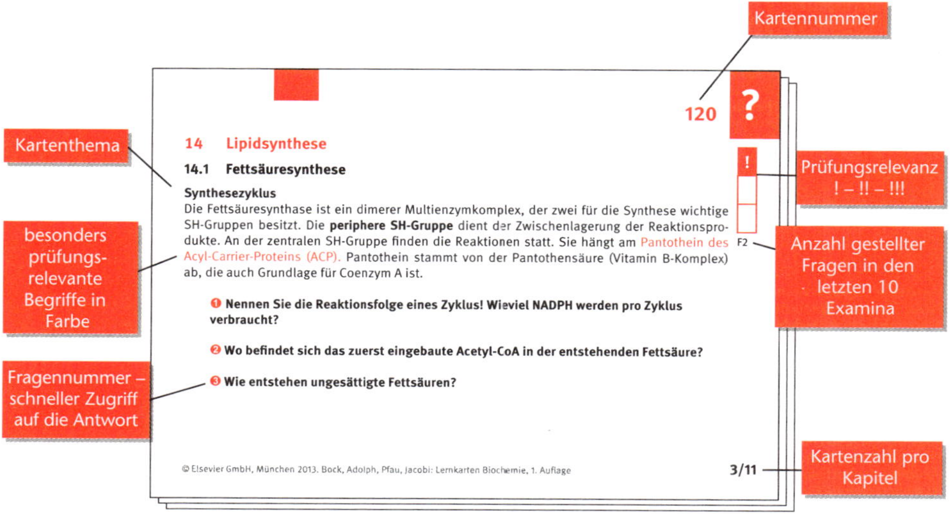

Benutzerhinweise

Der Aufbau der Karten ist eng am GK und an den vom IMPP gestellten Fragen orientiert.
Die Karten sind nach ihrer Relevanz im Physikum eingeteilt:

- ! wird seltener gefragt
- ! ! wird häufig gefragt
- ! ! ! wird sehr häufig gefragt

Die Zahl darunter gibt die Anzahl der Fragen an, die in den letzten 10 Examina zum Karteninhalt gestellt wurden.

Wichtige Begriffe sind **fett** hervorgehoben, besonders prüfungsrelevante Begriffe sind farbig gekennzeichnet. Lösungsvorschläge für Lückentexte etc. erscheinen grau.

Die Kartennummer steht rechts oben auf der Karte, die Anzahl der Karten pro Kapitel ist rechts unten angegeben (z. B. 3/11 → 3. Karte von 11 im Kapitel). So findet man sich leicht zurecht.

Nun kann’s losgehen!
Viel Spaß beim Lernen mit den Karten und alles Gute für die Prüfung!

Vorwort

Die Biochemie befasst sich im Rahmen des Medizinstudiums mit den chemischen Vorgängen im menschlichen Körper und zählt neben der Anatomie und Physiologie zu den umfangreichsten Fächern des vorklinischen Studienabschnittes. Zentrale Themen dieses Fachs sind Hormone und Stoffwechselwege, die aus dem Gleichgewicht geraten können und so zu Erkrankungen führen. Somit liefert die Biochemie eine wichtige Verständnisgrundlage für die Pathogenese von Erkrankungen und deren Therapie. Besonders im Zeitalter der molekularen Medizin mit ihren biochemisch basierten Therapien und ausgefeilten Forschungsmethoden besitzt das Fach mehr Bedeutung denn je.

Die „Lernkarten Biochemie, 2. Auflage" fassen das prüfungsrelevante Wissen der Biochemie in anschaulicher, kompakter und aktueller Form zusammen und machen das Wissen jederzeit und jederorts griffbereit. So bleibt auch unterwegs keine Zeit ungenutzt und langweilige Wartezeiten lassen sich in sinnvolle Lernphasen verwandeln. Darüber hinaus vermitteln die Karten komplexe Zusammenhänge im Stoffwechsel und besitzen zahlreiche klinische Bezüge.

Die Autoren schufen mit dem „Heidelberger Vorklinik Repetitorium" eine bislang einzigartige Form der integrierten Prüfungsvorbereitung für Medizinstudenten in Deutschland. Die Erfahrungen und didaktischen Erkenntnisse aus der Betreuung von weit über 1000 Studierenden in den letzten Jahren sind auch die Grundlage für die aktuellen „Lernkarten Biochemie, 2. Auflage".

Wir bedanken uns ganz herzlich bei allen involvierten Mitarbeitern des Elsevier-Verlags, insbesondere unserer Lektorin Susanne Szczepanek, sowie bei unserer Redakteurin Verena Pilger. Gedankt sei auch Charlotte van Bodegom, Ulrike Bock, Sarah Schneider, Bodo Flörchinger, Judith Fischer, Britta Pfau, Mirja Schlag, Bianca Schickling-Mengel und Doris Gockner für Korrekturen und Vorschläge zur Verbesserung des Textes.

Allen Lesern wünschen wir viel Spaß beim Lernen und eine effektive sowie erfolgreiche Prüfungsvorbereitung.

Heidelberg, August 2012

Fabian Bock, Oliver Adolph, Maximilian Pfau und Björn Jacobi

Abbildungsnachweis

Stefan Dangl, München: Abb. 1.1, 1.2, 1.3, 5.1, 5.2, 6.2, 8.1, 9.1, 10.2, 10.3, 12.3, 16.2, 16.3, 16.4, 16.7, 16.8, 16.9, 18.1, 18.2, 18.3, 19.1 (nach einer Vorlage aus: King TC, Elsevier's Integrated Pathology, Mosby 2006), 19.2, 19.3, 19.5, 19.6, 19.7, 19.8, 19.9, 19.11, 19.12, 19.13 (nach einer Vorlage aus: Stovold R, Blackhall F, Meredith S, Hou J, Dive C, White A, Biomarkers for small cell lung cancer: Neuroendocrine, epithelial and circulating tumour cells. Lung Cancer 76(3): 263–238, 2012), 19.14, 19.17 (nach einer Vorlage aus: Holt R, Fetal programming of the growth hormone – insulin-like growth factor axis. Trends Endocrinol Metab 13(9): 392–397, 2002), 19.18, 19.19, 19.21, 19.22, 25.1, 25.2.
Dr. Wolfgang Zettlmeier, Barbing: 2.1, 2.2, 6.1, 6.3, 7.1, 7.2, 7.3, 9.2, 9.3, 10.1, 11.1, 11.2, 12.1, 12.2, 12.4, 14.1, 15.1, 16.1, 16.5, 16.6, 19.4, 19.10, 19.15, 20.1, 20.2, 20.3, 22.1.
Henriette Rintelen, Velbert: Abb. 19.16, 19.20.
Gerda Raichle, Ulm: Abb. 8.2.
Boron W.F., Boulpaep, E.: Medical Physiology. Saunders, 2nd updated ed., 2012: Abb. 8.3.

Inhalt

1 Grundlagen der Biochemie

1.1 Chemische Reaktionen in der Biochemie

Chemisches Gleichgewicht I

In einem geschlossenen System stellt sich nach einiger Zeit ein chemisches Gleichgewicht ein. Hin- und Rückreaktion laufen in gleicher Geschwindigkeit ab, sodass die **Konzentrationen** der einzelnen Edukte und Produkte **konstant** sind. Das Massenwirkungsgesetz beschreibt die Lage des Gleichgewichts. F2

❶ **Nennen Sie das Massenwirkungsgesetz!**

❷ **Wie beeinflussen folgende Veränderungen die Lage des Gleichgewichts? Ergänzen Sie die Tabelle!**

Einfluss	Änderung des Gleichgewichts
Temperaturerhöhung	
Druckänderung	
Konzentrationsverminderung der Produkte	

❸ **Wie heißt das entsprechende Prinzip und was besagt es?**

Chemisches Gleichgewicht I

❶ Das Massenwirkungsgesetz beschreibt die Gleichgewichtskonstante „K“. Sie gibt die Lage des Gleichgewichts an und ist das Produkt der Konzentrationen der Edukte, geteilt durch das Produkt der Konzentrationen der Produkte:

$aA + bB \leftrightharpoons cC + dD$

$K = ([C]^c * [D]^d)/([A]^a * [B]^b)$

❷

Einfluss	Änderung des Gleichgewichts
Temperaturerhöhung	Die endotherme Reaktionen wird begünstigt
Druckänderung	Die volumenverkleinernde Reaktion wird gefördert
Konzentrationsverminderung der Produkte	Die Hinreaktion von den Edukten zu den Produkten wird begünstigt um die Konzentrationen wieder ins Gleichgewicht zu bringen

❸ **Das Prinzip von Le Chatelier** (Prinzip vom kleinsten Zwang) besagt: Übt man auf ein Stoffgemisch, das sich im chemischen Gleichgewicht befindet, einen äußeren Zwang aus, so weicht es diesem äußeren Zwang aus.

1 Grundlagen der Biochemie

1.1 Chemische Reaktionen in der Biochemie

Chemisches Gleichgewicht II

Finden Sie im folgenden Text die drei Fehler!

Im geschlossenen System laufen im Gleichgewichtszustand Hin- und Rückreaktion gleich schnell ab und es wird keine Energie umgesetzt. F1

Der menschliche Körper hingegen ist ein offenes System. Produkte einer Reaktion werden durch weitere folgende Reaktionen dem Gleichgewicht entzogen, sodass es zur Einstellung eines Gleichgewichts kommt.

Es wird Energie umgesetzt, die z. B. in Form von Nahrung dem System zugeführt wird. Dabei werden energiearme Moleküle, z. B. CO_2, an die Umgebung abgegeben. Man spricht von einem Fließgleichgewicht. Die Konzentration der einzelnen Zwischenprodukte innerhalb der Zelle ist mehr oder weniger konstant, aber die Reaktionen laufen in unterschiedliche Richtungen ab, da von außen Edukte zugeführt und Produkte entzogen werden.

Ein Fließgleichgewicht geht mit einem Energieverlust (Entropieproduktion) einher.

Chemisches Gleichgewicht II

Im geschlossenen System laufen im Gleichgewichtszustand Hin- und Rückreaktion gleich schnell ab und es wird keine Energie umgesetzt.

Der menschliche Körper hingegen ist ein offenes System. Produkte einer Reaktion werden durch weitere folgende Reaktionen dem Gleichgewicht entzogen, sodass es **nicht** zur Einstellung eines Gleichgewichts kommt.

Es wird Energie umgesetzt, die z. B. in Form von Nahrung dem System zugeführt wird. Dabei werden energiearme Moleküle, z. B. CO_2 an die Umgebung abgegeben. Man spricht von einem Fließgleichgewicht. Die Konzentration der einzelnen Zwischenprodukte innerhalb der Zelle ist mehr oder weniger konstant, aber die Reaktionen laufen in **eine** Richtung ab, da von außen Edukte zugeführt und Produkte entzogen werden.

Ein Fließgleichgewicht geht mit einer **Energiegewinnung** (Entropieproduktion) einher.

1 Grundlagen der Biochemie

1.1 Chemische Reaktionen in der Biochemie

Redoxreaktionen und Säure-Base-Reaktionen

1 Was ist ein Oxidationsmittel und was ist ein Reduktionsmittel? Nennen Sie ein Beispiel für eine Redoxreaktion!

2 Was sind Säuren nach Brønsted? Wie ist die Säurekonstante K_S definiert?

!

F2

❶

- Das Reduktionsmittel ist der Partner, der selbst Elektronen abgibt, also oxidiert wird
- Das Oxidationsmittel ist der Partner, der selbst Elektronen aufnimmt, also reduziert wird
- Ein Beispiel für eine **Redoxreaktion** ist:
  $2\,Na + Cl_2 \rightarrow 2\,Na^+Cl^-$, dabei wird das Chlor reduziert und Natrium oxidiert.

❷

- Nach Brønsted sind Säuren **Protonendonatoren,** welche ein Proton (H^+-Ion) abgeben können.
- Basen sind **Protonenakzeptoren** und können demnach ein Proton aufnehmen.
- Säure-Base-Reaktionen sind **Gleichgewichtsreaktionen.** Der Dissoziationsgrad und damit die Stärke der Säure ist von der Gleichgewichtskonstante K bzw. der **Säurekonstante K_s** abhängig. In K_s ist das Wasser $[H_2O]$ bereits integriert, welches als Lösungsmittel annähernd eine konstante Konzentration besitzt.

1 Grundlagen der Biochemie

1.1 Chemische Reaktionen in der Biochemie

Säure-Base-Reaktionen

❶ Ergänzen Sie folgende Tabelle zum pH-Wert!

! ! !

F7

Definition allgemein (in Worten)	
Definition für starke Säuren	
Definition für schwache Säuren	
pH + pOH =	
Rechenbeispiel: Was bedeutet ein Abfall des pH-Werts von 7,1 auf 6,1 bezogen auf die Protonenkonzentration?	

❷ Was ist die Autoprotolyse von Wasser?

Konjugierte Säure-Base Paare können als Puffersystem fungieren. Bei äquimolaren Mengen an Säure und Base entspricht der pH des Puffersystems dem pK_s-Wert der Säure.

❸ Ordnen sie folgende konjugierte Säure-Base-Paare anhand ihres pH-Werts in aufsteigender Reihenfolge!

$H_2PO_4^-/HPO_4^{2-}$, H_2CO_3/HCO_3^-, HPO_4^{2-}/PO_4^{3-}

❶

Definition allgemein (in Worten)	Der pH-Wert ist der negative dekadische Logarithmus der Wasserstoffionenkonzentration: $pH = -\log_{10}([H^+])$
Definition für starke Säuren	$pH = -\log_{10}([\text{Säure}])$
Definition für schwache Säuren	$pH = -\log_{10}(\sqrt{(K_s * [\text{Säure}])}$
pH + pOH =	14
Rechenbeispiel: Was bedeutet ein Abfall des pH-Werts von 7,1 auf 6,1 bezogen auf die Protonenkonzentration?	$[H^+]$ ändert sich von $10^{-7,1}$ zu $10^{-6,1}$, was einem 10fachen Anstieg der Protonenkonzentration entspricht.

❷ Wasser kann sowohl als Protonendonator (als Säure) oder als Protonenakzeptor (als Base) reagieren und wird deshalb als **Ampholyt** bezeichnet. Es unterliegt der Autoprotolyse.

$H_2O + H_2O \leftrightharpoons HO^- + H_3O^+$

❸

- Der **Kohlensäurepuffer** (H_2CO_3/HCO_{3-}) liegt mit 6,1 eher im sauren Bereich
- Der primäre Phosphatpuffer ($H_2PO_4^-/HPO_4^{2-}$, z. B. Natriumdihydrogenphosphat, Kaliumdihydrogenphosphat) liegt mit 7,1 sehr nah am intrazellulären pH-Wert und bildet dort das vorherrschende Puffersystem.
- Der **sekundäre Phosphatpuffer** (HPO_4^{2-}/PO_4^{3-}) liegt bei 11

1 Grundlagen der Biochemie

1.1 Chemische Reaktionen in der Biochemie

Weitere Reaktionstypen

F2

Beenden Sie folgende Sätze sinnvoll mit einem Wort aus der Liste!

- Die Addition von Wasserstoff an eine Doppelbindung nennt sich ________.
- Die Umkehrung ist dann eine _________.
- Eine Dehydrierung ist immer eine _______.
- Ein Alkan wird durch eine Dehydrierung zum ______.
- Die Oxidationszahlen der beiden betroffenen Kohlenstoffatome werden dabei um jeweils eins _________.
- Die Hydratisierung von Alkenen ist eine ___________.
- Eines der an der Doppelbindung beteiligten Kohlenstoffatome wird durch ein freies Proton protoniert und das ander Kohlenstoff zum __________.
- Die Hydratisierung einer Doppelbindung ist keine ____________.

Alken, Carbeniumion, Dehydrierung, elektrophile Addition, Hydrierung, Oxidation, Redoxreaktion, reduziert

Weitere Reaktionstypen

- Die Addition von Wasserstoff an eine Doppelbindung nennt sich Hydrierung.
- Die Umkehrung ist dann eine Dehydrierung.
- Eine Dehydrierung ist immer eine Oxidation.
- Ein Alkan wird durch eine Dehydrierung zum Alken.
- Die Oxidationszahlen der beiden betroffenen Kohlenstoffatome werden dabei um jeweils eins reduziert.
- Die Hydratisierung von Alkenen ist eine elektrophile Addition.
- Eines der an der Doppelbindung beteiligten Kohlenstoffatome wird durch ein freies Proton protoniert und das andere Kohlenstoffatom zum Carbeniumion.
- Die Hydratisierung einer Doppelbindung ist keine Redoxreaktion.

1 Grundlagen der Biochemie

1.2 Wichtige funktionelle Gruppen und Stoffklassen

Amine und Alkohole

❶ **Beschreiben Sie wie sich primäre, sekundäre und tertiäre Amine unterscheiden!**

❷ **Wie unterscheiden sich primäre, sekundäre und tertiäre Alkohole voneinander?**

❸ **Was sind Ether und wie entstehen sie?**

1

Amine enthalten ein Stickstoffatom, welches mit

- zwei Wasserstoffatomen und einem Kohlenwasserstoffrest (primäre Amine),
- einem Wasserstoffatom und zwei Kohlenwasserstoffresten (sekundäre Amine) oder
- drei Kohlenwasserstoffresten (tertiäre Amine) verbunden ist.
- Bei vier Kohlenwasserstoffresten erhält man ein positiv geladenes Ammonium(-Salz).

2

Alkohole entstehen durch Hydratisierung von Alkenen.
Die Bezeichnung primär, sekundär, tertiär richtet sich nach der Anzahl der Kohlenwasserstoffreste, die an dem Kohlenstoffatom hängen, welches die Hydroxylgruppe trägt. Bei einem **sekundären Alkohol** z. B. ist das Hydroxylgruppe tragende Kohlenstoffatom mit zwei Kohlenwasserstoffresten verbunden.

3

Reagieren **zwei Alkohole** miteinander entsteht unter Wasserabspaltung ein Ether. Die Ethergruppe ist ein Sauerstoffatom, welches mit zwei Kohlenwasserstoffresten substituiert ist. Thiole und Thioether enthalten ein **Schwefelatom** anstelle des Sauerstoffatoms.
Diethylether (Trivialname „Äther“) hat in der Anästhesie lange Zeit als Narkosemittel gedient.

1 Grundlagen der Biochemie

1.2 Wichtige funktionelle Gruppen und Stoffklassen

Aldehyde und Ketone I

❶ **Ordnen Sie jede Aussage den Ketonen, Aldehyden oder beiden zu!**

Aussage	Trifft zu für (Aldehyd, Keton, oder beide) ...
Sie entstehen durch Oxidation von primären Alkoholen	
Sie entstehen durch Oxidation von sekundären Alkoholen	
Sie können nicht durch Oxidation von tertiären Alkoholen entstehen.	
Sie enthalten eine sogenannte **Carbonylgruppe,** bei der es sich um ein Kohlenstoffatom mit einer Doppelbindung zu einem Sauerstoffatom handelt.	
Bei Ketonen hängen am Kohlenstoff der Carbonylgruppe zwei Kohlenwasserstoffreste.	
Sie sind Vorrausetzung für die Bildung eines zyklischen Halbacetals und in D-Glucose enthalten.	

❷ **Wie entsteht eine Schiffsche Base? Was ist die charakteristische Gruppe?**

!

❶

Aussage	Trifft zu für (Aldehyd, Keton, oder beide) …
Sie entstehen durch Oxidation von primären Alkoholen	Aldehyde
Sie entstehen durch Oxidation von sekundären Alkoholen	Keton
Sie können **nicht** durch Oxidation von tertiären Alkoholen entstehen.	Beide (tertiäre Alkohole lassen sich nicht oxidieren)
Sie enthalten eine **Carbonylgruppe,** bei der es sich um ein Kohlenstoffatom mit einer Doppelbindung zu einem Sauerstoffatom handelt.	Beide
Bei Ketonen hängen am Kohlenstoff der Carbonylgruppe zwei Kohlenwasserstoffreste.	Keton
Sie sind Voraussetzung für die Bildung eines zyklischen Halbacetals und in D-Glucose enthalten.	Aldehyd

❷

Unter Abspaltung von Wasser können Aldehyde mit primären Aminen eine Schiffsche Base mit der charakteristischen Imin-Gruppe bilden. Das Carbonyl-O-Atom ist durch ein Stickstoff-Atom ersetzt, an dem ein organischer Rest hängt.

1 Grundlagen der Biochemie

1.2 Wichtige funktionelle Gruppen und Stoffklassen

Aldehyde und Ketone II

❶ **Ergänzen Sie den Lückentext zur Keto-Enol-Tautomerie!**

Die Elektronen innerhalb von Ketonen sind beweglich. Dem Kohlenstoffatom, welches der ____________ benachbart ist (α-C-Atom), kann ein Wasserstoffatom entzogen werden. Am Kohlenstoffatom bleibt ________________ zurück mit dem eine C=C-Doppelbindung zwischen dem ________________ und dem Kohlenstoffatom der Ketogruppe entsteht. Das Sauerstoffatom, welches jetzt ein freies Elektronenpaar besitzt wird reprotoniert. Dabei entsteht die ____________. Keto- und Enolform stehen im chemischen Gleichgewicht. F1

α-Kohlenstoffatom, ein freies Elektronenpaar, Enol-Form, Carbonylgruppe

❷ **Wie entstehen Halbacetale?**

1

Die Elektronen innerhalb von Ketonen sind beweglich. Dem Kohlenstoffatom, welches der Carbonylgruppe benachbart ist (α-C-Atom), kann ein Wasserstoffatom entzogen werden. Am Kohlenstoffatom bleibt ein freies Elektronenpaar zurück mit dem eine C=C-Doppelbindung zwischen dem α-Kohlenstoffatom und dem Kohlenstoffatom der Ketogruppe entsteht. Das Sauerstoffatom, welches jetzt ein freies Elektronenpaar besitzt wird reprotoniert. Dabei entsteht die Enol-Form. Keto- und Enolform stehen im chemischen Gleichgewicht.

2

Halbacetale entstehen durch die Addition einer Carbonylgruppe an einen Alkohol. Für die Halbacetalgruppe gibt es abhängig von der Lage der Hydroxylgruppe zwei unterschiedliche Konfigurationsmöglichkeiten. Dieses neue Stereozentrum wird als anomeres Zentrum bezeichnet.

1 Grundlagen der Biochemie

1.2 Wichtige funktionelle Gruppen und Stoffklassen

Carbonsäuren I

❶ **Wie entstehen Carbonsäuren? Nennen Sie zwei Beispiele für Carbonsäuren!**

❷ **Zeichnen Sie die charakteristische Strukur eines Carbonsäureanhydrids! Wie unterscheiden sie sich von Phosphorsäureanhydriden?**

❶

Carbonsäuren entstehen durch die Oxidation eines **Aldehyds** und tragen die **Carboxyl-** bzw. **COOH-Gruppe** als funktionelle Gruppe. Die Carboxylgruppe findet man z. B. bei Fettsäuren. Hierbei handelt es sich um langkettige Monocarbonsäuren. Citronensäure enthält drei Carboxylgruppen (Tricarbonsäure) und eine Hydroxylgruppe. Es handelt sich also um eine Hydroxycarbonsäure. Die Verbindung Citronensäure ist namengebend für den Citratzyklus.

❷

Reagieren zwei Carbonsäuren miteinander, so entsteht unter Wasserabspaltung ein Carbonsäureanhydrid. Reagieren statt Carbonsäuren, zwei Phosphorsäuren, entsteht ein Phosphorsäureanhydrid, das in ATP vorkommt.

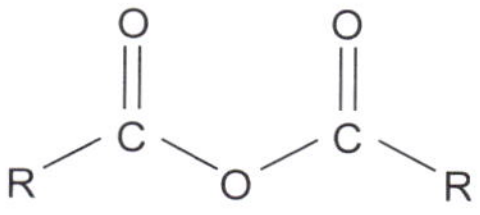

Abb. 1.1 Carbonsäureanhydrid

1 Grundlagen der Biochemie

1.2 Wichtige funktionelle Gruppen und Stoffklassen

Carbonsäuren II

Entscheiden Sie bei jeder der folgenden Aussagen zu Carbonsäurederivaten ob sie zutrifft (w) oder nicht (f)!

F4

Aussage	w/f
Ester entstehen aus der Reaktion einer Säure und eines Anhydrids unter Abspaltung von Wasser	
Die Esterbindung setzt sich aus einem Säureteil und einem Alkoholteil zusammen	
Triacylglycerid ist ein Ester mit drei Monocarbonsäuren	
Thiole können mit einer Carbonsäure unter Wasserabspaltung Thioester bilden, die sehr energiearm sind	
Reagiert eine Carbonsäure mit einer Aminogruppe entstehen Amide	
Die Peptidbindung ist keine Amidbindung	
Coenzym A enthält eine Thiolgruppe mit dessen Hilfe es als Thioester z. B. Fettsäuren aktivieren kann	

Aussage	w/f
Ester entstehen aus der Reaktion einer Säure und eines Anhydrids unter Abspaltung von Wasser	f
Die Esterbindung setzt sich aus einem Säureteil und einem Alkoholteil zusammen	w
Triacylglycerid ist ein Ester mit drei Monocarbonsäuren	w
Thiole können mit einer Carbonsäure unter Wasserabspaltung Thioester bilden (wahr), Thioester sind sehr energiearm (falsch)	f
Reagiert eine Carbonsäure mit einer Aminogruppe entstehen Amide	w
Die Peptidbindung ist keine Amidbindung	f
Coenzym A enthält eine Thiolgruppe mit dessen Hilfe es als Thioester z. B. Fettsäuren aktivieren kann	w

1 Grundlagen der Biochemie

1.2 Wichtige funktionelle Gruppen und Stoffklassen

Heterozyklen

Ordnen Sie folgenden Strukturformeln einen Heterozyklus aus unten stehender Liste zu!

F6

1,4-Benzochinon, Imidazol, Pyridin, Pyrimidin, Pyrrolidin, Pyrrol

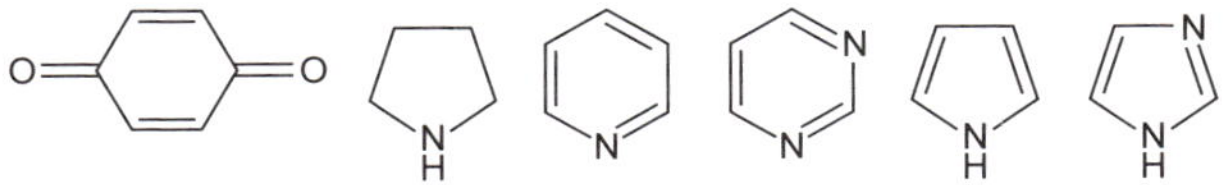

Abb. 1.2 Heterozyklen

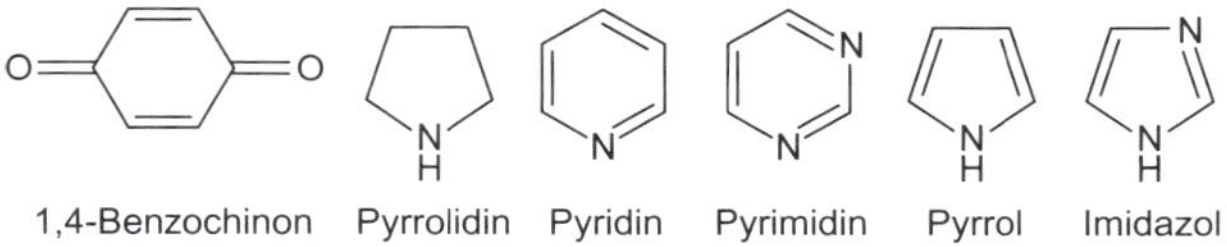

Abb. 1.3 Heterozyklen

1 Grundlagen der Biochemie

1.3 Stereochemie

Isomerie

Ergänzen Sie folgendes Schema zu den Isomerieformen!

Isomerieform mit Unterformen	Beschreibung
Konstitutionsisomere	___________
Stereoisomere	___________
• ______________________	Lassen sich durch **Rotation um eine Einfachbindung** zwischen zwei Kohlenstoffatomen ineinander überführen
• Konfigurationsisomere	___________
– _______________	Verhalten sich wie Bild und Spiegelbild zueinander
– Diastereomere	
– – ____________	So bezeichnet man Paare von Diastereoisomeren, welche sich nur in einem einzigen Stereozentrum voneinander unterscheiden
Anomere	

Isomerie

Isomerieform mit Unterformen	Beschreibung
Konstitutionsisomere	Gleiche allgemeine Summenformel, aber andere Strukturformel (Konstitution)
Stereoisomere	Gleiche Summenformel, gleiche funktionelle Gruppen, aber andere räumliche Anordnung der Gruppen
• Konformationsisomere	Lassen sich durch Rotation um eine Einfachbindung zwischen zwei Kohlenstoffatomen ineinander überführen
• Konfigurationsisomere	Stereoisomere, die keine Konformationsisomere sind
– Enantiomere	Verhalten sich wie Bild und Spiegelbild zueinander
– Diastereomere	Sind keine Konformationsisomere und keine Enantiomere
– Epimere	So bezeichnet man Paare von Diastereoisomeren, welche sich nur in einem einzigen Stereozentrum voneinander unterscheiden
Anomere	Bei zyklischen Halbacetalen gibt es bei Ringschluss für die Halbacetal-Hydroxylgruppe zwei Konfigurationsmöglichkeiten (anomeres Zentrum)

2 Kohlenhydrate

2.1 Einführung in die Kohlenhydrate

Definition, wichtige Hexosen

Der menschliche Körper besteht nur zu 1% aus **Kohlenhydraten.** Dennoch wird in aktuellen Nahrungsempfehlungen dazu geraten über 50% des täglichen Energiebedarfs mit langkettigen Kohlenhydraten zu decken. Diese Empfehlung verdeutlicht die enorme Rolle dieser Stoffklasse für den Energiestoffwechsel. F1

1 Wie ist die Stoffklasse der Kohlenhydrate chemisch definiert?

2 Wo finden sich im menschlichen Stoffwechsel die Hexosen D-Glucose, D-Galactose, D-Mannose sowie D-Fructose?

Definition, wichtige Hexosen

❶

Der Begriff „Kohlenhydrate" (Saccharide) leitet sich ursprünglich von der Summenformel dieser Verbindungen ab: $C_n (H_2O)_n$.

Monosaccharide sind somit Aldehyde oder Ketone mehrwertiger Alkohole.

❷

Wichtige Hexosen:

- **D-Glucose** (Aldose): Die Glucose ist für den Energiestoffwechsel im menschlichen Körper das wichtigste Substrat. Täglich deckt der Mensch 50% seines Energiebedarfs mittels der Glykolyse.
- **D-Galactose** (Aldose): Die Galactose ist Bestandteil der Lactose (Milchzucker). In der Leber kann die Galactose zu Glucose umgewandelt werden. Gebunden in Gangliosiden spielt Galactose eine Rolle im AB0-Blutgruppensystem.
- **D-Mannose** (Aldose): Mannose-6-Phosphat dient dazu, intrazellulär Enzyme zu markieren, welche für das Lysosom bestimmt sind.
- **D-Fructose** (Ketose): Der Körper synthetisiert in den Samenbläschen Fructose.

2 Kohlenhydrate

2.2 Monosaccharide

Wichtigste Vertreter

Diese Abbildung zeigt die wichtigsten bzw. die am häufigsten gefragten Monosaccharide.

Vervollständigen Sie die Abbildung mit folgenden Begriffen!

D-Mannose, D-Ribose, Dihydroxyaceton, D-Galactose, D-Ribulose, D-Glycerinaldehyd, D-Glucose, D-Fructose.

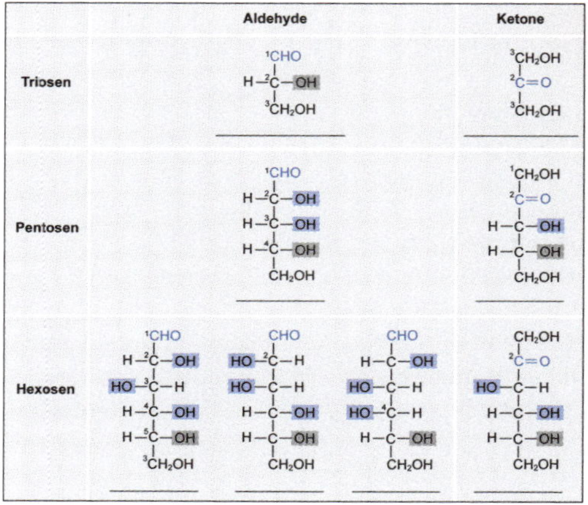

Abb. 2.1 Wichtige Monosaccharide

F3

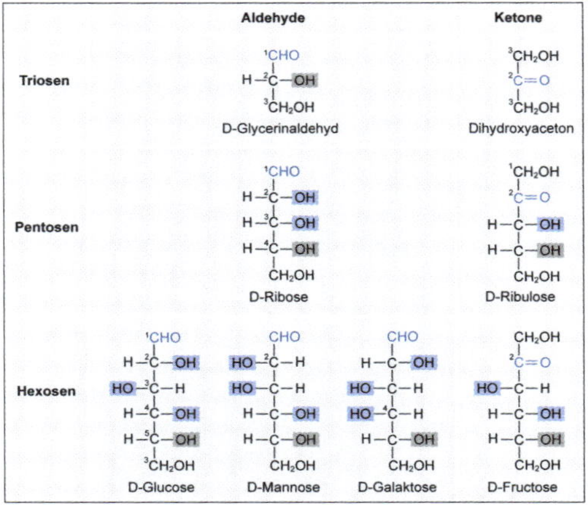

Abb. 2.2 Wichtige Monosaccharide

2 Kohlenhydrate

2.2 Monosaccharide

Ringschluss

1. Wie kommt es zum Ringschluss der Monosaccharide?

2. Was versteht man unter Furanose- bzw. Pyranoseform?

3. Wie unterscheidet sich α-D-Glucose von β-D-Glucose?

F3

❶

Das negativ polarisierte Sauerstoffatom einer Alkoholgruppe am Ende der Kohlenstoffkette kann das positiv polarisierte Kohlenstoffatom der Aldehyd- oder Ketogruppe angreifen. Dabei kommt es zur Ausbildung eines **Halbacetals** bzw. **Halbketals.**

❷

Im Fall von **Fructose** (Ketose) kommt es aufgrund der Ketogruppe zu einem **Fünferring.** Dieser wird als Furanoseform bezeichnet. Bei **Glucose** (Aldose) kommt es dagegen meistens zu Ausbildung eines **Sechserrings,** welchen man als Pyranoseform bezeichnet.

❸

Wird Glucose in Form der Haworth-Ringformel gezeichnet gilt: Bei **α-D-Glucose** steht die OH-Gruppe am C1-Atom **„unten“.** Bei β-D-Glucose steht die OH-Gruppe am C1-Atom **„oben“.**

!

F2

2 Kohlenhydrate

2.2 Monosaccharide

Reaktionen

Ergänzen Sie folgenden Lückentext mit den unten stehenden Begriffen!

- Wird die Hexose Glucose an der Halbacetalgruppe (C1) oxidiert entsteht ______________. Durch nachfolgende Hydrolyse der neu entstandenen Esterbindung wird wiederum ______________ gebildet. Bei zahlreichen Wirbeltieren ist dies die Ausgangssubstanz für die Synthese von ______________. Für Menschen, Primaten, Meerschweinchen sowie Flughunde ist diese Snythese nicht möglich, da sie nicht die L-Glucono-γ-lacton-Oxidase besitzen.
- Wird Glucose dagegen am C6-Kohlenstoffatom oxidiert entsteht ______________, eine Uronsäure. Diese ist zum einen Bestandteil von Knorpel und zum anderen wichtig bei der Ausscheidung von Giften in der Leber.
- Die Reduktion der Aldehydgruppe von Glucose führt zur Bildung eines ______________. Im Fall von Glucose wäre dies ______________. Es ist Zwischenprodukt bei der Synthese von ______________ in den Samenbläschen.

Ascorbinsäure (Vitamin C), Fructose, Gluconat, Gluconolacton, Glucuronat, Sorbitol, Zuckeralkohol

- Wird die Hexose Glucose an der Halbacetalgruppe (C1) oxidiert entsteht Gluconolacton. Durch nachfolgende Hydrolyse der neu entstandenen Esterbindung wird wiederum Gluconat gebildet. Bei zahlreichen Wirbeltieren ist dies der Ausgangssubstanz für die Synthese von Ascorbinsäure (Vitamin C). Für Menschen, Primaten, Meerschweinchen sowie Flughunde ist diese Snythese nicht möglich, da sie nicht die L-Glucono-γ-lacton-Oxidase besitzen.
- Wird Glucose dagegen am C6-Kohlenstoffatom oxidiert entsteht Glucuronat, eine Uronsäure. Diese ist zum einen Bestandteil von Knorpel und zum anderen wichtig bei der Ausscheidung von Giften in der Leber.
- Die Reduktion der Aldehydgruppe von Glucose führt zur Bildung eines Zuckeralkohols. Im Fall von Glucose wäre dies Sorbitol. Es ist Zwischenprodukt bei der Synthese von Fructose in den Samenbläschen.

2 Kohlenhydrate

2.3 Disaccharide

Entstehung

Disaccharide werden durch **Verknüpfung von zwei Monosacchariden** gebildet. In tierischen Organismen und dem Menschen werden Disaccharide nur in sehr geringer Menge gebildet, abgesehen von der Lactose in der Muttermilch. Allerdings spielen sie als pflanzlicher Nahrungsbestandteil eine wichtige Rolle.

1. **Wie entstehen Disaccharide?**

2. **Nennen Sie die wichtigsten Disaccharide, geben Sie ihre Zusammensetzung und den Bindungstyp an!**

3. **Aus welchen Disacchariden setzt sich Stärke zusammen?**

❶

Unter **Abgabe von H_2O** kann die Halbacetal-Gruppe eines ringförmigen Saccharids mit der Alkoholgruppe eines zweiten Saccharids reagieren. Dabei entsteht eine glykosidische Bindung, die chemisch ein **Vollacetal** darstellt.
Durch die Bindung wird das anomere Zentrum des ersten Saccharids fixiert, sodass immer angegeben werden muss, ob es sich hierbei um die α- oder β-Form handelt.

❷

Wichtige Disaccharide:

Name	Chemische Verbindung	Vorkommen
Maltose	Glucose-α-(1→4)-Glucose	Stärke
Isomaltose	Glucose-α-(1→6)-Glucose	Verzweigungen im Glykogen und in der Stärke
Saccharose	Glucose-α-(1→2)-Fructose	Haushaltszucker
Lactose	Galactose-β-(1→4)-Glucose	Milch

❸

Das **Disaccharid der Stärke** ist in erster Linie Maltose. An Verzweigungsstellen innerhalb des Polysaccharids findet sich jedoch Isomaltose.

2 Kohlenhydrate

2.4 Heteroglykane

Aufbau und Vorkommen

Homoglykane, wie zum Beispiel die Stärke, sind nur aus einer einzigen Sorte Monosaccharid aufgebaut. Heteroglykane sind Polysaccharide welche sich aus **verschiedenen Monosacchariden** zusammensetzen. In diesem Zusammenhang werden häufig Glykosaminoglykane, Proteoglykane, sowie Glykoproteine erwähnt. F2

Definieren Sie Glykosaminoglykane, Proteoglykane und Glykoproteine!

- **Glykosaminoglykane:** Glykosaminoglykane bestehen aus langen unverzweigten repetitiven Disaccharideinheiten. Das erste Saccharid ist im Normalfall ein Aminozucker gefolgt von einer Uronsäure (z. B. Glucuronat). Sind sind Mitbestandteil der **Proteoglykane.**
- **Proteoglykane:** Dabei handelt es sich um Makromoleküle, welche einen kleinen Proteinkern (core protein) besitzen und gleichzeitig Glykosaminoglykane als Seitenketten tragen. Sie sind wichtiger Bestandteil im Bindegewebe und von Knorpel.
- **Glykoproteine:** Der Hauptbestandteil von Glykoproteinen ist der Proteinanteil. An der Oberfläche von Zellen befinden sich zahlreiche integrale Proteine mit kleineren Kohlenhydratresten. Außerdem sind fast alle Plasmaproteine Glykoproteine. Zur Anknüpfung des Kohlenhydrats an das Protein dient entweder eine Serin-(O-glykosidisch) oder eine Asparaginseitenkette (N-glykosidisch).

3 Aminosäuren, Peptide und Proteine

3.1 Aminosäuren

!
!

Stoffklassen I

Aminosäuren besitzen eine endständige Carboxygruppe und eine Aminogruppe in direkter Nachbarschaft. Das α-Kohlenstoffatom der α-Aminosäuren ist ein Chiralitätszentrum. Biologisch bedeutsam sind die **L-Enantiomere** der α-Aminosäuren. Alle Aminosäuren, die an der Proteinsynthese beteiligt sind, sind L-Enantiomere. F3

Aminosäuren werden in **kanonisch** (durch ein oder mehrere Codons der DNA kodiert) und **nicht-kanonisch** (nicht durch ein bestimmtes Codon kodiert) klassifiziert.

Die O- oder N-Glykosylierung von Aminosäuren ist eine wichtige posttranslationale Modifikationsmöglichkeit.

❶ Klassifizieren Sie folgende Aminosäuren nach kanonisch und nicht-kanonisch und begründen Sie!

γ-Carboxyglutamat, Hydroxyprolin, Methionin, Selenocystein

❷ Ordnen Sie folgende Aminosäuren einem Glykosilierungstyp zu!

Asparagin, Hydroxyprolin, Hydroxylysin, Serin, Threonin

!

❶

- **Hydroxyprolin:** Nach dem Einbau ins Protein werden einige ursprünglich kanonische Aminosäuren modifiziert. Hierfür gibt es zahlreiche Beispiele wie die Reduktion von Prolin zu Hydroxyprolin oder die Carboxylierung von Glutamat zu **γ-Carboxyglutamat.** Sie sind somit **nicht-kanonisch.**
- **Methionin:** Es wird durch das Start-Codon AUG kodiert, sodass Methionin die erste Aminosäure am N-Terminus der entstehenden Aminosäure ist. Es ist also **kanonisch.**
- Selenocystein: Das Codon UGA in der mRNA ist normalerweise ein Stoppcodon, welches die Translation terminiert. In manchen Fällen bildet jedoch die mRNA eine Haarnadelstruktur, sodass L-Selenocystein in das Protein eingebaut wird. Es ist somit **nicht-kanonisch.**

❷

- **O-Glykosylierung** der freien OH-Gruppen von Serin, Threonin, Hydroxyprolin und Hydroxylysin
- **N-Glykosylierung** der Säureamidgruppe von Asparagin

3 Aminosäuren, Peptide und Proteine

3.1 Aminosäuren

Stoffklassen II

Einige Aminosäuren können vom menschlichen Organismus nicht synthetisiert werden und gehören deshalb zur Gruppe der **essenziellen Aminosäuren,** die mit der Nahrung zugeführt werden müssen.

Gruppen

Alle proteinogenen Aminosäuren lassen sich nach Eigenschaften der Seitenkette einteilen:

- Polare Aminosäuren
- Apolare Seitenkette
- Saure Seitenkette
- Basische Seitenkette

❶ Zählen Sie die essenziellen Aminosäuren auf und nennen Sie die entsprechende Aminosäuregruppe!

❷ Ordnen Sie folgende Aminosäuren jeweils einer Gruppe und einer Funktion zu!

Aspartat, Cystein, Lysin, Prolin, Tyrosin, Tryptophan

!!! F8

Funktionen:

- Kann α-Helices und β-Faltblätter unterbrechen
- Kommt in der Hydroxy-Form in Kollagen vor
- Disulfidbrückenbildung
- Harnstoffzyklusintermediat
- Phosphorylierungsstelle in Proteinen
- Vorstufe von Serotonin

❶

Essenziell sind die verzweigtkettigen Aminosäuren Valin, Leucin und Isoleucin, die aromatischen Aminosäuren Phenylalanin und Tryptophan, das schwefelhaltige Methionin sowie Lysin und Threonin.

Als Merkspruch dieser acht Aminosäuren gilt: **Phä**nomenale **Is**olde **trübt** **m**itunter **Leu**tnant **Va**lentins **lüs**terne **Tr**äume.

❷

Aminosäure	Seitenkette	Funktionshinweis
Prolin	apolar	Kann α-Helices und β-Faltblätter unterbrechen
Aspartat	sauer	Harnstoffzyklusintermediat
Tyrosin	apolar/aromatisch	Phosphorylierungsstelle in Proteinen
Lysin	basisch	Kommt in der Hydroxy-Form in Kollagenfibrillen vor
Tryptophan	apolar	Vorstufe von Serotonin
Cystein	polar	Disulfidbrückenbildung

3 Aminosäuren, Peptide und Proteine

3.1 Aminosäuren

!

Säure-Base-Verhalten I

Aminosäuren können, ähnlich wie Säuren und Basen, Protonen abgeben bzw. aufnehmen. Der pK-Wert der Carboxygruppe ist sehr niedrig, sodass die Carboxygruppe bei physiologischem pH deprotoniert vorliegt ($R{-}COO^-$). Aufgrund ihres hohen pK-Werts liegt die Aminogruppe bei physiologischem pH immer protoniert vor ($R{-}NH_3^+$). Bei manchen Aminosäuren bestimmt die Seitenkette das Säure-Base-Verhalten mit. F2

❶ Nennen Sie die wichtigsten basischen und sauren Aminosäuren!

❷ Definieren Sie den isoelektrischen Punkt (i. P.)!

1

- **Basische Seitenkette:** Lysin, Arginin und Histidin
- **Saure Seitenkette:** Aspartat, Glutamat

2

Der isoelektrische Punkt ist der pH-Wert, an der eine Aminosäure genauso viele negative wie positive Ladungen besitzt. Die Konzentration der kationischen und der anionischen Form der Aminosäure ist gleich.

3 Aminosäuren, Peptide und Proteine

3.1 Aminosäuren

Säure-Base-Verhalten II

❶ **Wie errechnet sich der isoelektrische Punkt für …**

Aminosäuretyp	i. P. =
neutral	
sauer	
basisch	

❷ **Die beiden pK_s-Werte der Carboxy- und Aminogruppe von Glycin betragen 2,35 und 9,78.**

- Berechnen Sie den i. P.!
- Wie ist diese Aminosäure in einem Puffer mit einem pH von 8,9 geladen?

Säure-Base-Verhalten II

❶

Aminosäuretyp	i. P. =	Beschreibung: Berechnet sich aus …
neutral	$(pK_{Carboxy} + pK_{Amino})/2$	dem pK-Wert der Carboxygruppe und dem der Aminogruppe
sauer	$(pK_{Carboxy\text{-}1} + pK_{Carboxy\text{-}2})/2$	den pK-Werten der beiden Carboxygruppen
basisch	$(pK_{Amino\text{-}1} + pK_{Amino/Base\text{-}2})/2$	den pK-Werten der beiden Aminogruppen

❷

- I. P. = (2,35 + 9,78)/2 = **6,06**
- Ist der pH des Puffers alkalischer als der I. P. der Aminosäure dissoziiert neben der Carboxygruppe auch die Aminogruppen und die Aminosäure ist **negativ geladen.**

?

!

F1

3 Aminosäuren, Peptide und Proteine

3.2 Peptide und Proteine

Allgemeines

Durch Kondensation können Aminosäuren miteinander reagieren und lange Ketten bilden. Diese Moleküle bilden die Stoffklasse der **Proteine** (Eiweiße). Abhängig von der Anzahl der Aminosäuren lassen sich die Eiweiße in verschiedene Unterklassen einteilen.

❶ Ergänzen Sie folgende Tabelle!

Typ	Anzahl der beteiligten Aminosäuren
________ • ________ • ________	‹ 10 Aminosäuren • 2 Aminosäuren • 3 Aminosäuren
________ ________	› 10 Aminosäuren › 100 Aminosäuren

Proteine bestehen wiederum aus einer Polypeptidkette oder mehreren Polypeptidketten

❷ Definieren Sie die Begriffe der Proteinuntereinheit und Proteindomäne!

❸ Was ist eine Peptidbindung?

❶

Typ	Anzahl der beteiligten Aminosäuren
Oligopeptid • Dipeptid • Tripeptid	< 10 Aminosäuren • 2 Aminosäuren • 3 Aminosäuren
Polypeptid	> 10 Aminosäuren
Makropeptid	> 100 Aminosäuren

❷

Besteht ein Protein aus mehreren Polypeptidketten, werden diese einzelnen Polypeptidketten als **Untereinheiten (UE)** bezeichnet. Einzelne funktionelle Abschnitte innerhalb einer Polypeptidkette nennen sich dagegen **Domäne.**

❸

Durch eine **Kondensationsreaktion** entsteht zwischen der Carboxygruppe einer Aminosäure und der Aminogruppe einer zweiten Aminosäure eine **Peptidbindung.** Es handelt es sich um einen Sonderfall der Amidbindung. Durch Verknüpfung zahlreicher Aminosäuren mittels Peptidbindung entsteht die Hauptkette eines Polypeptids, das Rückgrat eines Proteins. Die Abfolge der einzelnen Aminosäuren einer Polypeptidkette bezeichnet man als Primärstruktur des Proteins.

3 Aminosäuren, Peptide und Proteine

3.2 Peptide und Proteine

Die Peptidbindung

Finden Sie die vier Fehler im folgenden Text!

Aufgrund der Elektronegativität von Sauerstoff trägt das Kohlenstoffatom der Carboxygruppe der Aminosäure eine positive Partialladung. Die Aminogruppe, welche leicht elektrophil ist, greift dieses Kohlenstoffatom an. Unter Abspaltung von Wasser bildet sich eine Peptidbindung aus. Die Elektronen können sich innerhalb der Peptidbindung zwischen dem Stickstoff und dem Sauerstoff nicht frei bewegen. Aufgrund dieser Mesomerie (Resonanz) hat die C-N-Bindung einen partiellen Doppelbindungscharakter. Die Peptidbindung ist daher im Gegensatz zu klassischen Einfachbindungen frei rotierbar. Die Synthese von Polypeptiden und Proteinen erfolgt normalerweise am Ribosom. Eine Ausnahme ist das Pseudotripeptid Glutathion (GSH), bestehend aus 2 Alanin und Glycin, welches mit Hilfe von 2 ATP nicht ribosomal synthetisiert wird. F4

Die Peptidbindung

Aufgrund der Elektronegativität von Sauerstoff trägt das Kohlenstoffatom der Carboxygruppe der Aminosäure eine positive Partialladung. Die Aminogruppe, welche leicht **nukleophil** ist, greift dieses Kohlenstoffatom an. Unter Abspaltung von Wasser bildet sich eine Peptidbindung aus. Die Elektronen können sich innerhalb der Peptidbindung zwischen dem Stickstoff und dem Sauerstoff **frei bewegen.** Aufgrund dieser Mesomerie (Resonanz) hat die C-N-Bindung einen partiellen Doppelbindungs-Charakter. Die Peptidbindung ist deshalb im Gegensatz zu klassischen Einfachbindungen **nicht rotierbar.** Die Synthese von Polypeptiden und Proteinen erfolgt normalerweise am Ribosom. Eine Ausnahme ist das Pseudotripeptid Glutathion (GSH), bestehend aus **Glutamat, Glycin und Cystein,** welches mit Hilfe von 2 ATP nicht ribosomal synthetisiert wird.

3 Aminosäuren, Peptide und Proteine

3.2 Peptide und Proteine

Räumliche Struktur

! F2

❶ Ordnen Sie folgende Begriffe einer Strukturebene im Protein zu: Primär-, Sekundär-, Tertiär- oder Quartärstruktur!

- Disulfidbrücken innerhalb einer Polypeptidkette
- Wasserstoffbrücken innerhalb einer Polypeptidkette
- Van-der-Waals-Wechselwirkungen innerhalb einer Polypeptidkette
- Aminosäuresequenz
- α-Helix
- β-Faltblatt
- β-Schleife
- Zusammenlagerung und Wechselwirkungen der Proteinuntereinheiten

❷ Erklären Sie in eigenen Worten die Sekundär- und Tertiärstruktur der Proteine!

❶

Primästruktur	Sekundärstruktur	Tertiärstruktur	Quartärstruktur
• Aminosäure-sequenz	• Disulfidbrücken • Van-der-Waals-Wechselwirkungen • Wasserstoffbrücken innerhalb der Poly-peptidkette	• α-Helix • β-Faltblatt • β-Schleife	• Zusammenlagerung und Wechselwirkungen der Proteinuntereinheiten

❷

- **Sekundärstruktur:** α-Helix, β-Faltblatt und β-Schleifen werden als Sekundärstruktur zusammengefasst. Sie entstehen durch Wasserstoffbrückenbindungen zwischen dem Carbonyl-Sauerstoff (–C=O) einer Peptidbindung und dem Wasserstoffatom (-N-H) einer anderen Peptidbindung. Die α-Helix ist in der Regel rechtshändig spiralförmig gedreht mit durchschnittlich 3,6 Aminosäuren pro Umdrehung.
- **Tertiärstruktur:** Sie ist die der Sekundärstruktur übergeordnete räumliche Anordnung der Polypeptidkette. Sie entsteht durch **Wechselwirkung der Seitenketten** der Aminosäuren.

3 Aminosäuren, Peptide und Proteine

3.2 Peptide und Proteine

Proteinfaltung I

Ergänzen Sie folgenden Lückentext zur Proteinfaltung!

F1

Die Anzahl der möglichen Faltungen eines Proteins nimmt mit jeder weiteren Aminosäure in der Aminosäuresequenz ____________ zu. Dennoch nehmen Proteine innerhalb von Sekunden die richtige Konformation ein. Dieses kombinatorische Problem ist unter dem Namen ___________ bekannt. Es muss Mechanismen geben, die bei der Faltung assistieren.
Die Faltungsmöglichkeit, welche die __________ Gibbs-Energie benötigt, ist in der Regel die richtige Faltungsmöglichkeit.
Innerhalb des Zytosols verhindern allerdings verschiedene Noxen, ________ oder Enzyme wie Proteasen, dass die richtige Faltung spontan eingenommen wird. Aus diesem Grund helfen Proteine bei der Faltung.
Einige dieser Proteine sind als ______________ bekannt, da sie bei Hitze und anderen Noxen vermehrt exprimiert werden um die Faltung von Proteinen zu schützen.
der pH-Wert, exponenziell, Levinthal-Paradox, niedrigste, Hitzeschockproteine (HSP)

Proteinfaltung I

Die Anzahl der möglichen Faltungen eines Proteins nimmt mit jeder weiteren Aminosäure in der Aminosäuresequenz exponenziell zu. Dennoch nehmen Proteine innerhalb von Sekunden die richtige Konformation ein. Dieses kombinatorische Problem ist unter dem Namen Levinthal-Paradox bekannt. Es muss Mechanismen geben, die bei der Faltung assistieren.

Die Faltungsmöglichkeit, welche die niedrigste Gibbs-Energie benötigt, ist in der Regel die richtige Faltungsmöglichkeit.

Innerhalb des Zytosols verhindern allerdings verschiedene Noxen, der pH-Wert oder Enzyme wie Proteasen, dass die richtige Faltung spontan eingenommen wird. Aus diesem Grund helfen Proteine bei der Faltung.

Einige dieser Proteine sind als Hitzeschockproteine (HSP) bekannt, da sie bei Hitze und anderen Noxen vermehrt exprimiert werden um die Faltung von Proteinen zu schützen.

3 Aminosäuren, Peptide und Proteine

3.2 Peptide und Proteine

Proteinfaltung II

1 Erklären Sie, wie mit Hilfe eines Chaperons Proteine korrekt gefaltet werden!

2 Erklären Sie den Prozess des intrazellulären Proteinabbaus mit Hilfe des Proteasoms! Welche Rolle spielt die Ubiquitinylierung dabei?

F3

❶

Dazu benötigt man **Hsp60 (GroEL),** welches sich in Bakterien wie auch in menschlichen Mitochondrien findet. Es besitzt eine „Fass“-ähnliche Struktur. Ein ungefaltetes Protein interagiert hier mit den hydrophoben Bereichen im Inneren des Chaperons. Das „Fass“ wird nun durch einen „Deckel“ namens **GroES** verschlossen.
Durch die Hydrolyse von ATP öffnet die GroES-Untereinheit wieder das Chaperon und das gefaltete Protein wird ins Zytosol freigesetzt.

❷

Zelleigene Proteine können mit Hilfe des Proteasoms abgebaut werden. Dabei handelt es sich um einen Proteinkomplex mit der Struktur eines **hohlen Zylinders,** welcher sich bei Eukaryoten aus einer 20S- und zwei 19S-Untereinheit zusammensetzt.
An Lysinreste alter oder auch fehlgefalteter Proteine wird **Ubiquitin** angeknüpft. Dieser Vorgang nennt sich Ubiquitinylierung. Die 19S-Untereinheit des Proteasoms erkennt nun die abzubauenden Proteine anhand des Ubiquitins. Das abzubauende Protein wird unter ATP-Verbrauch entfaltet und gelangt in die 20S-Untereinheit, welche als multikatalytische Protease wirkt.

4 Lipide

4.1 Stoffklasse

Eigenschaften und wichtige Vertreter

! ! F3

❶ Welche chemische Eigenschaft charakterisiert Lipide? Was ist die chemische Grundlage dieses Verhaltens?

❷ Nennen Sie je mindestens einen Vertreter der Ketoacyl- und der Isoprengruppe!

❸ Was sind amphiphile Lipide? Nennen Sie zwei Beispiele für die Relevanz dieser Eigenschaft!

❹ Erläutern Sie den Unterschied zwischen Sphingo- und Phospholipiden!

❶

- Fette sind alle zumindest teilweise **hydrophob** (wasserunlöslich), aber lassen sich dagegen in Fetten bzw. Ölen gut lösen.
- Die **Lipophilie** und gleichzeitige **Hydrophobizität** lässt sich vor allem durch die langen unpolaren Kohlenwasserstoffreste erklären.

❷

- Alle biologischen Lipide basieren grundsätzlich entweder auf **Ketoacylgruppen, Isoprengruppen** oder einer Mischung der beiden Gruppen.
- **Ketoacylderivate:** Fettsäuren, Glycerolipide, Glycerophospholipide und Sphingolipide
- **Isoprenderivat:** Cholesterin, Vitamin A und Chinone (Vitamin E, Vitamin K, Ubichinon)

❸

Amphiphile Lipide besitzen lipophile **und** hydrophobe Breiche. Im Phosphatidylcholin ist Glycerin mit zwei Fettsäuren (lipophil) verestert. Die dritte OH-Gruppe des Glycerins trägt dagegen Phosphorsäure mit Cholin (hydrophil). In polaren Lösungsmitteln wie Wasser können sich amphiphile Lipide zusammenlagern und so abgegrenzte Reaktionsräume bilden:

- In Form von Mizellen bei der Fettverdauung
- Lipiddoppelschicht der Zellmembranen

❹

Die Grundstruktur der Phospholipide ist der dreiwertige Zuckeralkohol Glycerin. Die Grundstruktur der Sphingolipide ist hingegen der zweiwertige Aminoalkohol Sphingosin.

4 Lipide

4.2 Fettsäuren

Wichtige Fettsäuren I

Ist eine Doppelbindung vorhanden spricht man von einer **einfach ungesättigten** Fettsäure, bei mehreren Doppelbindungen von einer **mehrfach ungesättigten** Fettsäure.

Was beschreibt die Omega-Nomenklatur?

Wichtige Fettsäuren I

Die Bezeichnung Omega-3-Fettsäure bzw. ω-3-Fettsäure gibt an, dass sich aus Sicht des letzten Kohlenstoffatoms (dem ω-C-Atom, das der COOH-Gruppe am weitesten entfernt liegt) die Doppelbindung an der dritten Position befindet.

4 Lipide

4.2 Fettsäuren

Wichtige Fettsäuren II

Ergänzen Sie in der folgenden Tabelle zu den wichtigsten Fettsäuren die zugehörigen Namen!

Trivialname	Chemische Struktur	Kommentar
Gesättigte Fettsäuren		
	$C_{16}H_{32}O_2$	
	$C_{18}H_{36}O_2$	
Mehrfach ungesättigte Fettsäuren		
	Δ9,12-Octadecadiensäure ($C_{18}H_{32}O_2$)	Omega-6-Fettsäure: Essenziell für Synthese von Arachidonsäure
	Δ9,12,15-Octadecatriensäure ($C_{18}H_{30}O_2$)	Omega-3-Fettsäure: Essenzieller Nahrungsbestandteil
	Δ 5,8,11,14-Eikosatetraensäure ($C_{20}H_{32}O_2$)	

Wichtige Fettsäuren II

Trivialname	Chemische Struktur	Kommentar
Gesättigte Fettsäuren		
Palmitinsäure	$C_{16}H_{32}O_2$	
Stearinsäure	$C_{18}H_{36}O_2$	
Mehrfach ungesättigte Fettsäuren		
Linolsäure	Δ9,12-Octadecadiensäure ($C_{18}H_{32}O_2$)	Omega-6-Fettsäure: Essenziell für die Synthese von Arachidonsäure
Linolensäure	Δ9,12,15-Octadecatriensäure ($C_{18}H_{30}O_2$)	Omega-3-Fettsäure: Essenzieller Nahrungsbestandteil
Arachidonsäure	Δ5,8,11,14-Eikosatetraensäure ($C_{20}H_{32}O_2$)	

4 Lipide

4.3 Membranlipide

Phospholipide

! ! F3

❶ Beschreiben Sie den Grundaufbau der Phospholipide!

❷ Ordnen Sie jede der Beschreibungen einem Phospholipid zu!

1. Es handelt sich um ein **anionisches (negativ geladenes) Membranlipid.** Die Kopfgruppe ist insgesamt einfach negativ geladen. Es besitzt zwei negative Ladungen (Phosphorsäure und Carboxylgruppe) sowie eine positive (Aminogruppe) Ladung. Es ist Bestandteil der **zytosolischen** Seite der Zellmembran. Während des programmierten Zelltods (Apoptose) gelangt es an die Außenseite und aktiviert so Makrophagen.
2. Es ist das **häufigste Phospholipid** der Zellmembran. Des Weiteren senkt es als Surfactant die Oberflächenspannung in der Lunge und ist wichtiger Bestandteil der mukosalen Lipidbarriere des Darms.

❸ Beschreiben Sie Struktur und Funktion der folgenden Phospholipide!

Phosphatidylinositol, Phosphatidylethanolamin.

❶

Der Grundbaustein ist **Glycerin,** dessen zwei OH-Gruppen mit Fettsäuren verestert sind. Diese bilden zusammen den lipophilen Schwanz der Phospholipide. Die dritte endständige OH-Gruppe ist mit einer Phosphatgruppe verestert und bei den meisten Phospholipiden mit einer Aminosäure, Cholin oder Ethanolamin, sodass ein Phosphorsäurediester vorliegt.

❷

1. Phosphatidylserin
2. Phosphatidylcholin

❸

- **Phosphatidylinositol:** Es ist ein negativ geladenes Phospholipid, welches sich überwiegend an der Innenseite der Zellmembran befindet. Das Inositol kann an seinen OH-Gruppen phosphoryliert werden und bildet die Vorstufe des intrazellulären Second-Messengers IP_3 (Inositoltriphosphat).
- **Phosphatidylethanolamin:** Es findet sich in größeren Mengen in der weißen Gehirnsubstanz. Es wird an der zytoplasmatischen Seite des ER gebildet und befindet sich später an der Innenseite der Zellmembran.

4 Lipide

4.3 Membranlipide

Sphingolipide

Ordnen Sie jede Aussage einem oder mehreren der folgenden Sphingolipide zu!

Cerebroside, Ganglioside, Sphingomyelin.

Aussage	Trifft zu für ...
Enthält den Aminodialkohol Sphingosin	
Es entsteht durch die Verknüpfung von Phosphorylcholin mit der freien OH-Gruppe von Ceramid. Es befindet sich überwiegend an der Außenseite der Plasmamembranen. Es findet sich in größeren Konzentrationen in der Myelinscheide.	
Sie entstehen durch die Verknüpfung von einer Monohexose (einfacher Zucker) mit Ceramid. Sie sind ungeladen.	
Bindet eine Fettsäure an die freie Aminogruppe des Sphingosins entsteht Ceramid, das in diesem Sphingolipid enthalten ist.	
Diese Sphingolipidgruppe entsteht durch Verknüpfung von Ceramid mit einem komplexen Oligosaccharid (komplexer Zucker). Sie sind negativ geladen und die Grundlage des AB0-Blutgruppensystems.	

Aussage	Trifft zu für ...
Enthält den Aminodialkohol Sphingosin	Sphingomyelin, Cerebroside, Ganglioside
Es entsteht durch die Verknüpfung von Phosphorylcholin mit der freien OH-Gruppe von Ceramid. Es befindet sich überwiegend an der Außenseite der Plasmamembranen. Es findet sich in größeren Konzentrationen in der Myelinscheide.	Sphingomyelin
Sie entstehen durch die Verknüpfung von einer Monohexose (einfacher Zucker) mit Ceramid. Sie sind ungeladen.	Cerebroside
Bindet eine Fettsäure an die freie Aminogruppe des Sphingosins entsteht Ceramid, das in diesem Sphingolipid enthalten ist.	Sphingomyelin, Cerebroside, Ganglioside
Diese Sphingolipidgruppe entsteht durch Verknüpfung von Ceramid mit einem komplexen Oligosaccharid (komplexer Zucker). Sie sind negativ geladen und die Grundlage des AB0-Blutgruppensystems.	Ganglioside

4 Lipide

Cholesterin

Das Cholesterin ist ein in fast allen tierischen Zellen vorkommendes Steroid. Es ist selbst Bestandteil der Plasmamembran und übt einen Einfluss auf die Membranfluidität aus. Steroide gehören zu den **Isoprenderivaten.** Sie bestehen aus drei sechsgliedrigen und einem fünfgliedrigen Ring.

Außerdem ist Cholesterin die Vorstufe in der Synthese von **Steroidhormonen** und **Gallensäuren.**

F1

1 Nennen Sie mindestens je einen Vertreter der Substanzgruppen, dessen Vorläufer Cholesterin ist!

Hormonklasse	Vertreter
Geschlechtshormone	
Nebennierenrindenhormone	
Vitamine	

2 Welche cholesterinähnliche Substanz kommt in Pilzen vor und ist Ziel der Antimykotika?

❶

Hormonklasse	Vertreter
Geschlechtshormone	Testosteron, Östradiol, Progesteron
Nebennierenrindenhormone	Cortisol, Aldosteron
Vitamine	Vitamin D_3 (Cholecalciferol)

❷

Ergosterin (auch Ergosterol) kann nur von Pilzen und Mykoplasmen gebildet werden. Über die Nahrung aufgenommen kann es im Menschen als Vorstufe für das Vitamin D_2 (Ergocalciferol) dienen. Zahlreiche Antimykotika (Arzneimittel zur Behandlung von Pilzinfektionen) hemmen die Ergosterinbiosynthese. Zu dieser Kategorie gehören beispielsweise Azol-Antimykotika. Polyen-Antimykotika wie Amphotericin B binden dagegen Egosterin in der Plasmamembran von Pilzen und bilden Poren.

4 Lipide

Weitere Isoprenderivate

Beenden, bzw. beginnen Sie nachfolgende Sätze mit den unten genannten Begriffen in sinnvoller Weise!

- ________ gehören zu den Prenol-Lipiden. Sie sind formal aus 8 Isopreneinheiten aufgebaut und Vorstufe von Vitamin ___.
- ________ ist ein Isoprenderivat und dient als Elektronenüberträger in der Atmungskette. Mit einer Seitenkette aus insgesamt 10 Isopren-Untereinheiten ist es in der inneren Mitochondrienmembran verankert. Es kann 2 Elektronen zusammen mit 2 Protonen aufnehmen. Hierbei entsteht _____.
- _______ dient als lipidlösliches Antioxidans in der Zellmembran. Beim Abfangen von Radikalen wird es selbst zum sehr stabilen und wenig reaktiven __________.
- Die ______________ ist eine besondere Form der posttranslationalen Modifikation. Hierbei wird kovalent ein Terpen-Rest (Farnesol, Geranylgeraniol, Dolichol) an Membranproteine, und zwar an deren ________ über eine Thioetherbindung angeheftet.

A, Carotinoide, Cystein-Seitenkette, Hydrochinon, (Iso)-Prenylierung, Tocopherol-Radikal, Ubichinon, Vitamin E

Weitere Isoprenderivate

- Carotinoide gehören zu den Prenol-Lipiden. Sie sind formal aus 8 Isporeneinheiten aufgebaut und Vorstufe von Vitamin A.
- Ubichinon ist ein Isoprenderivat und dient als Elektronenüberträger in der Atmungskette. Mit einer Seitenkette aus insgesamt 10 Isopren-Untereinheiten ist es in der inneren Mitochondrienmembran verankert. Es kann 2 Elektronen zusammen mit 2 Protonen aufnehmen. Hierbei entsteht Hydrochinon.
- Vitamin E dient als lipidlösliches Antioxidans in der Zellmembran. Beim Abfangen von Radikalen wird es selbst zum sehr stabilen und wenig reaktiven Tocopherol-Radikal.
- Die (Iso)-Prenylierung ist eine besondere Form der posttranslationalen Modifikation. Hierbei wird kovalent ein Terpen-Rest (Farnesol, Geranylgeraniol, Dolichol) an Membranproteine, und zwar an deren Cystein-Seitenkette über eine Thioetherbindung angeheftet.

5 Nukleinsäuren

Aufbau

Nukleinsäuren sind aus **Nukleotiden** zusammengesetzte **Makromoleküle,** sog. Polynukleotide. Nukleotide übernehmen außerdem vielfältige Aufgaben im Bereich des Energiestoffwechsels, der Singnaltransduktion, als Bestandteil von Kofaktoren sowie als Bausteine des Erbguts.

! ! F3

❶ Nennen Sie je ein Beispiel für die oben aufgeführten Aufgaben!

❷ Nennen Sie die drei Bausteine, aus denen sich ein Nukleotid zusammensetzt!

❸ Ergänzen Sie die nachfolgende Tabelle und entscheiden Sie jeweils, ob es sich um eine Purin- oder Pyrimidinbase handelt!

Base	Purin/Pyrimidin	Nukleosid
Adenin (A)	___________	___________
___________	Purin	Inosin
___________	___________	Uridin
Cytosin (C)	___________	___________
Guanin (G)	___________	___________
___________	___________	(Desoxy)Thymidin

❶ Das Nukleotid ATP nimmt eine zentrale Rolle im Energiestoffwechsel ein. Aus ATP ensteht **cAMP** und aus GTP entsteht **cGMP.** cAMP und cGMP kommen in wichtigen Signaltransduktionskaskaden vor. AMP ist ein Baustein des Kofaktors **FAD** (Flavin-Adenin-Dinukleotid). Neben den Purinnukleotiden Desoxy-ATP (dATP) und dGTP werden die Pyrimidinnukleotide dCTP und dTTP für die DNA-Biosynthese benötigt. In der RNA wird die Desoxyribose durch Ribose ersetzt und es kommt statt dTTP das Purinnukleotid UTP vor.

❷ Ein Nukleotid hat drei Bestandteile: Stickstoffhaltige **Base,** N-glykosidisch gebundener **Zucker** und mindestens eine Phosphatgruppe.

Als Zucker kommen die **Pentosen** Ribose und Desoxyribose in Frage. Die Verbindung aus **Base** und **Zucker** nennt man **Nukleosid.**

❸ Die Nomenklatur von Nukleobase und zugehörigem Nukleosid ist nicht identisch:

Base	Purin/Pyrimidin	Nukleosid
Adenin (A)	Purin	Adenosin
Hypoxanthin (HX)	Purin	Inosin
Uracil (U)	Pyrimidin	Uridin
Cytosin (C)	Pyrimidin	Cytidin
Guanin (G)	Purin	Guanosin
Thymin (T)	Pyrimidin	(Desoxy)Thymidin

5 Nukleinsäuren

Struktur

Beschriften Sie in nachfolgender Abbildung die Bindungsarten (1–4), die Basen (5–6) und die Bausteine eines Nukleotids (7–9)!

! ! !

F5

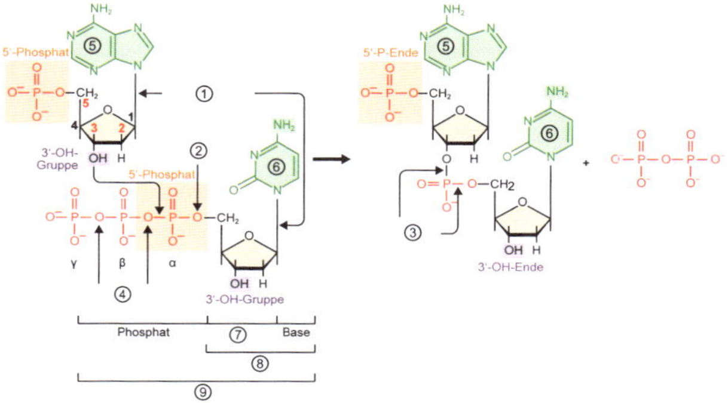

Abb. 5.1 Verknüpfung der Nukleotide in Nukleinsäuren

Die DNA- und RNA-Synthese verlaufen chemisch identisch – die 3'-OH-Gruppe des zu verlängernden Strangs greift das **α-Phosphatatom** eines (Ribo)Nukleosid**triphosphats** an.

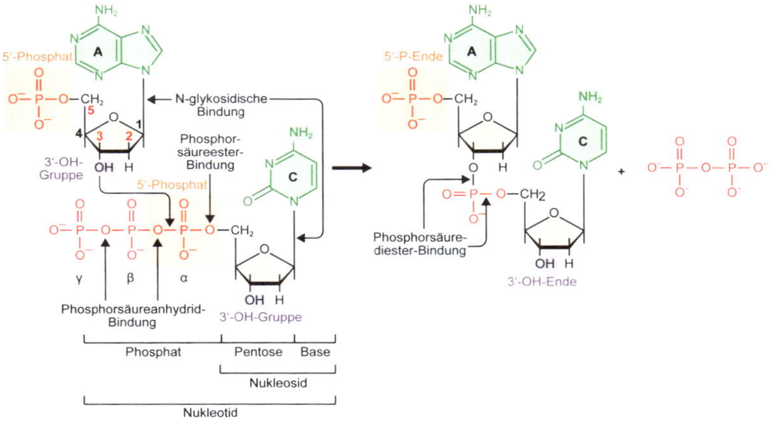

Abb. 5.2 Verknüpfung der Nukleotide in Nukleinsäuren

5 Nukleinsäuren

DNA

! F1

❶ Ergänzen Sie folgenden Lückentext mit den unten stehenden Begriffen!

Die DNA im __________ liegt als rechtsgängige __________ aus zwei __________ verlaufenden __________ vor. Außen liegt die __________, die __________ weisen in das Helixinnere. Man unterscheidet eine __________ und __________, die entstehen, da sich die __________ zwischen Base und Zucker der paarenden Basen nicht genau gegenüberliegen. Zwischen __________ und __________ bilden sich drei und zwischen __________ und __________ bzw. __________ bilden sich __________ Wasserstoffbrücken aus.

Adenin, antiparallel, Basen, Cytosin, Doppelhelix, Einzelsträngen, große Furche, Guanin, kleine Furche, N-glykosidische Bindung, Ribose-Phosphat-Kette, Thymin, Uracil, zwei, Zellkern.

❷ Vervollständigen Sie die folgende Tabelle!

Anteile der Basen in der DNA – Die Chargaff-Regel			
Adenin	30 %	__________ %	__________ %
Thymin	__________ %		
Cytosin	__________ %	__________ %	
Guanin	__________ %		

❶ Die DNA im Zellkern liegt als rechtsgängige Doppelhelix aus zwei antiparallel verlaufenden Einzelsträngen vor. Außen liegt die Ribose-Phosphat-Kette, die Basen weisen in das Helixinnere. Man unterscheidet eine große Furche und kleine Furche, die entstehen, da sich die N-glykosidische Bindung zwischen Base und Zucker der paarenden Basen nicht genau gegenüberliegen. Zwischen Guanin und Cytosin bilden sich **drei** und zwischen den Basen Adenin und Thymin bzw. Uracil bilden sich zwei **Wasserstoffbrücken** aus.
Es paart also immer eine **Purinbase** mit einer **Pyrimidinbase.** Der Anteil an Purinen und Pyrimidinen in der DNA ist gleich. Neben der „normalen" doppelhelikalen DNA, die auch als B-Form bezeichnet wird gibt es eine bei **Wasserentzug** entstehende A-Form. In **GC-reichen Sequenzen** kann auch eine linksgängige Z-Form vorkommen.
❷ Nach der **Chargaff-Regel** lässt sich der Anteil aller Basen an einer Nukelotidsequenz ableiten, wenn man den Anteil einer Base kennt.

Anteile der Basen in der DNA – Die Chargaff-Regel			
Adenin	30 %	60 %	100 %
Thymin	30 %		
Cytosin	20 %	40 %	
Guanin	20 %		

Außerdem gibt es noch die **zirkuläre mtDNA,** die rein **maternal** vererbt wird.

5 Nukleinsäuren

!

F2

RNA

RNA und DNA unterscheiden sich in ihrem Aufbau. Während in der DNA die 2'-Desoxyribose als Nukleotid-Zucker dient, ist es in der RNA Ribose. Die DNA bildet Doppelstränge mit intermolekularen Basenpaarungen. Die RNA liegt üblicherweise als Einzelstrang vor. Gelegentlich bildet sie **intramolekulare,** also innerhalb eines Einzelstrangs gelegene, Basenpaarungen aus. So beispielsweise in der **Kleeblattstruktur** der tRNA. RNA-Moleküle machen etwa 90 % der Nukleinsäuren einer Zelle aus. Auch in der Funktion unterscheiden sich DNA und RNA. Während die DNA der eigentliche Träger der **Erbinformation** ist, kommt die RNA in verschiedenen Formen vor, die alle an der **Expression der genetischen Information** beteiligt sind. Bei einigen Viren kann jedoch auch die RNA als Träger der Erbinformation fungieren.

Nennen Sie die verschiedenen RNA-Formen die Sie kennen und ihre jeweilige Funktion!

- mRNA (messenger RNA): Dient dem Transport genetischer Information aus dem Zellkern ins Zytoplasma. Sie trägt die **Information für die Aminosäuresequenz** sowie Start- und Endpunkt der Translation.
- **prä-mRNA** (präkursor mRNA): Auch hnRNA (heterogeneous nuclear RNA) genannt. Sie ist der Vorläufer der mRNA. Als sog. **primäres Transkriptionsprodukt** fehlen ihr die 5'-Cap, der 3'-Poly-A-Schwanz und sie besitzt noch Introns.
- **rRNA** (ribosomale RNA): Ist mit ribosomalen Proteinen am Aufbau des **Ribosoms** beteiligt. Teilweise besitzt sie katalytische Aktivität und wird auch als Ribozym bezeichnet.
- **tRNA** (transfer RNA): Ist der direkte **Vermittler** zwischen der Basensequenz der mRNA und der Aminosäureabfolge des korrespondierenden Proteins
- **snRNA** (small nuclear RNA): Ist ein Bestandteil des Spleißosoms
- **miRNA** (micro RNA) und **siRNA** (small interfering RNA): An der **Regulation** der mRNA Stabilität und Translation beteiligt.

6 Vitamine und Coenzyme

6.1 Kofaktoren

Einführung
Coenzyme, Cosubstrate, prosthetische Gruppen sind essenziell für die Funktion zahlreicher Enzyme. Es handelt sich dabei um **niedermolekulare Substanzen,** also nicht proteinartige Verbindungen die durch ihre Interaktion mit Enzymen biochemische Reaktionen beeinflussen. Als Überbegriff für diese Substanzen hat sich der Terminus **Kofaktor** etabliert. F3
Man unterscheidet zwischen **organischen** sowie **anorganischen Kofaktoren** (Metallionen).

Zu den organischen Kofaktoren zählen die Coenzyme, Cosubstrate und prosthetische Gruppen. Erklären Sie diese Definitionen und nennen Sie je ein Beispiel!

Coenzyme sind organische Kofaktoren, welche nicht kovalent an das Enzym gebunden sind.
Cosubstrate sind eine Sonderfrom von Coenzymen. Es sind Coenzyme welche als weiteres Substrat an enzymatischen Reaktionen teilnehmen und strukturell verändert aus der Reaktion hervorgehen.
Beispiele sind:

- ATP/ADP
- NAD^+/NADH
- $NADP^+$/NADPH

Prosthetische Gruppen sind organische Kofaktoren welche kovalent an das Enzym gebunden sind.
Beispiele sind:

- Biotin in Carboxylasen
- Tetrahydrofolat
- Häm
- Flavinmononukleotid (FMN)
- Flavin-Adenin-Dinukleotid (FAD)

6 Vitamine und Coenzyme

6.1 Kofaktoren

Anorganische Kofaktoren

Anorganische Kofaktoren sind in vielen Enzymen essenziell für die Katalyse.

Ergänzen Sie die Lücken der Tabelle mit den unten stehenden Enzymen!

F4

Anorganischer Kofaktor	Bestandteil folgender Enzyme
Eisen	________, Eisen-Schwefelcluster, Peroxidasen ________ (Häm als prosthetische Gruppe) Cytochrome (Häm als prosthetische Gruppe)
Kupfer	________, ________, Monoaminoxidasen
Zink	________, ________, Carboxypeptidase, Glutamatdehydrogenase
Selen	________, ________
Cobalt	(siehe Vitamin B_{12})
Mangan	Pyruvatcarboxylase Glycosyltransferasen (Proteoglykanbiosynthese)
Molybdän	Xanthinoxidase

Alkoholdehydrogenase, Carboanhydrase, Cytochrom-c-Oxidase, Glutathion-Peroxidase, Hämoglobin, Katalase, Superoxiddismutase, Thyroxin-5'-Dejodase.

!

Anorganischer Kofaktor	Bestandteil folgender Enzyme
Eisen	Katalase, Eisen-Schwefelcluster, Peroxidasen Hämoglobin (Häm als prosthetische Gruppe) Cytochrome (Häm als prosthetische Gruppe)
Kupfer	Cytochrom-c-Oxidase, Superoxiddismutase Monoaminoxidasen
Zink	Carboanhydrase, Alkoholdehydrogenase, Carboxypeptidase, Glutamatdehydrogenase
Selen	Glutathion-Peroxidase, Thyroxin-5'-Dejodase
Cobalt	(siehe Vitamin B_{12})
Mangan	Pyruvatcarboxylase, Glycosyltransferasen (Proteoglykanbiosynthese)
Molybdän	Xanthinoxidase

?

6 Vitamine und Coenzyme

6.1 Kofaktoren

Adenosintriphosphat (ATP)

Einer der wichtigsten Energielieferanten zahlreicher Reaktionen ist Adenosintriphosphat (ATP). Aus diesem Grund wird es häufig auch als „universelle Energiewährung der Zelle" bezeichnet. Es dient darüber hinaus häufig auch als Phosphatdonator.

! ! !

F5

❶ Nennen Sie die einzelnen Bestandteile, aus denen sich ATP zusammensetzt. Geben Sie den Bindungstyp zwischen diesen Bestandteilen an.

❷ Geben Sie die Reaktionsgleichung der Hydrolyse von ATP an und nennen Sie den frei werdenden Energiebetrag.

❸ Nennen Sie drei Gründe für diesen hohen Energiebetrag.

❶

Das Grundgerüst von ATP ist das Nukleotid Adenosinmonophosphat. Es besteht wiederum aus dem Nukleosid Adenosin sowie einem Phosphat, welches mit dem 5'-C-Atom der Ribose über eine Phosphorsäureesterbindung verknüpft ist.

- **Adenosin (Nukleosid)**
  - Ribose
  - Adenin (Purin-Base)

Im Fall von ATP ist dieses Phosphat mit zwei weiteren Phosphatmolekülen über Säureanhydridbindungen verknüpft.

❷

Gleichung der Hydrolyse:

ATP + $H_2O \rightarrow$ ADP + Phosphat + H^+ $\Delta G = -30{,}6$ kJ/mol

❸

Der hohe frei werdende Energiebetrag lässt sich folgendermaßen erklären:

- **Ladung:** Die Phosphatgruppen sind alle negativ geladen und stoßen sich somit ab.
- **Mesomeriestabilisierung:** Im abgespaltenen Phosphat sind die Elektronen delokalisiert.
- **Entropiezuwachs:** Aus 2 Produkten entstehen 3 Edukte.

6 Vitamine und Coenzyme

6.1 Kofaktoren

NAD^+/NADH und $NADP^+$/NADPH

!
!
!

Ergänzen Sie folgenden Text mit den unten genannten Begriffen

NAD^+ steht für _____________ und setzt sich aus zwei Nukleotiden zusammen. Es besteht aus der Base Nicotinamid, Ribose und Phosphat. Daran angehängt befindet sich _____________. Nicotinamid, das Amid der _____________ kann ein _____________ (1 Proton mit 2 Elektronen) aufnehmen. F5

Beim $NADP^+$ ist zusätzlich das _____________ der Ribose des Adenosins mit einem weiteren _____________ verestert.

NAD^+ fungiert im _____________ als _____________. Das so gewonnene NADH wird später in der Atmungskette zur Energiegewinnung genutzt.

NADPH wird im Gegensatz dazu im _____________ gewonnen und wird innerhalb des _____________ genutzt.

2'C-Atom, Adenosinmonophosphat, Anabolismus, Elektronenakzeptor/Oxidationsmittel, Hydrid-Ion, Katabolismus, Nicotinamid-Adenin-Dinukleotid, Nicotinsäure (Vitamin B_3), Pentosephosphatweg, Phosphatrest.

NAD^+/NADH und $NADP^+$/NADPH

NAD^+ steht für Nicotinamid-Adenin-Dinukleotid und setzt sich aus zwei Nukleotiden zusammen. Es besteht aus der Base Nicotinamid, Ribose und Phosphat. Daran angehängt befindet sich Adenosinmonophosphat.
Nicotinamid, das Amid der Nicotinsäure (Vitamin B_3) kann ein Hydrid-Ion (1 Proton mit 2 Elektronen) aufnehmen.
Beim $NADP^+$ ist zusätzlich das 2'C-Atom der Ribose des Adenosins mit einem weiteren Phosphatrest verestert.
NAD^+ fungiert im Katabolismus als Elektronenakzeptor/Oxidationsmittel. Das so gewonnene NADH wird später in der Atmungskette zur Energiegewinnung genutzt.
NADPH wird im Gegensatz dazu im Pentosephosphatweg gewonnen und wird innerhalb des Anabolismus genutzt.

6 Vitamine und Coenzyme

6.1 Kofaktoren

!
!

FMN und FAD

Die **Riboflavine** Flavinmononukleotid (FMN) und Flavin-Adenin-Dinukleotid (FAD) können **2 Protonen** und **2 Elektronen** aufnehmen und spielen insbesondere in Oxidoreduktasen wie z. B. der NADH-Dehydrogenase, eine große Rolle.

F4

1. **Erläutern Sie den Aufbau von FMN und FAD!**

2. **Nennen Sie vier wichtige Enzyme, welche FAD enthalten!**

❶

Flavinmononukleotid (FMN) besteht aus 3 Teilen:

- Riboflavin
  - Isoalloxazin (Heterozyklus, welcher sich von **Pteridin** ableitet)
  - Ribitol (ein Zucker**alkohol**)
- Phosphat

Flavin-Adenin-Dinukleotid (FAD) besteht wiederum aus **Adenosinmonophosphat (AMP),** welches mit **Flavinmononukleotid (FMN)** verknüpft ist.

❷

Flavinmononukleotid (FMN)

- NADH-Dehydrogenase (Atmungskette Komplex I)

Flavin-Adenin-Dinukleotid (FAD)

- Acyl-CoA-Dehydrogenase (β-Oxidation)
- α-Ketoglutaratdehydrogenase (Citratzyklus)
- Pyruvatdehydrogenase (Citratzyklus)
- Succinatdehydrogenase (Citratzyklus/Atmungskette Komplex II)

6 Vitamine und Coenzyme

6.2 Vitamine

Einführung

Vitamine haben als **Kofaktor** eine essenzielle Rolle im menschlichen Stoffwechsel. Vitamine sind organische Verbindungen, die der Körper **überhaupt nicht** oder **nicht bedarfsdeckend synthetisieren kann.** Aus diesem Grund müssen sie mit der Nahrung aufgenommen werden. F3

1. **Wie viele Vitamine gibt es insgesamt? Nennen Sie die Vitamine!**

2. **Was versteht man unter einer Hypovitaminose?**

3. **Was sind Provitamine?**

❶
Insgesamt sind **13 organische Verbindungen** bekannt, welche im Stoffwechsel als lebensnotwendige Vitamine benötigt werden. Dazu zählen die wasserlöslichen **B-Vitamine** (Thiamin, Riboflavin, Nicotinsäure, Pantothensäure, Pyridoxin, Biotin, Folsäure, Cobalamin), das wasserlösliche **Vitamin C** sowie die fettlöslichen **Vitamine A, E, D** und **K.**

❷
Eine **Hypovitaminose** ist der Mangel an einem Vitamin. Betroffen hiervon sind meist wasserlösliche Vitamine wie **Vitamin B_{12}.** Ursache hierzulande ist meist kein Mangel in der Nahrung sondern chronisch entzündliche Darmerkrankungen, Galleproduktions- und Resorptionsstörungen sowie iatrogene Ursachen.

❸
In manchen Fällen nimmt der Körper sogenannte **Provitamine** aus der Nahrung auf und wandelt diese in die biologisch aktiven Vitamine um. **β-Carotin** (Provitamin A), **Ergosterol** (Provitamin D_2) und **7-Dehydrocholesterol** (Provitamin D_3) sind Beispiele hierfür.

6 Vitamine und Coenzyme

6.2 Vitamine

Vitamin A

Die **Retinoide** Retinal, Retinol, Retinsäuren und Retinylpalmitat werden alle zu Vitamin A zusammengefasst.

β-Carotin aus pflanzlicher Nahrung wird durch die β-Carotin-Monooxygenase in **zwei Moleküle Retinal** umgesetzt und ist wichtige Vitamin A-Quelle. F2

1. **Wo und in welcher Form wird Vitamin A gespeichert?**
2. **Wozu dient Retinal?**
3. **Welche Erkrankung tritt bei einem Vitamin-A-Mangel auf?**
4. **Welche Funktion hat Retinsäure?**

1

Vitamin A wird in den **Ito-Zellen** der Leber in Form von Retinylpalmitat innerhalb von Vesikeln gespeichert.

2

Das Vitamin A-Derivat 11-cis-Retinal (Aldehyd) ist essenziell für den **Sehvorgang.** Wird es von einem Photon getroffen wandelt es sich in **all-trans-Retinal** um und löst so die Signalkaskade des Sehens aus.

3

Mangel an Vitamin A führt zu gestörter Hell-Dunkel-Adaptation, Schädigung der Hornhaut sowie erhöhter Infektanfälligkeit. Im Extremfall kann der Mangel durch Schädigung der Hornhaut zur **Xerophthalmie** und zur **Nachtblindheit** führen.

4

Retinsäure (all-trans-Retinat) ist ein wichtiger **Transkriptionsfaktor.** Es wird zum Beispiel während der Embryonalentwicklung vom Primitivknoten ausgeschüttet und koordiniert so das Wachstum von Neuronen in der Umgebung. Therapeutisch wird es in der Dermatologie bei Erkrankungen wie der „Acne vulgaris“ eingesetzt. Die Wirkung wird ebenfalls durch die Funktion als Transkriptionsfaktor erklärt.

6 Vitamine und Coenzyme

6.2 Vitamine

Vitamin D

Ergänzen Sie folgenden Text mit den unten genannten Begriffen!

F3

______________ (Vitamin D_3) kann im menschlichen Stoffwechsel aus dem Cholesterinderivat 7-Dehydrocholesterol synthetisiert werden. Der ______________ des Provitamins 7-Dehydrocholesterol muss hierzu in der Haut unter Einwirkung von ______________ gespalten werden. Alternativ kann die Aufnahme von pflanzlichem ______________ (Vitamin D_2) mit der Nahrung erfolgen.
Beide Vitaminvarianten werden anschließend zuerst in der ______________ in Position-__ hydroxyliert und danach in der ______________ in Position-__. Dabei entsteht das Hormon **1,25-Dihydroxycholecalciferol,** auch ______________ genannt. Dieses stimuliert den Einbau von Calcium in den Knochen.
Ein Mangel an Vitamin D führt bei Kindern zur ______________, einer Erkrankung welche zur ______________ der Knochen führt. Beim Erwachsenen nennt sich das entsprechende Krankheitsbild ______________.
„1“, „25“, B-Ring, Calcitriol, Cholecalciferol, Demineralisation, Ergocalciferol, Leber, Niere, Osteomalazie, Rachitis, UV-Strahlung.

Vitamin D

Cholecalciferol (Vitamin D_3) kann im menschlichen Stoffwechsel aus dem Cholesterinderivat 7-Dehydrocholesterol synthetisiert werden. Der B-Ring des Provitamins 7-Dehydrocholesterol muss hierzu in der Haut unter Einwirkung von UV-Strahlung gespalten werden.
Alternativ kann die Aufnahme von pflanzlichem Ergocalciferol (Vitamin D_2) mit der Nahrung erfolgen.
Beide Vitaminvarianten werden anschließend zuerst in der Leber in Position-„25“ hydroxyliert und danach in der Niere in Position-„1“. Dabei entsteht das Hormon 1,25-Dihydroxycholecalciferol, auch Calcitriol genannt. Dieses stimuliert den Einbau von Calcium in den Knochen.
Ein Mangel an Vitamin D führt bei Kindern zur Rachitis, einer Erkrankung welche zur Demineralisation der Knochen führt. Beim Erwachsenen nennt sich das entsprechende Krankheitsbild Osteomalazie.

6 Vitamine und Coenzyme

6.3 Fettlösliche Vitamine

Allgemeines und Vitamin E

Die vier wichtigsten Vitamin E-Formen werden Tocopherole genannt. **RRR-α-Tocopherol,** dessen Chiralitätszentren in der (RRR-)Konfiguration vorliegen, weist hierbei die höchste biologische Aktivität auf. Tocopherole sind rein pflanzliche Produkte und finden sich vor allem in Ölen wie Weizenkeimöl.

!

F2

1. **Was ist die Funktion von Vitamin E?**
2. **Erklären Sie wie Vitamin E wieder regeneriert werden kann!**
3. **Warum kommt es bei den fettlöslichen Vitaminen seltener zu Hypovitaminosen?**
4. **Welches fettlösliche Vitamin ist bezüglich der Hypovitaminose die Ausnahme?**

❶

Vitamin E ist ein lipidlösliches Antioxidans. Doppelbindungen in ungesättigten Fettsäuren in Membranlipiden von Zellen und Zellorganellen sind ständig oxidativem Stress durch freie Radikale ausgesetzt. Tocopherol wirkt als **Radikalfänger.**

❷

Durch das Abfangen von Radikalen wird Vitamin E selbst zum reaktionsträgen Tocopherolradikal. Dieses kann durch **Vitamin C** wieder zu Tocopherol regeneriert werden. Vitamin C selbst kann dann wiederum unter Verbrauch von **Glutathion** regeneriert werden.

❸

Die lipidlöslichen Vitamine können aufgrund der Fettlöslichkeit relativ gut gespeichert werden, sodass Hypovitaminosen selten sind.

❹

Vitamin K kann trotz seiner Fettlöslichkeit nur in unbedeutenden Mengen vom Körper gespeichert werden und muss stetig zugeführt werden, da es sonst zu schwerwiegenden Gerinnungsstörungen kommen kann.

F3

6 Vitamine und Coenzyme

6.3 Fettlösliche Vitamine

Vitamin „?“

1. Um welches Vitamin handelt es sich bei dieser Abbildung?
2. Was sind typische Quellen für den Menschen?
3. Welche Reaktion wird durch dieses Vitamin katalysiert?
4. Wie wird dies in der Pharmakologie genutzt?

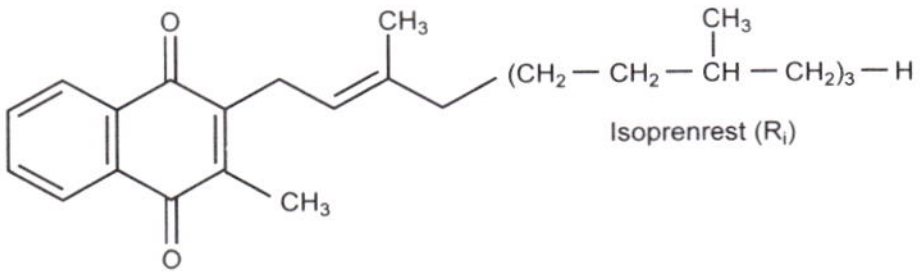

Abb. 6.1 Vitamin „?“

❶

Bei der Abbildung handelt es sich um **Phyllochinon** (Vitamin K_1).

❷

Vitamin K-Quellen für den Menschen sind zum einen grünes Gemüse wie Spinat, Blumenkohl und Brokkoli und zum anderen Bakterien innerhalb des Darms. Letztere produzieren Menachinon (Vitamin K_2).

❸

Vitamin K ist ein Kofaktor für die sogenannte Vitamin K-abhängige γ-Carboxylierung. Durch die zweite Carboxygruppe am Glutamylrest können unter anderem zweiwertige **Calciumionen** (Ca^{2+}) besser gebunden werden. Die Synthese der Gerinnungsfaktoren II, VII, IX, X sowie Protein C und S ist Vitamin K-abhängig.

❹

Sogenannte Vitamin-K-Antagonisten wie Phenprocoumon (Marcumar®) können zur **Antikoagulation** eingesetzt werden. Dies macht man sich zum Beispiel bei Patienten mit Vorhofflimmern zu Nutze um thrombembolischen Ereignissen vorzubeugen.

6 Vitamine und Coenzyme

6.4 Wasserlösliche Vitamine

Einführung in die B-Vitamine

Die Gruppe der B-Vitamine, welche man ursprünglich für ein einzelnes Vitamin hielt, besteht aus insgesamt **acht individuellen Vitaminen:** Thiamin, Riboflavin, Nicotinsäure, Pantothensäure, Pyridoxin, Biotin, Folsäure und Cobalamin.

❶ **Welche beiden Enzyme des Citratzyklus/Energiestoffwechsels enthalten Thiamin?**

❷ **Welches B-Vitamin ist in Coenzym A enthalten?**

❸ **Welche Funktion hat Biotin?**

1

Thiaminpyrophosphat (TPP) ist unter anderem Bestandteil der **Pyruvatdehydrogenase** und der **α-Ketoglutarat-Dehydrogenase.** Beide Enzyme führen eine **oxidative Decarboxylierung** aus. Weiterhin ist TPP Kofaktor der Transketolase und der Verzweigtketten-Dehydrogenase.
Sowohl **Beriberi,** eine Erkrankung welche durch eine einseitige Ernährung aus weißem (geschälten) Reis verursacht wird, als auch der **Wernicke-Enzephalopathie** bei Alkoholikern liegt ein Vitamin B_1-Mangel als Ursache zugrunde.

2

Vitamin B_5 **Pantothensäure** ist in Coenzym A enthalten.

3

Das Vitamin **Biotin** ist **prosthetische Gruppe** einiger **Carboxylasen. ATP-abhängig** kann es mit CO_2 zu Carboxybiotin reagieren und anschließend die Carboxylgruppe auf das entsprechende Substrat übertragen. Beispiele sind die **Pyruvatcarboxylase,** die **Propionyl-CoA-Carboxylase,** die **Acetyl-CoA-Carboxylase.**

6 Vitamine und Coenzyme

6.4 Wasserlösliche Vitamine

Vitamin „?"
Bei dieser Abbildung handelt es sich um ein wichtiges Derivat eines wasserlöslichen Vitamins.

❶ **Um welches Vitamin geht es?**

❷ **Welches wichtige Derivat ist abgebildet?**

❸ **Welche wichtige Funktion besitzt dieses Derivat im Stoffwechsel?**

❹ **Nennen Sie weitere Funktionen dieses Vitamins!**

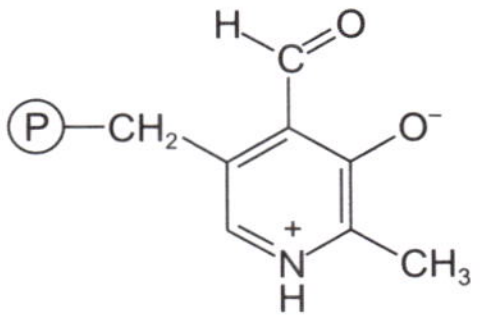

Abb. 6.2 Vitamin „?"

F4

❶

Bei der gezeigten Abbildung handelt es sich um ein Derivat des Pyridoxins (Vitamin B_6).

❷

Pyridoxal ist der Aldehyd des Pyridoxins und ist Teil von **Pyridoxalphosphat** (PALP), welches die biologisch aktive Form von Vitamin B_6 ist.

❸

PALP dient als Kofaktor bei vielen Reaktionen im **Aminosäurestoffwechsel** (u. a. bei allen Transaminierungen). Unter Abspaltung von H_2O kann die Aldehydgruppe des PALPs mit der Aminogruppe einer Aminosäure eine **Schiffsche Base** ausbilden. Dadurch werden alle Bindungen am α-C-Atom der Aminosäure labilisiert, sodass diese verschiedene Reaktionen eingehen kann.

❹

Pyridoxalphosphat ist außerdem an der Hämsynthese (δ-Aminolävulinatsynthase) und am Abbau von Glykogen (Glykogenphosphorylase) beteiligt und Bestandteil der Lysyloxidase.

6 Vitamine und Coenzyme

6.4 Wasserlösliche Vitamine

Cobalamin (Vitamin B_{12}) und Folsäure

! ! F3

1. Erläutern Sie die Resorption von Vitamin B_{12}. Bei welchen Erkrankungen kann diese eingeschränkt sein?

2. Welche Form der Anämie kann durch Cobalamin (Vitamin B_{12})- oder Folsäuremangel hervorgerufen werden?

❶

Cobalamin (Vitamin B_{12}) bindet im Magen an den **Intrinsic-Faktor,** welcher von den Belegzellen sezerniert wird. Dieser schützt Cobalamin vor der Verdauung. Im **terminalen Ileum** wird der Komplex aus Cobalamin und Intrinsic-Faktor über Rezeptor-vermittelte Endozytose in die Enterozyten aufgenommen.

Folgende Erkrankungen führen häufig zu einem Vitamin B_{12}-Mangel:

- **Typ-A-Gastritis** (Mangel an Intrinsic-Faktor)
- **Morbus Crohn** (Schädigung des terminalen Ileums)

❷

Sowohl Folsäuremangel wie auch Vitamin B_{12}-Mangel führen zu einer megaloblastären, hyperchromen Anämie. Im Falle von einem Vitamin B_{12}-Mangel spricht man hierbei auch von einer **perniziösen Anämie.**

Die perniziöse Anämie ließe sich prinzipiell auch mit Folsäure therapieren. Dabei handelt es sich jedoch um einen Kunstfehler, da der Vitamin B_{12}-Mangel weiterhin zur **funikulären Myelose** führen kann.

6 Vitamine und Coenzyme

6.4 Wasserlösliche Vitamine

Vitamin „?“

❶ **Um welches Vitamin handelt es sich bei dieser Abbildung?**

❷ **Welche wichtigen Funktionen hat dieses Vitamin?**

❸ **Welche Erkrankung tritt bei einer Hypovitaminose auf?**

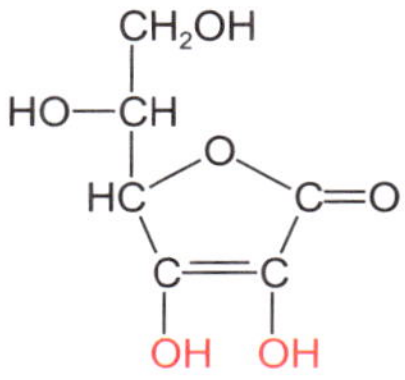

Abb. 6.3 Vitamin „?“

❶
Bei der Abbildung handelt es sich um **Ascorbinsäure** (Vitamin C).

❷
Ascorbinsäure kann schrittweise zweimal 1 Elektron abgeben und dient somit als Antioxidans bzw. Elektronendonator.

- Antioxidans: Vitamin C kann den fettlöslichen Radikalfänger **Tocopherol (Vitamin E) regenerieren** und ist somit ein entscheidendes Co-Antioxidans.
- Elektronendonator: z. B. in der **Dopamin-β-Monooxygenase**
- Kollagensynthese: **Hydroxylierung von Prolin und Lysin**

❸
Skorbut. Ein Mangel an Vitamin C führt zu einer unzureichenden Bildung von Kollagenen oder auch zur Bildung defekter Kollagene. Symptome sind Gingivitis mit Zahnfleischbluten, perifollikuläre Purpura (subkutane Blutungen) sowie Wundheilungsstörungen.

7 Thermodynamik, Kinetik und Enzyme

Stoffwechsel allgemein

Ergänzen Sie folgenden Lückentext mit unten genannten Begriffen!

!

F2

Die Reaktionen im Stoffwechsel (Metabolismus) lassen sich in ________ Reaktionen sowie ________ Reaktionen unterteilen.
Zum ________ werden die Stoffwechselwege gezählt, welche dem ________ von komplexen Molekülen zur Energiegewinnung dienen. Beispiele sind unter anderem die ________, der ________ und die ________.
Unter ________ versteht man den ________ körpereigener Substanzen unter Verbrauch von Energie. Hierzu zählen exemplarisch die ________, die ________ oder auch die ________.
Es gibt Stoffwechselwege die sowohl zur Energiegewinnung (Katabolismus) als auch zur Synthese körpereigener Substanzen (Anabolismus) dienen. Hierbei spricht man von ________ Stoffwechselwegen. Ein Beispiel ist der ________.
Abbau, amphibolen, anabole, Anabolismus, Aufbau, Citratzyklus, Glukoneogenese, Glykogen-Abbau, Glykolyse, katabole, Katabolismus, Lipidsynthese, Lipolyse, Proteinsynthese.

Die Reaktionen im Stoffwechsel bzw. Metabolismus lassen sich in katabole Reaktionen sowie anabole Reaktionen unterteilen.
Zum Katabolismus werden die Stoffwechselwege gezählt, welche dem Abbau von komplexen Molekülen zur Energiegewinnung dienen. Beispiele sind unter anderem die Glykolyse, der Glykogen-Abbau und die Lipolyse.
Unter Anabolismus versteht man den Aufbau körpereigener Substanzen unter Verbrauch von Energie. Hierzu zählen exemplarisch die Glukoneogenese, die Lipidsynthese oder auch die Proteinsynthese.
Es gibt Stoffwechselwege die sowohl zur Energiegewinnung (Katabolismus) als auch zur Synthese körpereigener Substanzen (Anabolismus) dienen. Hierbei spricht man von amphibolen Stoffwechselwegen. Ein Beispiel ist der Citratzyklus.

7 Thermodynamik, Kinetik und Enzyme

Redoxchemie

Neben ATP spielen die Elektronenüberträger, wie z. B. NAD^+/NADH (Nicotinamiddinukleotid), eine zentrale Rolle beim Energietransport innerhalb der Zelle. Diese Energiecarrier übertragen Energie im Rahmen von **Redoxreaktionen,** also durch **Übertragung von Elektronen.**

1. **Was versteht man unter Oxidation und Reduktion?**
2. **Wozu dient die elektrochemische Spannungsreihe?**
3. **Wie viele Elektronen und Protonen kann NAD^+ aufnehmen?**

❶

Viele Moleküle oder Atome können in einer mit zusätzlichen Elektronen beladenen Form auftreten **(reduzierte Form)** oder in einer **oxidierten Form,** bei der sie diese Elektronen im Zuge einer Redoxreaktion an einen Partner abgegeben haben.

- **Oxidation = Abgabe von Elektronen**
- **Reduktion = Aufnahme von Elektronen**

❷

Jedes Atom oder auch Molekül zeichnet sich durch eine bestimmte **Elektronenaffinität** aus. Die elektrochemische Spannungsreihe gibt die Potenzialdifferenz zwischen der jeweiligen galvanischen Zelle eines Redoxpaares und der **Standard-Wasserstoffelektrode** an. Ist das Potenzial positiv nimmt das Redoxpaar gegenüber Wasserstoff die Kathode ein, nimmt Elektronen auf und wird reduziert. Dies zeugt von einer hohen **Elektronenaffinität.**

❸

NAD^+ kann Energie in Form eines **Hydrid**ions (2 Elektronen und 1 Proton) konservieren.

7 Thermodynamik, Kinetik und Enzyme

Kinetik

Die Kinetik ist ein Teilbereich der physikalischen Chemie. Sie beschäftigt sich mit **dem zeitlichen Ablauf chemischer Reaktionen** (Reaktionskinetik).

❶ Welche Energie ist mit dem Buchstaben „x" gekennzeichnet?

❷ Welcher Teilschritt dieser Reaktion ist geschwindigkeitsbestimmend?

❸ Wie lautet das Geschwindigkeitsgesetz für eine Reaktion 1. und 2. Ordnung?

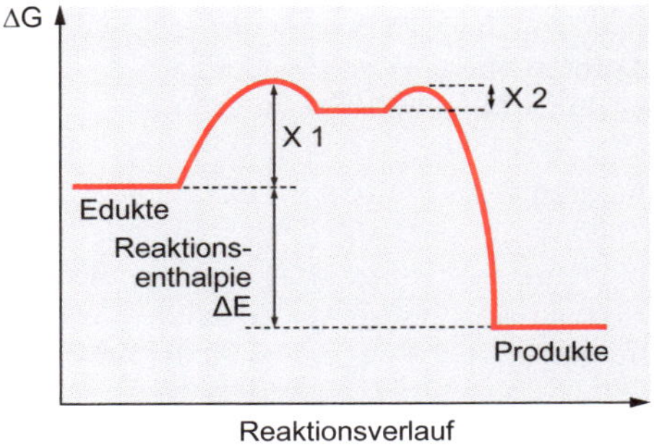

Abb. 7.1 Beispielhafte Reaktionskinetik

❶

Mit dem Buchstaben „x“ gekennzeichnet ist die Aktivierungsenthalpie (E_A). Gemäß der Arrhenius-Gleichung bestimmt die **Aktivierungsenthalpie** (E_A) die **Geschwindigkeitskonstante „k“** einer Reaktion.

❷

Generell gilt: je niedriger die Aktivierungsenthalpie (E_A) einer Reaktion ist, desto größer ist die Reaktionsgeschwindigkeit. Da der erste Teilschritt dieser Reaktion die höhere **Aktivierungsenthalpie** (E_A) besitzt, ist dieser Teilschritt der langsamere Teilschritt und somit ebenfalls der geschwindigkeitsbestimmende Teilschritt.

❸

Es gilt:

Reaktionsordnung	Geschwindigkeitsgesetz
Ordnung (A → B)	v = k * [A]
Ordnung (A + B → C + D)	v = k * [A] * [B]

7 Thermodynamik, Kinetik und Enzyme

7.1 Thermodynamik

Enthalpie und Entropie

Die Thermodynamik ist ein Teilgebiet der klassischen Physik. Sie kann darüber Aufschluss geben warum einige Reaktionen freiwillig ablaufen, also **Energie abgeben,** während andere Reaktionen **Energie benötigen.** Sie macht jedoch keine Aussage zur Geschwindigkeit, mit der eine Reaktion abläuft. F2

Zwei zentrale Konzepte zum Verständnis der Thermodynamik sind die Enthalpie und die Entropie.

1. **Was versteht man unter dem Begriff Enthalpie?**

2. **Erläutern Sie das Konzept der Entropie!**

❶

Die Enthalpie (Wärmeinhalt) ist ein Maß für die Energie eines thermodynamischen Systems und wird mit dem Buchstaben **H** abgekürzt.
Beispiel: Die Enthalpie von Erdöl (H_1) ist höher als die Enthalpie des Verbrennungsprodukts Kohlendioxid (H_2). Da das **ΔH** dieser Reaktion demnach **negativ** ist wird Wärmeenergie bei dieser Reaktion frei. Man spricht von einer **exothermen Reaktion.**
Exotherme Reaktion: $\Delta H < 0$
Andere Reaktionen benötigen hingegen Energie:
Endotherme Reaktionen: $\Delta H > 0$

❷

Die Entropie ist ein Maß für die Unordnung eines Systems. Je unordentlicher ein System, desto größer ist seine Entropie.
Prozesse, welche mit einer **Entropiezunahme** (Zunahme der Unordnung) einhergehen, laufen freiwillig ab (Beispiel: Lösen von Salz in Wasser).
Eine **Entropieabnahme** (Abnahme der Unordnung) kann nur unter Verbrauch von Energie stattfinden.

7 Thermodynamik, Kinetik und Enzyme

7.1 Thermodynamik

!

Gibbs-Energie (freie Enthalpie)
Es gibt endotherme Reaktionen, welche dennoch freiwillig ablaufen. Löst man beispielsweise Salz in Wasser, so nimmt die Temperatur des Wassers ab. Es handelt sich also um eine endotherme Reaktion. Die Reaktion läuft aber dennoch freiwillig ab, da sie mit einer **Entropiezunahme** (Zunahme der Unordnung) einhergeht. F2
Die Gibbs-Helmholtz-Gleichung, welche sowohl die Enthalpie-Änderung (ΔH) als auch die Entropie-Änderung (ΔS) mit einbezieht, ermöglicht es vorherzusagen, ob eine Reaktion letztendlich freiwillig abläuft oder nicht.

1. **Geben Sie die Gibbs-Helmholtz-Gleichung an!**
2. **Wie nennen sich Reaktionen, deren Gibbs-Energie negativ ist ($\Delta G < 0$)?**
3. **Wann laufen Reaktionen generell freiwillig ab?**

❶

Die **Gibbs-Helmholtz-Gleichung** lautet:

$G = \Delta H - T * \Delta S$

G = freie Enthalpie; H = Enthalpie; T = absolute Temperatur (Kelvin); ΔS = Entropieänderung.

❷

Die Gibbs-Energie (ΔG) ist die Änderung der freien Enthalpie.

Ist die Gibbs-Energie einer Reaktion negativ (**$\Delta G < 0$**) handelt es sich um eine **exergone Reaktion,** welche freiwillig abläuft.

Ist die Gibbs-Energie einer Reaktion dagegen positiv (**$\Delta G > 0$**) handelt es sich um eine **endergone Reaktion,** welche nicht freiwillig abläuft.

❸

Reaktionen laufen generell freiwillig ab, wenn sie **exergon** sind.

Das ist gemäß der Gibbs-Helmholtz-Gleichung der Fall

- wenn es sich um eine stark **exotherme** Reaktion handelt ($\Delta H < 0$).
- oder wenn die Reaktion mit einer **Entropiezunahme** verbunden ist ($\Delta S \uparrow$).

Weitere Möglichkeiten damit eine Reaktion im Stoffwechsel freiwillig ablaufen kann sind:

- Die Kopplung einer endergonen Reaktion an eine stark exergone Reaktion wie die Hydrolyse von ATP.
- Der ständige Entzug der Reaktionsprodukte (chemisches Gleichgewicht).

7 Thermodynamik, Kinetik und Enzyme

7.2 Enzyme

!

F2

Allgemeines

In Zellen dienen Enzyme als Biokatalysatoren. Sie beschleunigen Reaktionen indem sie die **Aktivierungsenthalpie** (E_A) **herabsetzen.** Dies geschieht zum Beispiel indem sie den Übergangszustand einer Reaktion binden können und so energetisch stabilisieren.

Merke: Ein chemisches Gleichgewicht stellt sich durch Enzyme schneller ein, da diese die Reaktion beschleunigen. Sie haben allerdings **keinen Einfluss auf die Lage eines Gleichgewichts.**

Erläutern Sie folgende Begriffe, welche häufig im Zusammenhang mit Enzymen gefragt werden.

- **Aktives Zentrum**
- **Schlüssel-Schloss-Prinzip**
- **Induced-Fit-Modell**
- **Substratspezifität**
- **Wirkungsspezifität**
- **pH-Abhängigkeit**

Wichtige Grundbegriffe der Enzymatik sind:

- **Aktives Zentrum:** Teil des Enzyms welche das Substrat bindet und die Reaktion katalysiert.
- **Schlüssel-Schloss-Prinzip:** Das aktive Zentrum des Enzyms ist eine dreidimensionale Struktur und kann das Substrat binden ähnlich wie ein Schlüssel in ein Schloss passt.
- **Induced-Fit-Modell:** Manche Substrate treten bereits vor dem Binden mit dem Enzym in Wechselwirkung und verändern dessen Konformation so, dass es anschließend das Substrat binden kann.
- **Substratspezifität:** Enzyme können meisten nur ein ganz bestimmtes Substrat binden (stereospezifisch).
- **Wirkungsspezifität:** Enzyme katalysieren immer nur eine ganz bestimmte chemische Reaktion.
- **pH-Abhängigkeit:** Die Geschwindigkeit von enzymkatalysierten Reaktionen ist pH-abhängig, da der pH-Wert Einfluss auf die Konformation von allen Proteinen (inklusive Enzyme) hat.

7 Thermodynamik, Kinetik und Enzyme

7.2 Enzyme

Michaelis-Menten-Modell I

Enzymkatalysierte Reaktionen laufen grundsätzlich nach folgendem Prinzip ab:
Enzym + Substrat ↔ Enzymsubstratkomplex ↔ Enzymproduktkomplex ↔ Enzym + Produkt.
Die Reaktionskinetik lässt sich mit Hilfe des Michaelis-Menten-Modells beschreiben.
Die Michaelis-Menten-Gleichung lautet:

$$V = \frac{V_{max} \cdot [S]}{K_M + [S]}$$

v = Reaktionsgeschwindigkeit
v_{max} = maximale Reaktionsgeschwindigkeit
K_M = Michaelis-Menten-Konstante
[S] = Substratkonzentration

Welche Einheit besitzt der K_M-Wert? Was ist seine Aussagekraft?

Der K_M-Wert kennzeichnet jene **Substratkonzentration** (Einheit mol/l), bei der die Enzyme mit halbmaximaler Geschwindigkeit arbeiten. Ist der K_M-Wert hoch, ist die Affinität des Enzyms zum Substrat niedrig. Ist der K_M-Wert niedrig, ist die Affinität des Enzyms zum Substrat hoch.

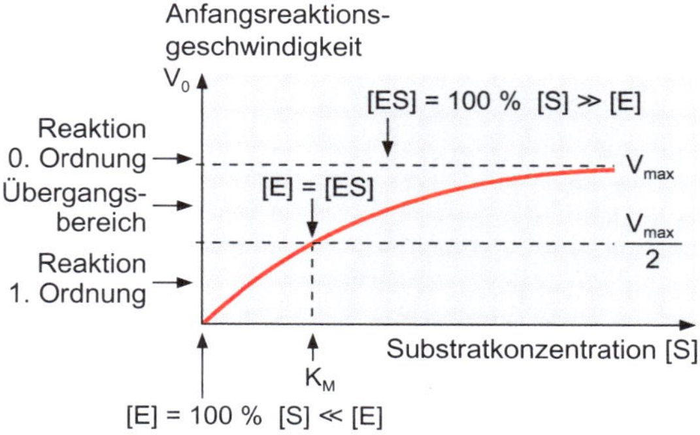

Abb. 7.2 Michaelis-Menten-Kinetik

7 Thermodynamik, Kinetik und Enzyme

7.2 Enzyme

Michaelis-Menten-Modell II

! ! !

F5

❶ Welche Reaktionsgeschwindigkeit liegt bei sehr hohen Substratkonzentrationen vor?

❷ Welche Reaktionsgeschwindigkeit liegt vor, wenn $[S] = K_M$ ist?

❸ Welche Reaktionsgeschwindigkeit liegt vor, wenn die Substratkonzentration sehr gering ist?

Michaelis-Menten-Modell I

❶

Bei hohen Substratkonzentrationen **([S] ›› K_M)** ist **$v \approx v_{max}$.**

❷

Ist **[S] = K_M** liegt die **halbmaximale Geschwindigkeit** vor!

❸

Bei sehr geringen Substratkonzentrationen **([S] ‹‹ K_M)** ist die Reaktionsgeschwindigkeit annähernd proportional von der Substratkonzentration abhängig (v ~ [S]).

7 Thermodynamik, Kinetik und Enzyme

7.2 Enzyme

Enzymregulation
Nahezu alle biochemischen Reaktionen im Stoffwechsel werden enzymatisch katalysiert. Die **Regulation des Stoffwechsels** geschieht daher in erster Line auf Ebene der Enzyme. Die verschiedenen Hemmmechanismen von Enzymen finden häufig Anwendung in der Pharmakologie. F4
Hierzu zählen unter anderem:

- **Enzymregulation**
  - Allosterie
  - Interkonvertierung
- **Enzymhemmung**
  - Irreversible Hemmung
  - Reversible Hemmung
  - Kompetitive Hemmung
  - Nicht kompetitive Hemmung (allosterische Hemmung)

Erläutern Sie die oben genannten Regulations- bzw. Hemmmechanismen, welche häufig im Zusammenhang mit Enzymen gefragt werden.

Enzymregulation:

- **Allosterie:** Unter allosterischer Regulation versteht man das Binden von so genannten **Effektoren** außerhalb des aktiven Zentrums. Durch eine Konformationsänderung kann es zu einem stimulierenden Effekt kommen oder auch, bei so genannten negativen Effektoren, zu einem inhibierenden Effekt.
- **Interkonvertierung:** Manche Enzyme können durch **Phosphorylierung** an freien **–OH-Gruppen** aktiviert oder inaktiviert werden (→ Kohlenhydratstoffwechsel).

Enzymhemmung:

- **Irreversible Hemmung:** Hemmstoff bindet dauerhaft an das Enzym und macht dieses funktionsunfähig.
- **Reversible Hemmung:**
  - **Kompetitive Hemmung:** Inhibitor ähnelt dem Substrat und **konkurriert** mit dem Substrat um die Bindungsstelle im aktiven Zentrum (K_M ↑, v_{max} = konstant).
  - **Nicht kompetitive Hemmung (allosterische Hemmung):** Inhibitor, bzw. negativer Effektor, bindet außerhalb des aktiven Zentrums (K_M = konstant, v_{max} ↓).

7 Thermodynamik, Kinetik und Enzyme

7.2 Enzyme

Michaelis-Menten-Modell II

Durch Bildung des **Kehrwerts** lässt sich die Michaelis-Menten-Gleichung als so genanntes Lineweaver-Burk-Diagramm in Form einer Geraden darstellen.

Michaelis-Menten-Gleichung:

$$v = \frac{v_{max} \cdot [S]}{K_M + [S]}$$

Umformung (Lineweaver-Burk-Diagramm):

$$\frac{1}{v} = \frac{K_M}{v_{max}} \times \frac{1}{[S]} + \frac{1}{v_{max}}$$

v = Reaktionsgeschwindigkeit
v_{max} = maximale Reaktionsgeschwindigkeit
K_M = Michaelis-Menten-Konstante
[S] = Substratkonzentration

❶ Welchem Wert entspricht der Schnittpunkt mit der x- bzw. y-Achse?

❷ Was spiegelt die Steigung des Graphen im Lineweaver-Burk-Diagramm wider?

❸ Welchen Einfluss besitzt kompetitive Hemmung auf den Graphen?

❶
Der Schnittpunkt mit der x-Achse entspricht **$-1/K_M$.**
Der Schnittpunkt mit der y-Achse entspricht **$1/v_{max}$.**

❷
Die Steigung des Graphen im Lineweaver-Burk-Diagramm entspricht K_M/v_{max}.

❸
Bei der kompetitiven Hemmung ($K_M \uparrow$, v_{max} = konstant) nimmt die Steigung des Graphen zu. Der Schnittpunkt mit der x-Achse verschiebt sich näher zum Nullpunkt, während der Schnittpunkt mit der y-Achse unverändert ist.

$$\frac{1}{V_0} = \frac{1}{V_{max}} + \frac{K_M}{V_{max}} \times \frac{1}{[S]}$$

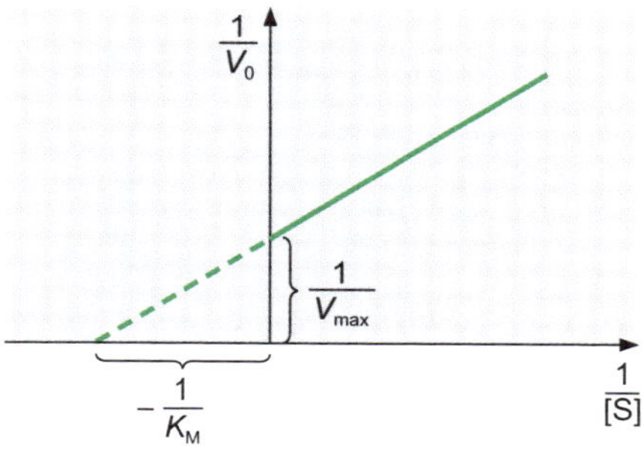

Abb. 7.3 Lineweaver-Burk-Diagramm

8 Molekulare Zellbiologie

8.1 Plasmamembran und extrazelluläre Matrix

Aufbau

Beschriften Sie die einzelnen Komponenten der Plasmamembran und der extrazellulären Matrix!

!

F1

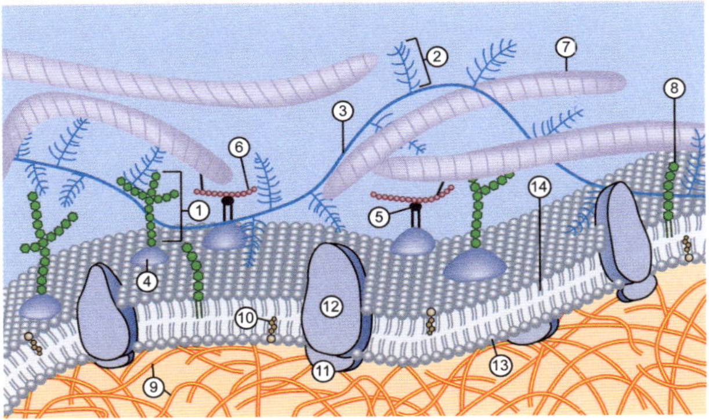

Abb. 8.1 Plasmamembran und extrazelluläre Matrix

1. Kohlenhydrate
2. Glykosaminoglykan
3. Hyaluronsäure
4. Glykoprotein
5. Integrin
6. Fibronektin
7. Kollagenfaser
8. Glykolipid
9. Spektrin
10. Cholesterin
11. Peripheres Membranprotein
12. Integrales Membranprotein
13. Hydrophile Kopfgruppe eines Phospholipids
14. Hydrophober Schwanz eines Phospholipids

8 Molekulare Zellbiologie

8.1 Plasmamembran und extrazelluläre Matrix

Eigenschaften

1. **Erklären Sie das Fluid-Mosaik-Modell!**

2. **Welche Mechanismen beeinflussen die Membranfluidität?**

3. **Was sind lipid rafts?**

❶

Das Fluid-Mosaik-Modell beschreibt die Fähigkeit der Membranbestandteile, innerhalb eines Blattes der Zellmembran **frei diffundieren** zu können.

❷

Die Fluidität einer Membran steigt mit der **Temperatur. Ungesättigte Fettsäuren** besitzen „Knicks" in ihren hydrophoben Kohlenwasserstoffketten, welche die dichte Packung der Membranlipide stören. Damit verringern sie die hydrophoben Wechselwirkungen im Inneren einer Membran (Fluidität ↑). Eine ähnliche Wirkung besitzt **Cholesterin** bei niedrigen Temperaturen. Bei hohen Temperaturen stört es hingegen die Diffusion von Membranlipiden und verringert die Fluidität.

❸

Unter lipid rafts („Lipidflöße") versteht man Mikrodomänen innerhalb eines Membranblattes, die reich an Cholesterin und Sphingolipiden sind. Hier werden Rezeptoren und GPI-verankerte Proteine angereichert.

8 Molekulare Zellbiologie

8.2 Zellorganellen

Zellorganellen einer eukaryoten Zelle

Zellorganellen sind Ausdruck der **Differenzierung** verschiedener Kompartimente einer Zelle. Als essenzielle Bestandteile der Zelle unterscheiden sie sich je nach Zelltyp und Zellfunktion in ihrer Art und Anzahl erheblich.

Benennen Sie anhand der Abbildung die einzelnen Zellorganellen mit den wichtigsten Funktionen!

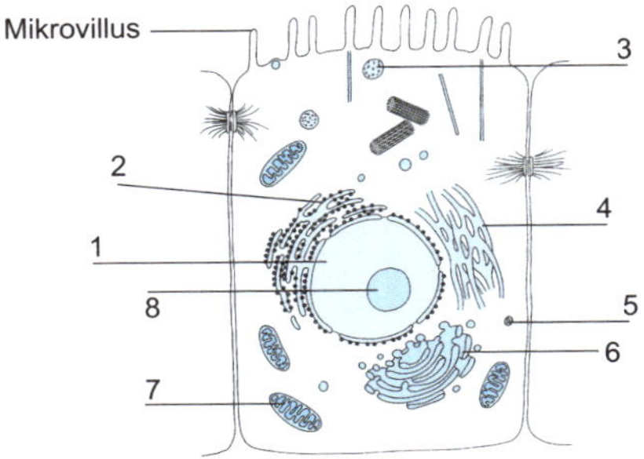

Abb. 8.2 Zellorganellen einer eukaryoten Zelle

F4

1. **Zellkern (Nukleus):** enthält Erbmaterial (DNA), Genexpression
2. **Raues endoplasmatisches Retikulum (rER):** besitzt Ribosomen auf der Oberfläche, die Proteine für den exozytotischen Pathway (zelluläres Membransystem, Plasmamembran und Extrazellulärraum) synthetisieren, N-Glykosylierung
3. **Lysosomen:** Verdauung von extrazellulären Fremdstoffen, Krankheitserregern und Zellorganellen
4. **Glattes endoplasmatisches Retikulum:** Synthese von Membranlipiden, Entgiftungsreaktionen, intrazellulärer Calciumspeicher
5. **Peroxisomen:** Oxidationsreaktionen (Entgiftung), Verkürzung langkettiger Fettsäuren, enthalten Katalase
6. **Golgi-Apparat:** Verteilerstation des zellulären Membransystems: Vesikeltransport, O-Glykosylierung von Proteinen und weitere posttranslationale Modifikationen, Lipidsynthese
7. **Mitochondrien:** ATP-Synthese (oxidative Phosphorylierung), PDH-Reaktion, Citratzyklus, β-Oxidation, Harnstoffzyklus, Ketogenese
8. **Nukleoli:** rRNA-Synthese, Bildung der Ribosomenuntereinheiten

8 Molekulare Zellbiologie

8.2 Zellorganellen

Zellkern

Ergänzen Sie folgenden Lückentext mit den unten stehenden Begriffen!

F3

Der Zellkern (Nukleus) beinhaltet das _______________, welches in Form von 46 _______________ in jeder kernhaltigen Körperzelle vollständig vorliegt. Ein Chromosom besteht aus einem linearen _______-Molekül und assoziierten Proteinen (_______________). Letzteres besteht u. a. aus evolutionär hochkonservierten Eiweißen, den _______________. Das Erbmaterial ist von einer Doppelmembran, der sog. _______________ umgeben. Sie weist etwa 4.000 _______________ auf und wird auf ihrer Innenseite durch die _______________ stabilisiert.

Chromatin, Chromosomen, DNA, Erbmaterial, Histone, Kernhülle, Kernlamina, Kernporen.

Zellkern

Der Zellkern (Nukleus) beinhaltet das Erbmaterial, welches in Form von 46 Chromosomen in jeder kernhaltigen Körperzelle vollständig vorliegt. Ein Chromosom besteht aus einem linearen DNA-Molekül und assoziierten Proteinen (Chromatin). Letzteres besteht u.a. aus evolutionär hochkonservierten Eiweißen, den Histonen. Das Erbmaterial ist von einer Doppelmembran, der sog. Kernhülle umgeben. Sie weist etwa 4.000 Kernporen auf und wird auf ihrer Innenseite durch die Kernlamina stabilisiert.

8 Molekulare Zellbiologie

8.2 Zellorganellen

DNA und Chromosomen

1. **Beschreiben Sie den Aufbau der Desoxyribonukleinsäure (DNA)!**

2. **Beschreiben Sie die Aufwicklung der DNA innerhalb eines Chromosoms!**

F2

!

❶

Die DNA ist eine Nukleinsäure, welche als **doppelsträngige Helix** im Zellkern vorliegt. Sie besteht aus Desoxyribonukleotiden, die über **Wasserstoffbrückenbindungen** zusammengehalten werden. Der Durchmesser der Helix beträgt 2 nm, eine Windung umfasst etwa 10 Nukleotide bzw. 3,4 nm. Die DNA enthält etwa 22.000 **Gene.** Dies sind lineare DNA-Nukleotidsequenzen, die in RNA umgeschrieben werden.

❷

Ein **Chromosom** besteht aus einem stark kondensierten DNA-Molekül. Diese Kondensation ermöglichen **Histone,** evolutionär hoch konservierte, basische Proteine. Sie bilden Nukleosomen, um welche die DNA-Helix aufgewunden wird. Ein Nukleosom wird aus einem **Oktamer** aus je zwei Histonproteinen H2A, H2B, H3 und H4 gebildet. H1 fungiert als sog. Linker-Histon zwischen den einzelnen Nukleosomen.

8 Molekulare Zellbiologie

8.2 Zellorganellen

Raues endoplasmatisches Retikulum (rER)

Beschreiben Sie anhand der Abbildung den Vorgang der Proteinsynthese am rER!

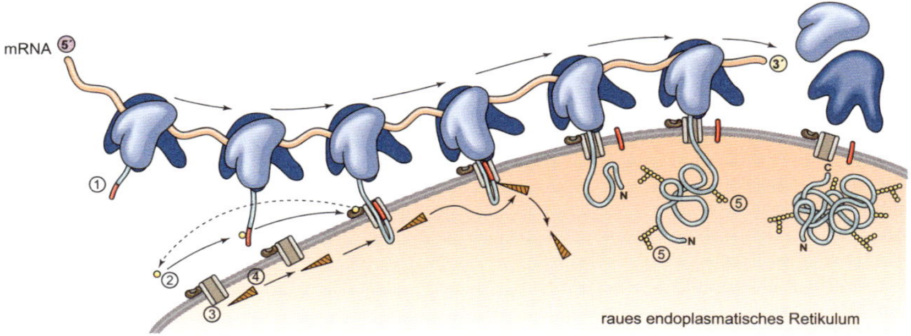

Abb. 8.3 Ablauf der Proteinsynthese am rER

Raues endoplasmatisches Retikulum (rER)

Proteine, welche als sekretorische Proteine bzw. Membranproteine am rER synthetisiert werden, besitzen eine spezifische **N-terminale Signalsequenz** (Signalpeptid, 1). Dieses wird nach der initialen Translation von ca. 80 Aminosäureresten an einem zytosolischen Ribosom (blau) vom sog. Signal recognition particle (SRP, 2), einem Ribonuklein, gebunden . Die Bindung führt zu einem Stopp der Proteinsynthese. Der SRP bindet daraufhin an seinem **SRP-Rezeptor** in der ER-Membran. Dieser ist unmittelbar neben einem **Translokon** (3) positioniert, durch welches die wachsende Peptidkette nun cotranslational ins ER überführt wird (cotranslationale Translokation). Eine **Signalpeptidase** (Dreieck, 4) spaltet die Signalsequenz ab. Bereits cotranslational finden Modifikationen an den Aminosäuren der Peptidkette statt (z. B. **N-Glykosylierung,** 5).

8 Molekulare Zellbiologie

8.2 Zellorganellen

Ribosomen

Ribosomen sind die Zellorganellen der **Proteinsynthese.** Hier findet die Translation von mRNA statt. Hierzu finden sich zunächst kleine und große Untereinheiten der Ribosomen an einer **mRNA** zusammen. Die ribosomalen Untereinheiten werden zuvor im Nukleolus aus rRNA und ribosomalen Proteinen zusammengesetzt und verlassen den Zellkern durch die Kernporen. Ihre Größe wird mit Hilfe des Svedberg-Sedimentationskoeffizienten (S) angegeben. F1

❶ Füllen Sie folgende Tabelle zum Aufbau der Ribosomen aus!

❷ Wo kommen die beiden unterschiedlichen Ribosomentypen vor?

Sedimentationskoeffizienten pro- und eukaryotischer Ribosomen		
	Prokaryotische Ribosomen (S)	Eukaryotische Ribosomen (S)
Kleine Untereinheit		
Große Untereinheit		
Gesamtgröße		

❶

Sedimentationskoeffizienten pro- und eukaryotischer Ribosomen		
	Prokaryotische Ribosomen (S)	Eukaryotische Ribosomen (S)
Kleine Untereinheit	30	40
Große Untereinheit	50	60
Gesamtgröße	**70**	**80**

❷

Prokaryotische Ribosomen kommen in Prokaryoten, Archaea und den Chloroplasten sowie Mitochondrien der Eukaryoten vor. Allerdings unterscheiden diese sich deutlich in ihrem ultrastrukturellen Aufbau (z. B. der rRNA-Sequenz).
Eukaryotische Ribosomen befinden sich im Zytosol von eukaryotischen Zellen (Pilze, Protisten, tierische und pflanzliche Zellen).

8 Molekulare Zellbiologie

8.2 Zellorganellen

Mitochondrien

Mitochondrien sind entsprechend der **Endosymbiontentheorie** durch Aufnahme von Bakterien in eukaryote Vorläuferzellen während der Evolution entstanden. Dies erklärt wichtige strukturelle und molekulare Eigenschaften dieser Zellorganellen. Sie werden auch als **„Kraftwerke"** einer Zelle bezeichnet. F3

❶ Erklären Sie diesen Vergleich und erläutern Sie auch, warum den Mitochondrien diese Bezeichnung nicht gänzlich gerecht wird!

❷ Welche strukturellen und molekularen Eigenschaften unterstützen die Endosymbiontentheorie?

❶

Mitochondrien synthetisieren im Rahmen der oxidativen Phosphorylierung mit Hilfe der Atmungskette den Großteil des zellulären Energieüberträgers **ATP,** weshalb sie auch gerne als „Kraftwerke" einer Zelle bezeichnet werden. Aufgrund vielfältiger **weiterer Aufgaben** im zellulären Stoffwechsel (→ Karte 65) erfasst diese Bezeichnung aber nicht die ganze Wahrheit.

❷

Folgende Besonderheiten im Aufbau der Mitochondrien unterstützen die Endosymbiontentheorie:

- Vergleichbare Größe mit Bakterien (etwa 1 µm)
- zirkuläre DNA mit Sequenzähnlichkeiten zu bakterieller DNA
- keine Introns
- polycistronische Transkripte (mehre Gene werden hintereinander auf eine mRNA transkribiert)
- rudimentäre DNA-Reparaturmaschinerie → hohe Mutationsrate
- eigene, bakterienähnliche tRNAs
- „bakterielle" 70S Ribosomen
- N-Formylmethionin als Starteraminosäure in mitochondrial kodierten Proteinen
- Doppelmembran mit atypischem Aufbau der inneren Membran (Cardiolipin)

8 Molekulare Zellbiologie

8.2 Zellorganellen

Lysosomen und Peroxisomen

! ! !

F10

Ordnen Sie die nachfolgenden Proteine den beiden Organellen zu und nennen Sie ihre Funktion!

Katalase, Kathepsin, LAMPs, Oxidasen, Peroxine, saure Hydrolasen, V-Typ-ATPase.

Protein	Organell	Funktion
Kathepsin	Lysosom	Protease
Peroxine	Peroxisom	Import von zytosolisch synthetisierten Proteinen in Peroxisomen (Defekt beim Zellweger-Syndrom)
Katalase	Peroxisom	Disproportionierung von 2 H_2O_2 in 2 H_2O und O_2 (das bei den Oxidationsprozessen entstehende H_2O_2 wird auf diese Weise entgiftet)
LAMPs (Lysosome-associated membrane proteins)	Lysosom	Glykoproteine mit dichtem Zuckerbaum zum Schutz der Membran vor niedrigem pH-Wert im Inneren des Organells
V-Typ-ATPase	Lysosom	Ansäuerung durch primär aktiven Transport von H^+ in Lysosomen
Saure Hydrolasen	Lysosom	Abbau von extra- und intrazellulären Stoffen, Zellschrott (Proteasen, Nukleasen, Lipasen, Saccharasen)
Oxidasen	Peroxisom	Oxidation von giftigen Stoffen in Zellen (z. B. Ethanol, Xenobiotika) und langkettigen Fettsäuren

8 Molekulare Zellbiologie

8.3 Zytoskelett

!
!

F3

Aufbau

Das Zytoskelett lässt sich in drei wesentliche Bestandteile untergliedern:

- Mikrotubuli: etwa 25 nm Durchmesser
- Intermediärfilamente: etwa 10 nm Durchmesser
- Aktinfilamente: etwa 5–9 nm Durchmesser.

Alle drei Zytoskelettkomponenten bilden lange **filamentäre Strukturen** aus, die aus kleineren Proteinuntereinheiten aufgebaut sind.

Beschreiben Sie den molekularen Aufbau der drei Zytoskelettkomponenten!

- **Mikrotubuli** sind relativ starre **Hohlzylinder,** die aus globulären **α- und β-Tubulin-Untereinheiten** aufgebaut sind. Sie weisen eine **Polarität** auf, wobei β-Tubulin in Richtung des sog. Plusendes und α-Tubulin in Richtung des Minusendes weist. Das Minusende ist meist mit dem Zentrosom der Zelle assoziiert, das Plusende weist in Richtung der Zellperipherie.
- **Intermediärfilamente** werden aus filamentären **Protofilamenten** aufgebaut, die über globuläre N- und C-terminale Domänen antiparallel aneinandergelagert werden. Sie besitzen daher **keine Polarität.**
- **Aktinfilamente (Mikrofilamente)** sind die dünnste und dynamischste Komponente des Zytoskeletts. Sie sind aus globulären Aktinuntereinheiten **(G-Aktin)** aufgebaut, wobei die einzelnen Untereinheiten in immer gleicher Anordnung miteinander assoziieren, sodass **polare filamentäre Stränge (F-Aktin)** entstehen.

8 Molekulare Zellbiologie

8.3 Zytoskelett

Motorproteine

Motorproteine bilden die molekulare Grundlage für sämtliche Arten von Bewegung innerhalb des Organismus. Grundsätzlich lassen sich **mikrotubulusassoziierte** und **aktinfilamentassoziierte** Motorproteine unterschieden.

! ! F2

Ordnen Sie die Begriffe aus den Kategorien einander zu!

- **Motorprotein:**
  - Kinesin, Myosin-II, Dynein, atypische Myosine
- **Assoziiertes Zytoskelettfilament:**
  - Mikrotubuli (2×), Aktinfilamente (2×)
- **Bewegungsrichtung:**
  - Plusende (3×), Minusende (2×)
- **Funktion:**
  - Muskelkontraktion, Stoff- und Organellentransport (3×)

- Kinesin – Mikrotubuli – Plusende – Stoff- und Organellentransport
- Myosin-II – Aktinfilamente – Plusende – Muskelkontraktion
- Dynein – Mikrotubuli – Minusende – Stoff- und Organellentransport
- Atypische Myosine – Aktinfilamente – Plusende/Minusende – Stoff- und Organellentransport

8 Molekulare Zellbiologie

8.4 Intrazelluläre Mechanismen

!
!

F4

Proteintransport

Neu synthetisierte Proteine müssen in der Zelle an ihren Bestimmungsort gelangen. Diese Transportvorgänge folgen bestimmten Gesetzmäßigkeiten.

Entscheiden Sie, welche der nachfolgend genannten Punkte tatsächlich zur Zielsteuerung von Proteinen in der Zelle beitragen!

1. Hüllproteine von Vesikeln
2. Bestimmte Aminosäuresequenzen innerhalb des zu transportierenden Proteins
3. Chaperone
4. Proteinphosphorylierung an Tyrosinresten
5. SNARE-Moleküle in Vesikelmembranen
6. Ubiquitinierung an Lysinresten
7. Heterotrimere G-Proteine
8. Kovalente Modifikation mit Saccharidresten (z. B. Mannose-6-Phosphat)
9. Lipidzusammensetzung von Transportvesikeln
10. Transportkanäle in Membranen

1. **Falsch**
   Hüllproteine bestimmen nicht das Zielkompartiment eines Vesikels, sondern dienen der Abknospung von einem Donorkompartiment.
2. **Korrekt**
   Hierunter versteht man sog. Lokalisationssequenzen, meist N-terminal gelegen.
3. **Korrekt**
   Halten Proteine z. B. in einem bestimmten Membrankompartiment zurück.
4. **Falsch**
5. **Korrekt**
   SNARE vermitteln die spezifische Fusion eines Vesikels mit einem Zielkompartiment.
6. **Korrekt**
   Sorgt für den Transport und Abbau eines Proteins im Proteasom.
7. **Falsch**
8. **Korrekt**
   Spielt eine Rolle bei der Zielsteuerung saurer Hydrolasen in Lysosomen.
9. **Korrekt**
   Spielt eine Rolle bei der Rekrutierung von Hilfsmolekülen beim vesikulären Transport.
10. **Korrekt**
    Kanäle wie Peroxine oder TIM und TOM spielen eine wichtige Rolle bei der Einschleusung von Proteinen in Peroxisomen und Mitochondrien.

8 Molekulare Zellbiologie

8.4 Intrazelluläre Mechanismen

! ! ! F6

Signaltransduktion

Wesentliche molekulare Mechanismen, die regelmäßig in verschiedenen Signalwegen (sog. Pathways) genutzt werden, sind:

- G-Proteine
- Second-Messenger
- Reversible Phosphorylierung durch Kinasen

Erklären Sie diese drei grundlegenden Mechanismen der Signaltransduktion mit eigenen Worten!

G-Proteine:

G-Proteine besitzen die Eigenschaft, **Guaninnukleotide** zu binden. Durch Bindung von GTP gelangen sie in eine aktive Konformation, nach GTP-Hydrolyse (zu GDP) erreichen sie eine inaktive Konformation.

Second-Messenger:

Second-Messenger sind kleine zytoplasmatische **Signalmoleküle,** welche nach der Rezeption eines Reizes diesen im Zellinneren weiterleiten und amplifizieren. Hierzu zählen zyklisches Adenosinmonophosphat (cAMP), zyklisches Guanosinmonophosphat (cGMP), Ca^{2+}, Inositoltrisphosphat (IP_3) und Diacylglycerol (DAG).

Reversible Phosphorylierung durch Kinasen:

Kinasen sind Enzyme, welche Phosphatgruppen auf Tyrosin-, Serin- oder Threoninreste anderer Proteine übertragen. So können etwa Enzyme in ihrer Aktivität beeinflusst werden (Interkonversion), was zur Ausbildung regelrechter Signalkaskaden innerhalb einer Zelle führt.

Außerdem werden spezifische Transkriptionsfaktoren durch reversible Phosphorylierungen in ihrer Aktivität beeinflusst. Dies hat die Aktivierung oder Repression verschiedener Zielgene zur Folge.

8 Molekulare Zellbiologie

Apoptose

Der programmierte Zelltod wird als Apoptose bezeichnet. Hierbei gehen Zellen ohne eine Begleitentzündung „reguliert" zu Grunde.

1. **Welche Signalwege führen zur Apoptose?**

2. **Welche Enzyme lösen die Apoptose aus und zu welcher Enzymklasse gehören sie?**

3. **Nennen Sie pro- und antiapoptotische Proteine!**

❶

Signalwege

- Extrinsischer Weg:

Extrinsische Signale (z. B. TNF-α, Fas, TRAIL, Granzyme) → Todesrezeptoren (z. B. TNF-α-R.; Fas, TRAIL-R.) → Todesdomänen → Initiatorcaspasen (Caspase 8) → Effektorcaspasen → **Zelltod.**

- Intrinsischer Weg:

Zellschädigung → p53 u. a. Wächterproteine ↑ → Bax, Bad, Bid ↑ → Cytochrom-C-Freisetzung aus dem Mitochondrium ins Zytosol → Apoptosom-Bildung → Initiatorcaspasen (Caspase 9) → Effektorcaspasen → **Zelltod.**

❷

Enzyme der Apoptose:

Caspasen: **C**ysteinproteasen, die hinter der Aminosäure **A**spartat ihre Substrate (z. B. Lamine, Zytoskelettkomponenten, Nukleasen, Kinasen, etc.) schneiden.

❸

Proapoptotisch: Bid, Bax, Bad, Bak, Bim

Antiapoptotisch: Bcl-2, Bcl-xl, FLIP

9 Abbau der Kohlenhydrate

9.1 Glykolyse

Erster Abschnitt der Glykolyse

Die **Glykolyse** ist der entscheidende Stoffwechselweg für die Energiegewinnung aus **Kohlenhydraten.** Zur Übersicht lässt sie sich in zwei Abschnitte untergliedern. Der erste Teil dient der „Aktivierung" der Glucose und Zerlegung in **energiereiche Triosephosphate.** Der zweite Abschnitt dient dann zur eigentlichen ATP-Gewinnung. F2

❶ **Geben Sie die ersten vier Reaktionen der Glykolyse an! Nennen Sie dabei alle Enzymnamen und Zwischenprodukte!**

❷ **Welche Funktion besitzt die Triosephosphat-Isomerase?**

❶

- **Hexokinase: ATP-abhängige** Phosphorylierung von Glucose zu **Glucose-6-Phosphat**
- **Hexophosphat-Isomerase:** Umwandlung von Glucose-6-Phosphat zu **Fructose-6-Phosphat**
- **Phosphofructokinase: ATP-abhängige** Phosphorylierung von Fructose-6-Phosphat zu **Fructose-1,6-Bisphosphat**
- **Aldolase A:** Spaltung (Umkehrreaktion einer Aldoladdition) von Fructose-1,6-Bisphosphat in die zwei Triosephosphate **Dihydroxyacetonphosphat** und **Glycerinaldehyd-3-Phosphat**

❷

Triosephosphat-Isomerase: Umwandlung von Dihydroxyacetonphosphat zu Glycerinaldehyd-3-Phosphat

Merke: Insgesamt wird die Glucose im ersten Abschnitt der Glykolyse zweimal phosphoryliert und damit **2 ATP** in diesem Abschnitt verbraucht. Beide Phosphorylierungsreaktionen sind hierbei irreversibel und müssen daher in der Gluconeogenese umgangen werden.

9 Abbau der Kohlenhydrate

9.1 Glykolyse

Zweiter Abschnitt der Glykolyse
Im zweiten Abschnitt der Glykolyse wird aus dem energiereichen Triosephosphat **Glycerinaldehyd-3-Phosphat** gewonnen. Im Fall der aeroben Glykolyse ist das Endprodukt der Glykolyse Pyruvat, das im Citratzyklus weiter verstoffwechselt wird, im Fall der anaeroben Glykolyse hingegen Lactat. F2

❶ **Nennen Sie die insgesamt sechs Reaktionen vom zweiten Abschnitt der Glykolyse mit allen Enzymnamen und Zwischenprodukten!**

❷ **Welche Funktion hat die Lactatdehydrogenase in der anaeroben Glykolyse?**

❶

- **Glycerinaldehyd-3-Phosphatdehydrogenase: NAD^+-abhängige** Oxidation von Glycerinaldehyd-3-Phosphat zu **1,3-Bisphosphoglycerat** und **NADH/H^+**
- **Phosphoglyceratkinase-1:** 1,3-Bisphosphoglycerat + ADP → **3-Phosphoglycerat + ATP** (1. Substratkettenphosphorylierung)
- **Phosphoglyceratmutase:** Umwandlung von 3-Phosphoglycerat zu **2-Phosphoglycerat**
- **Enolase:** Abspaltung von H_2O von 2-Phosphoglycerat unter Bildung von **Phosphoenolpyruvat**
- **Pyruvatkinase:** Phosphoenolpyruvat + ADP → **Pyruvat + ATP** (2. Substratkettenphosphorylierung)

❷

Lactatdehydrogenase: Reduktion von Pyruvat zu **Lactat** unter Verbrauch von **NADH/H^+**
Kann das **NADH,** welches durch die Glycerinaldehyd-3-Phosphatdehydrogenase gewonnen wurde, nicht oxidativ in Mitochondrien weiter verwendet werden, wird es mit Hilfe der **Lactatdehydrogenase NADH/H^+** wieder zu NAD^+ regeneriert (anaerobe Glykolyse).

9 Abbau der Kohlenhydrate

9.1 Glykolyse

Energiebilanz der Glykolyse

❶ **Geben Sie die Energiebilanz der anaeroben Glykolyse an!**

❷ **Wie viel ATP wird durch die aerobe Glykolyse mit anschließendem Citratzyklus pro Molekül Glucose gewonnen?**

! ! F4

❶

Anaerobe Bedingungen:
Im ersten Abschnitt der Glykolyse werden für die Aktivierung von einem Molekül Glucose **2 ATP benötigt.** Aus einem Molekül Glucose entstehen jedoch 2 Triosephosphate, aus welchen **jeweils 2 ATP** durch Substratkettenphosphorylierung entstehen. Es werden also 2 ATP investiert und 4 gewonnen, sodass insgesamt bei der anaeroben Glykolyse **2 ATP und 2 Lactat** übrig bleiben.

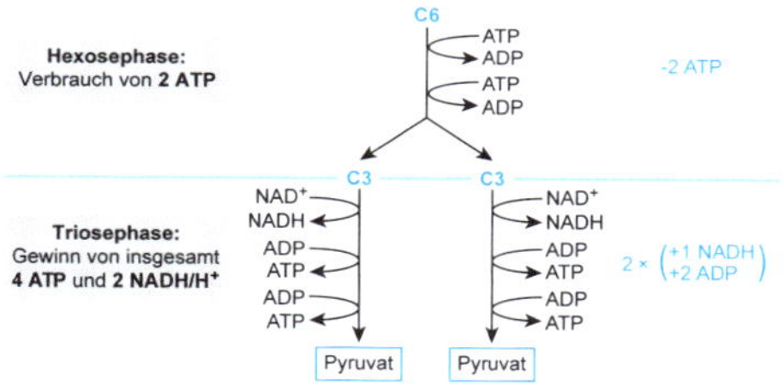

Abb. 9.1 Bilanz der Glykolyse

❷

Aerobe Bedingungen:
Läuft die Glykolyse unter aeroben Bedingungen ab, wird das entstandene Pyruvat im Citratzyklus weiter verstoffwechselt. Dahinter schließt sich die mitochondriale Atmungskette an, sodass insgesamt 32 ATP pro Molekül Glucose gewonnen werden.

9 Abbau der Kohlenhydrate

9.1 Glykolyse

Regulation der Glykolyse

Die beiden geschwindigkeitsbestimmenden Schritte der Glykolyse werden von der **Phosphofructokinase-1** und der **Pyruvatkinase** katalysiert.

1. **Warum wird die Glykolyse nicht durch die Hexokinase reguliert?**
2. **Was sind allosterische Aktivatoren und Inhibitoren der Phosphofructokinase-1?**
3. **In welchem Phosphorylierungszustand ist die Pyruvatkinase aktiv?**
4. **Was versteht man unter Feed-Forward-Regulation?**

❶

Glucose-6-Phosphat ist neben der Glykolyse auch die Ausgangssubstanz für die Glykogensynthese und den Pentosephosphatweg. Von daher ist die Aktivität der Hexokinase weitgehend unabhängig von der Glykolyse.

❷

Phosphofructokinase-1: Ein hoher intrazellulärer Spiegel von **Citrat und ATP hemmt allosterisch** die Phosphofructokinase-1. Beide Stoffwechselintermediate indizieren einen guten Energiestatus der Zelle. Unter Energiemangel liegt vor allem viel **ADP und AMP** vor. Diese sind **allosterische Aktivatoren** der Phosphofructokinase-1. Hormonell wird die Phosphofructokinase-1 durch Insulin induziert.

❸

Pyruvatkinase: Das Enzym besitzt im dephosphorylierten Zustand (Insulin, cAMP↓, PKA↓) eine höhere Aktivität als im phosphorylierten Zustand (Glukagon, cAMP↑, PKA↑).

❹

Die **Pyruvatkinase** wird durch hohe **Fructose-1,6-Bisphosphat-Spiegel** aktiviert. Man spricht von einer „Feed-Forward-Regulation“, da ein „früher“ Intermediat ein Enzym aktiviert welches später im Stoffwechselweg notwendig ist.

9 Abbau der Kohlenhydrate

9.2 Enzyme der Glykolyse

Hexokinase (I–III) und Glucokinase (HK IV)

Der Mensch besitzt insgesamt vier Hexokinasen. Diese lassen sich aufgrund ähnlicher Eigenschaften in die **Hexokinasen I–III** und die **Hexokinase IV** (auch: Glucokinase) einteilen.

Ergänzen Sie folgende Tabelle mit den unten stehenden Begriffen!

	Hexokinase (I–III)	Glucokinase (HK IV)
Vorkommen		
Glucoseaffinität		
Regulation der Aktivität		
Hemmbarkeit		

Hohe Glucoseaffinität (K_M niedrig), Feedback-Hemmung durch Glc-6-Phosphat, Induktion durch Insulin, Keine Feedbackhemmung, Konstante Aktivität, Leber und Pankreas, Niedrige Glucoseaffinität (K_M hoch), Verschiedene Gewebe.

Hexokinase (I-III) und Glucokinase (HK IV)

	Hexokinase (I–III)	Glucokinase (HK IV)
Vorkommen	Verschiedene Gewebe	Leber und Pankreas
Glucoseaffinität	Hohe Glucoseaffinität (K_M niedrig)	Niedrige Glucoseaffinität (K_M hoch)
Regulation der Aktivität	Konstante Aktivität	Induktion durch Insulin
Hemmbarkeit	Feedbackhemmung durch Glc-6-Phosphat	Keine Feedbackhemmung

Die Tatsache, dass die **Glucokinase** im Vergleich zu den Hexokinasen I–III eine **niedrige Glucoseaffinität** hat ist wichtig, damit zuerst das periphere Gewebe mit Glucose versorgt wird, bevor sich die Leber eindeckt.
Die Glucokinase wird deshalb auch erst insulinabhängig aktiviert.

9 Abbau der Kohlenhydrate

9.2 Enzyme der Glykolyse

Glycerinaldehyd-3-Phosphatdehydrogenase
Eine zentrale Reaktion der Glykolyse wird von der Glycerinaldehyd-3-Phosphatdehydrogenase katalysiert.

1. **Nennen Sie die Reaktionsgleichung dieser Reaktion mit allen Produkten und Edukten!**
2. **Erläutern Sie den Reaktionsmechanismus im Detail!**
3. **Warum kommt dieser Reaktion besondere Bedeutung zu?**

(Hinweis zu Frage 2: Denken Sie an den Folgeschritt in der Glykolyse.)

Glycerinaldehyd-3-Phosphatdehydrogenase

❶

Glycerinaldeyhd-3-Phosphat + NAD^+ + P_i ⇌ 1,3-Bisphosphoglycerat + NADH/H^+

❷

- Im ersten Schritt bildet die Aldehydgruppe des Glycerinaldeyhd-3-Phosphats mit der SH-Gruppe des Enzyms einen Thiohalbacetal aus.
- Die Thiohalbacetalbindung wird NAD^+-abhängig zu einem Thioester oxidiert. Dabei entsteht **NADH+H.**
- Diese **energiereiche Thioesterbindung** wird mit anorganischem Phosphat phosphorylitisch gespalten, sodass die Energie in Form von **1,3-Bisphosphoglycerat** konserviert wird.

❸

Das **gemischte Phosphorsäureanhydrid** (energiereich), welches nun in Positon 1 vorliegt, kann im nächsten Schritt zur ATP-Synthese mittels Substratkettenphosphorylierung genutzt werden. In Position 3 liegt dagegen nur ein einfacher Phosphorsäureester vor.

9 Abbau der Kohlenhydrate

9.2 Enzyme der Glykolyse

Phosphofructokinase-2/Fructose-2,6-bisphosphatase (PFKFB, PFK-2)

Ergänzen Sie folgenden Lückentext mit den unten stehenden Begriffen!

Bei der Regulation des Glucosestoffwechsels in der Leber spielt die hepatische **Phosphofructokinase-2/Fructose-2,6-bisphosphatase** eine wichtige Rolle. Es handelt sich dabei um ein ____________ Enzym. F3

- Im **dephosphorylierten Zustand** (Insulin ↑, cAMP ↓, PKA ↓) ist dieses Enzym als ____________ aktiv und ____________ ATP-abhängig ____________ zu ____________. Fructose-2,6-Bisphosphat hat eine rein regulatorische Funktion und ist der wirkungsvollste ____________ der Phosphofructokinase-1. Die **Aktivität der Glykolyse** ____________.
- Im **phosphorylierten Zustand** (Glukagon ↑, cAMP ↑, PKA ↑) ist dieses Enzym dagegen als ____________ aktiv und baut ____________ zu ____________ ab. Die Aktivität der Phosphofructokinase-1 und der Glykolyse ____________.

Aktivator, bifunktionelles, Fructose-6-Phosphat, Fructose-6-Phosphat Fructose-2,6-Bisphosphat, Fructose-2,6-Bisphosphat, Kinase, nimmt ab, nimmt zu, Phosphorylase, phosphoryliert.

Phosphofructokinase-2/Fructose-2,6-bisphosphatase (PFKFB, PFK-2)

Bei der Regulation des Glucosestoffwechsels in der Leber spielt die hepatische **Phosphofructokinase-2/Fructose-2,6-bisphosphatase** eine wichtige Rolle. Es handelt sich dabei um ein bifunktionelles Enzym.

- Im **dephosphorylierten Zustand** (Insulin↑, cAMP↓, PKA↓) ist dieses Enzym als Kinase aktiv und phosphoryliert ATP-abhängig Fructose-6-Phosphat zu Fructose-2,6-Bisphosphat. Fructose-2,6-Bisphosphat hat eine rein regulatorische Funktion und ist der wirkungsvollste Aktivator der Phosphofructokinase-1. Die Aktivität der Glykolyse nimmt zu.
- Im phosphorylierten Zustand (Glukagon↑, cAMP↑, PKA↑) ist dieses Enzym dagegen als Phosphorylase aktiv und baut Fructose-2,6-Bisphosphat zu Fructose-6-Phosphat ab. Die Aktivität der Phosphofructokinase-1 und der Glykolyse nimmt ab.

9 Abbau der Kohlenhydrate

9.3 Andere Stoffwechselwege

Pentosephosphatweg

Der Pentosephosphatweg ist neben der Glykolyse ein weitere wichtiger Abbauweg von Glucose. Allerdings dient der Pentosephosphatweg in erster Line nicht zur Energegewinnung.

1 Nennen Sie die drei Reaktionen vom oxidativen Teil des Pentosephosphatwegs! Wozu dient dieser Abschnitt?

2 Erläutern Sie grob wozu der sich anschließende regenerative Teil dient!

❶

Der oxidative Teil dient zur Gewinnung von **2 NADPH/H⁺ + Ribulose-5-Phosphat,** welches anschließend zu Ribose-5-Phosphat isomerisiert werden kann.

❷

Einige Zellen betreiben den Pentosephosphatweg nur zur **NADPH/H⁺**-Gewinnung und benötigen keine Ribose zur DNA-Synthese. Beispiele hierfür sind Erythrozyten oder auch Zellen der Nebennierenrinde (Steroidsynthese).
In diesen Zellen kann das überschüssige **Ribulose-5-Phosphat** mittels einer **Transketolase** und einer **Transaldolase** wieder in die Glykolyse eingespeist werden.

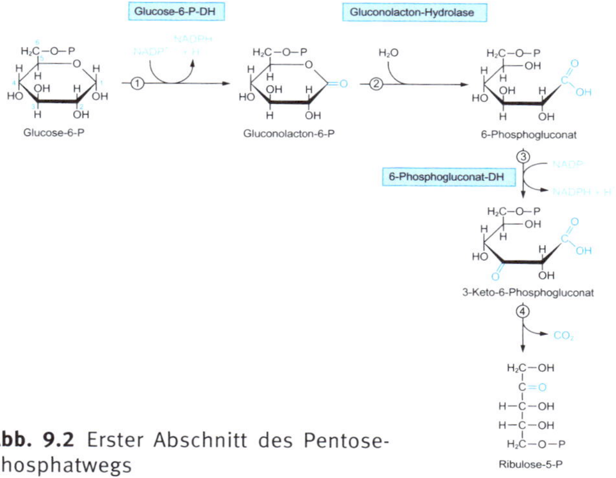

Abb. 9.2 Erster Abschnitt des Pentosephosphatwegs

9 Abbau der Kohlenhydrate

9.3 Andere Stoffwechselwege

Stoffwechsel spezieller Monosaccharide

! F2

1. **Aus welchen Monosacchariden ist das Disaccharid Lactose aufgebaut? Welcher Bindungstyp liegt vor?**

2. **Wie erfolgt der Abbau von Galactose?**

3. **Wozu dient die Aldolase B?**

1

Lactose ist ein Disaccharid in welchem **Galactose** und **Glucose** über eine **β-1,4-glykosidische** Bindung miteinander verknüpft sind.

2

➤ Abb. 9.3

3

Die Aldolase B dient zum Abbau von Fructose. Sie spaltet Fructose-1-Phosphat in Glycerinaldehyd und Dihydroxyacetonphosphat. Letzteres geht direkt in die Glykolyse ein. Glycerinaldehyd wird dagegen durch die Triokinase ATP-abhängig zu Glycerinaldehyd-3-Phosphat phosphoryliert und geht anschließend erst in die Glykolyse ein.

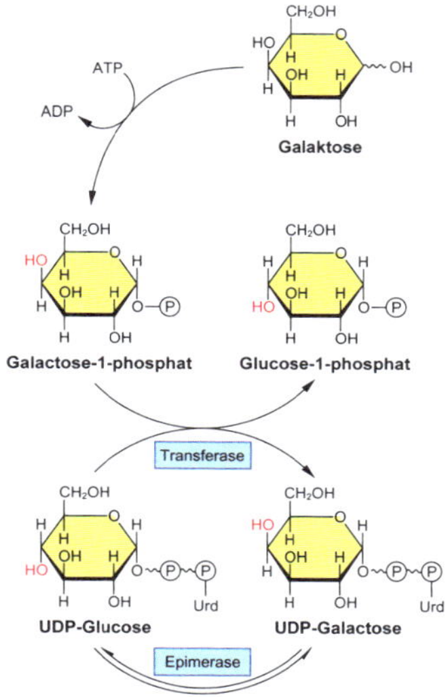

Abb. 9.3 Abbau von Galactose

10 Fettsäureabbau und Ketonkörperstoffwechsel

Lipolyse

Das Ziel der Lipolyse ist die Mobilisierung des Fettspeichers bei vermehrtem Energiebedarf. Die hormonsensitive Lipase (HSL) ist in den Adipozyten das Schrittmacherenzym der Lipolyse, bei der letztendlich aus einem Triacylglycerid (TAG) drei Fettsäuren und ein Glycerin entstehen.

❶ **Wie wird die hormonsensitive Lipase reguliert?**

❷ **Wie beeinflussen Hormone die Lipolyse? Nennen Sie zwei Beispiele!**

❸ **Wie hängt die Lipolyse mit dem Ketonkörperstoffwechsel zusammen?**

1

Die HSL ist ein interkonvertierbares Enzym, d. h. ihre Aktivität lässt sich mit Hilfe von Proteinphosphorylierung an- und abschalten. Diese Phosphorylierung ist cAMP-abhängig. Steigt intrazellulär der cAMP-Spiegel, steigt die Phosphorylierung und folglich die Aktivität der HSL. Dephosphoryliert ist das Enzym inaktiv.

2

Insulin bewirkt über eine Aktivierung der Phosphodiesterase 3B den Abbau von cAMP und damit eine Dephosphorylierung und Inaktivierung der HSL (antilipolytischer Effekt). **Katecholamine** aktivierten über G-Proteingekoppelte Rezeptoren (insbesondere β_2-Rezeptoren) die Adenylatzyklase, die aus ATP cAMP herstellt. cAMP aktiviert die PKA, die wiederum die HSL aktiviert. So können in einer „fight and flight"-Reaktion die Energiereserven optimal mobilisiert werden.

3

Beim Abbau freier Fettsäuren entsteht in der Leber vermehrt Acetyl-CoA, das in Form von Ketonkörpern als Ersatzenergieträger ausgeschieden und im Urin nachweisbar sein kann.

10 Fettsäureabbau und Ketonkörperstoffwechsel

10.1 Fettsäureabbau

Aktivierung und Transport

Der β-oxidative Abbau findet in den Mitochondrien statt. Dafür müssen die Fettsäuren zunächst aktiviert und in die Mitochondrien transportiert werden.

❶ Wie wird die Fettsäure zum Abbau aktiviert?

❷ Benennen Sie anhand der Abbildung die einzelnen Schritte beim Fettsäuretransport in die Mitochondrien!

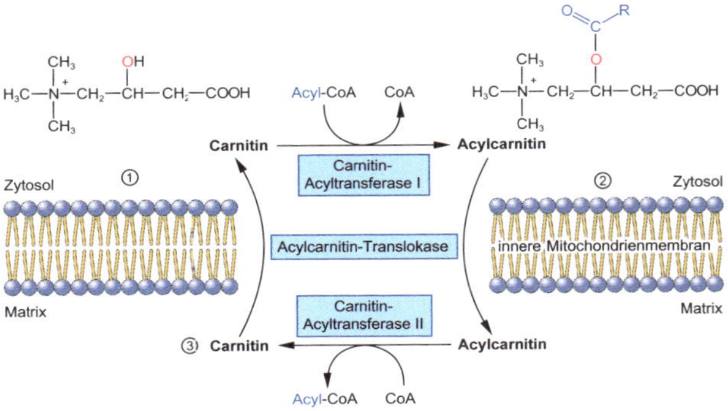

Abb. 10.1 Das Prinzip des Carnitin/Acyl-Carnitin-Austauschers

❶

Die Thiokinase knüpft ATP-abhängig eine energiereiche Thioesterbindung zwischen der Carboxylgruppe der Fettsäure und der Thiolgruppe des CoA. Über das Zwischenprodukt Acyl-AMP entsteht dabei Acyl-CoA. Es wurden demzufolge zwei energiereiche Bindungen des ATP gespalten und somit 2 ATP pro aktivierter Fettsäure verbraucht. Die Reaktion wird durch die **Acyl-CoA-Synthetase** katalysiert.

❷

1. An der Außenseite der inneren Mitochondrienmembran überträgt die Carnitin-Acyltransferase I den Acyl-Rest von Coenzym A auf Carnitin und es entsteht Acyl-Carnitin.
2. Die Fettsäure überquert als **Acyl-Carnitin** die innere Mitochondrienmembran.
3. Im Matrixraum überträgt die Carnitin-Acyltransferase II den Acylrest wieder auf Coenzym A.

10 Fettsäureabbau und Ketonkörperstoffwechsel

10.1 Fettsäureabbau

Die einzelnen Schritte

❶ **Woher kommt der Name β-Oxidation?**

❷ **Beschreiben Sie die einzelnen Schritte der β-Oxidation!**

❶

Der Name β-Oxidation kommt von der Oxidation des zweiten C-Atoms nach der Carbonylgruppe, also in β-Position.

❷

1. In der ersten Oxidation entsteht eine ungesättigte Fettsäure (mit Doppelbindung zwischen dem alpha- und β-C-Atom) durch die **Acyl-CoA-Dehydrogenase.** Coenzym dieser Dehydrierung ist FAD, welches zu $FADH_2$ reduziert wird.
2. In einer Hydratisierung wird durch die Enoyl-CoA-Hydratase Wasser addiert, wodurch in β-Position eine OH-Gruppe entsteht, also → β-**Hydroxyl**acyl-CoA.
3. In der zweiten Oxidation wird die Hydroxygruppe zur Ketogruppe (**Keto**-Acyl-CoA) oxidiert und dabei NAD zu NADH+H reduziert. Die Reaktion wird von der β-Hydroxy-Acyl-CoA-Dehydrogenase katalysiert.
4. Die β-Keto-Thiolase katalysiert die thiolytische Abspaltung von Acetyl-CoA. Dabei greift das CoA die Bindung zwischen dem α- und dem β-C-Atom an.

?

!
!
!

10 Fettsäureabbau und Ketonkörperstoffwechsel

10.1 Fettsäureabbau

Besonderheiten

Ergänzen Sie folgenden Text mit den unten genannten Begriffen!

Natürlicherweise liegen Doppelbindungen in Fettsäuren in ___-Form vor, können in der β-Oxidation aber nur in der ___-Form verarbeitet werden. Deshalb wird im ersten Schritt der β-Oxidation Acyl-CoA zu _________ umgewandelt. F7
Der Abbau besonders langkettiger Fettsäuren (> C_{18}) erfolgt in den _________ (besonders in der Leber). Nebenprodukt dabei ist _____, das von der ______ entgiftet werden muss.
Beim Abbau ungeradzahliger Fettsäuren bleibt im letzten Zyklus statt 2 Acetyl-CoA ein _____________ übrig. Über eine ______-abhängige Carboxylierung wird ________ zu ________ (C_4-Körper), welches wiederum mit Hilfe einer Isomerase _____________-abhängig zu ___________ umgelagert wird. Bei hereditären Enzymdefekten dieses Abbauwegs oder bei einem Vitamin B_{12}-Mangel findet sich im Blutplasma vermehrt _________.
Biotin, Cis, Katalase, Malonyl-CoA. Methylmalonat, Peroxisomen, Propionyl-CoA, Succinyl-CoA, Trans, trans-Enoyl-CoA, Vitamin B_{12}, Wasserstoffperoxid

Natürlicherweise liegen Doppelbindungen in Fettsäuren in cis-Form vor, können in der β-Oxidation aber nur in der trans-Form verarbeitet werden. Deshalb wird im ersten Schritt der β-Oxidation Acyl-CoA zu trans-Enoyl-CoA umgewandelt.

Der Abbau besonders langkettiger Fettsäuren (> C_{18}) erfolgt in den Peroxisomen (besonders in der Leber). Nebenprodukt dabei ist Wasserstoffperoxid, das von der Katalase entgiftet werden muss.

Beim Abbau ungeradzahliger Fettsäuren bleibt im letzten Zyklus statt 2 Acetyl-CoA ein Propionyl-CoA übrig. Über eine Biotin-abhängige Carboxylierung wird Propionyl-CoA zu Malonyl-CoA (C_4-Körper), welches wiederum mit Hilfe einer Isomerase Vitamin B_{12}-abhängig zu Succinyl-CoA umgelagert wird. Bei hereditären Enzymdefekten dieses Abbauwegs oder bei einem Vitamin B_{12}-Mangel findet sich im Blutplasma vermehrt Methylmalonat.

10 Fettsäureabbau und Ketonkörperstoffwechsel

10.2 Ketonkörper

Ketonkörperbildung I

Ordnen Sie der Strukturformel den jeweiligen Ketonkörper zu und beschreiben Sie kurz wie er entsteht!

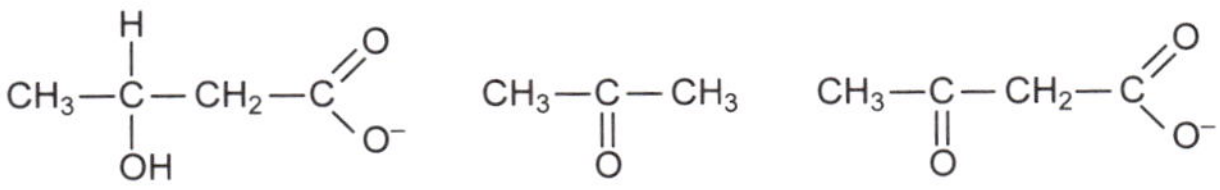

Abb. 10.2 Die Ketonkörper

Acetoacetat, Aceton, β-Hydroxybutyrat.

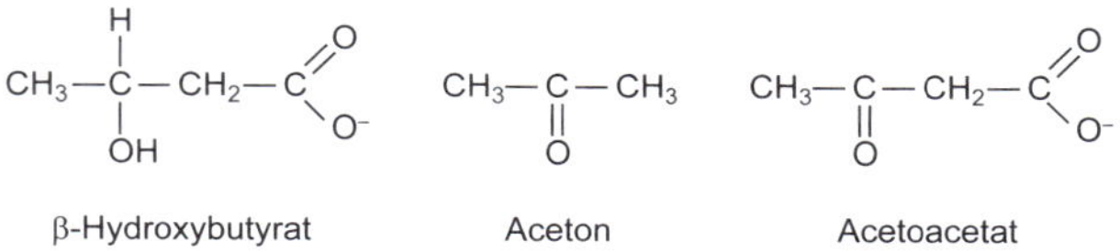

Abb. 10.3 Die Ketonkörper

Eine gesteigerte Lipolyse (Hungerzustand) erhöht den β-oxidativen Abbau von Fettsäuren in der Leber. Die vermehrt entstehenden Acetyl-CoA sammeln sich an und werden in den **Lebermitochondrien** zu Ketonkörpern umgewandelt.

- **Acetoacetat:** Eine Thiolase bildet aus 2 Acetyl-CoA ein Acetoacetyl-CoA. Mit einem zusätzlichen Acetyl-CoA entsteht β-Hydroxy-β-Methyl-Glutaryl-CoA (β-HMG-CoA). Unter Abspaltung eines Acetyl-CoA durch die β-HMG-CoA-Lyase entsteht **Acetoacetat** (auch: Acetessigsäure).
- **Aceton:** Acetoacetat kann spontan (ohne Enzym) irreversibel decarboxylieren zu gasförmigem **Aceton,** welches abgeatmet wird.
- **β-Hydroxybutyrat:** Mit Hilfe des reduzierten Coenzyms $NADH/H^+$ kann Acetoacetat an der Ketogruppe zu β-Hydroxybutyrat oxidiert werden. Es ist der am besten wasserlösliche und häufigste Ketonkörper im Blut.

10 Fettsäureabbau und Ketonkörperstoffwechsel

10.2 Ketonkörper

Ketonkörperbildung II

Besonders in **Hungersituationen,** also z. B. unter Kohlenhydratkarenz kommt es zur verstärkten Bildung von Ketonkörpern in der Leber.

Ordnen Sie dem folgenden Stoffwechselgeschehen zur Ketonkörperbildung bei Nahrungskarenz die entsprechenden Pfeile zu!

(↑: erhöhte Aktivität/Konzentration und ↓: erniedrigte Aktivität/Konzentration)

Gluconeogenese	
Oxalacetat	
Citratzyklus	
periphere Lipolyse	
β-Oxidation in der Leber	
Acetyl-CoA	

Gluconeogenese	↑
Oxalacetat	↓
Citratzyklus	↓
periphere Lipolyse	↑
β-Oxidation in der Leber	↑
Acetyl-CoA	↑

Nahrungskarenz: Die Glykogenspeicher der Leber sind innerhalb von 12–48 h verbraucht. Die dann vermehrt stattfindende Gluconeogenese führt zu vermindertem Oxalacetat, sodass der Citratzyklus gehemmt ist und Acetyl-CoA weniger verwertet wird. Zusammen mit der erhöhten β-Oxidation durch die gesteigerte Lipolyse kommt es zum Überschuss an Acetyl-CoA. Dieser Überschuss ist Ausgangspunkt für die Ketogenese in der Leber.

10 Fettsäureabbau und Ketonkörperstoffwechsel

10.2 Ketonkörper

Ketonkörperverwertung

Die energetische Verwertung der Ketonkörper findet in den Mitochondrien der **extrahepatischen Gewebe** statt, und zwar **nur** dort. Grundsätzlich gibt es zwei Wege der Ketonkörperverwertung. Bei beiden wird zunächst das β-Hydroxybutyrat zu Acetoacetat oxidiert.

F4

❶ **Beschreiben Sie die beiden Wege!**

❷ **Ergänzen Sie folgenden Kurztext!**

Bei ausreichender Ketonkörperkonzentration kann auch das ______, das sonst auf eine Glucosemenge von bis zu ______ pro Tag angewiesen ist, seinen Stoffwechsel auf _____ als Brennstoff umstellen. Dabei kommt es zur vermehrten Expression der _______. Die ______ besitzt dieses Enzym nicht und kann deshalb aus _____ keine Energie gewinnen. Im Gegensatz dazu deckt der Herzmuskel bei Nahrungskarenz seinen Energiebedarf vorwiegend mit ______.

Acetoacetat, freien Fettsäuren, Gehirn, Ketonkörper, Leber, Succinyl-CoA-Acetoacetat-CoA-Transferase, 120 g.

❶

Ähnlich wie bei der Fettsäureaktivierung kann Acetoacetat ATP-abhängig mit Hilfe der Acetoacetyl-CoA-Synthetase zu Acetoacetyl-CoA umgewandelt werden. Oder die **Succinyl-CoA-Acetocetat-CoA-Transferase** überträgt von **Succinyl-CoA** (aus dem Citratzyklus) das CoA auf Acetoacetat, wobei Succinat und Acetoacetyl-CoA entstehen. In jedem Fall wird das Acetoacetyl-CoA in der darauffolgenden **Thiolasereaktion** zu 2 Acetyl-CoA, welche der weiteren Energiegewinnung in den extrahepatischen Geweben dienen.

❷

Bei ausreichender Ketonkörperkonzentration kann auch das Gehirn, das sonst auf eine Glucosemenge von bis zu 120 g pro Tag angewiesen ist, seinen Stoffwechsel auf Ketonkörper als Brennstoff umstellen. Dabei kommt es zur vermehrten Expression der Succinyl-CoA-Acetacetat-CoA-Transferase. Die Leber besitzt dieses Enzym nicht und kann deshalb aus Acetoacetat keine Energie gewinnen. Im Gegensatz dazu deckt der Herzmuskel bei Nahrungskarenz seinen Energiebedarf vorwiegend mit freien Fettsäuren.

10 Fettsäureabbau und Ketonkörperstoffwechsel

10.2 Ketonkörper

Ketonkörper und Diabetes mellitus Typ 1
Beim Diabetes mellitus Typ 1 kommt es zum absoluten Insulinmangel. Insulin hält Fett in seinen Depots und erhöht die Glucoseverwertung.

Ordnen Sie dem folgenden Schema zur Pathogenese von Diabetes mellitus Typ 1 die entsprechenden Pfeile zu!

(↑: erhöht und ↓: erniedrigt)

Insulin	
Lipolyse	
β-Oxidation in der Leber	
Glucoseverwertung	
Acetyl-CoA	
Ketogenese	
Blut-pH-Wert	

(↑: erhöht und ↓: erniedrigt)

Insulin	↓
Lipolyse	↑
β-Oxidation in der Leber	↑
Glucoseverwertung	↓
Acetyl-CoA	↑
Ketogenese	↑
Blut-pH-Wert	↓

Ketonkörper sind organische Säuren, die bei physiologischem Blut-pH-Wert dissoziieren und eine **metabolische Azidose** (Ketoazidose) hervorrufen, die respiratorisch kompensiert werden kann (tiefe und langsame Atmung → Kussmaul-Atmung). Es wird vermehrt Aceton (Propanon) abgeatmet, was für den typischen „Nagellackentferner"-Geruch der Ausatemluft verantwortlich ist.

11 Aminosäurestoffwechsel und Harnstoffzyklus

11.1 Aminosäuren

Desaminierung

Ergänzen Sie in folgender Tabelle die Desaminierungstypen!

F2

Edukt	Produkt	Enzym	Kofaktor	Typ
Serin (Threonin, Cystein, Methionin)	Pyruvat	Dehydratase	PALP	________
Glutamat	α-Ketoglutarat	Dehydrogenase	NAD^+	________
Glutamin (Asparagin)	Glutamat	Hydrolase	–	________

Desaminierungstypen: eliminierend, hydrolytisch, oxidativ.

- **Eliminierend:** Schwefelhaltige und die beiden neutralen OH-Gruppen-haltigen Aminosäuren Serin und Threonin werden über diesen Weg mit Hilfe Pyridoxalphosphat(PALP)-abhängiger Dehydratasen abgebaut.
- **Oxidativ:** In dieser Reaktion wird Glutamat zu α-Ketoglutarat unter Freisetzung von Ammoniak und NADH umgesetzt. Sie ist reversibel. Diese Reaktion spielt im Stoffwechsel eine große Rolle, da α-Ketoglutarat u. a. wichtig ist für Transaminierungen.
- **Hydrolytisch:** Bei der hydrolytischen Desaminierung wird von den Carbonsäureamiden Glutamin und Asparagin, die zusätzlich eine Aminogruppe in der Carbonsäure ihres Rests tragen, diese Aminogruppe hydrolytisch abgespalten. Ein Beispiel ist die Glutaminasereaktion, bei der aus Glutamin unter Ammoniakbildung Glutamat entsteht. In Abgrenzung zur oxidativen Desaminierung entstehen bei diesem Typus **keine** Reduktionsäquivalente.

11 Aminosäurestoffwechsel und Harnstoffzyklus

11.1 Aminosäuren

Transaminierung

Zur Transaminierung benötigt man eine α-Ketosäure, auf die eine Aminogruppe übertragen werden kann. Im Fall der beiden Aminotransferasen ist das α-Ketoglutarat. Bei der Transaminierung wird reversibel eine Aminogruppe von einer Aminosäure auf eine α-Ketosäure übertragen. Dabei wird die α-Ketosäure zur Aminosäure und die ursprüngliche Aminosäure zur α-Ketosäure. Coenzym ist dabei Pyridoxalphosphat (PALP).

❶ Beschreiben Sie den Reaktionsmechanismus der Transaminierung! Ordnen Sie die folgenden Reaktionsgleichungen den beiden wichtigsten Transaminasen zu!

1. Aspartat + α-Ketoglutarat ⇋ Oxalacetat + Glutamat
2. Alanin + α-Ketoglutarat ⇋ Pyruvat + Glutamat

❷ Erläutern Sie die Bedeutung der Transaminierungsreaktion!

❶

Für den Mechanismus wichtig ist das Coenzym **PALP.** Als Zwischenprodukt bei der Transaminierung bildet die Aminosäure mit PALP eine Schiffsche Base. Deren Charakteristikum ist die Iminogruppe (C=N) zwischen der ehemaligen Aldehydgruppe des PALP und der Aminogruppe der Aminosäure. Die wichtigsten Transaminasen sind:

1. Aspartat-Aminotransferase (in der Klinik: GOT für Glutamat-Oxalacetat-Transferase) und die
2. Alanin-Aminotransfearse (in der Klinik: GPT für Glutamat-Pyruvat-Transferase)

❷

Via Aspartat kann der für den Körper schädliche Stickstoff in den Harnstoffzyklus eingeschleust werden. Die Reaktionen sind reversibel, sodass Aminosäuren ineinander umgewandelt werden können und bei Vorliegen der entsprechenden α-Ketosäure auch eine neue Aminosäuren entstehen kann. Bei **Schädigung von Leberzellen** werden die Transaminasen ins Blut freigesetzt.

11 Aminosäurestoffwechsel und Harnstoffzyklus

11.1 Aminosäuren

Decarboxylierung

Bei der Decarboxylierung von Aminosäuren entstehen **biogene Amine** mit vielfältigen Aufgaben und Funktionen im menschlichen Organismus. Die Aminosäure-Decarboxylasen benötigen **PALP** als Coenzym.

Ergänzen Sie folgende Tabelle mit ihrem Decarboxylierungsprodukt und der entsprechenden Funktion!

Aminosäure	Decarboxylierungsprodukt	Funktionshinweis
Serin	___________	Phospholipide
___________	β-Alanin	Coenzym A
Histidin	___________	Allergische Reaktion
___________	GABA	Neurotransmitter
Dihydroxyphenylalanin	___________	Neurotransmitter
Cystein	Cysteamin	___________

Decarboxylierung

Aminosäure	Decarboxylierungsprodukt	Funktionshinweis
Serin	Ethanolamin	Phospholipide
Aspartat	β-Alanin	Coenzym A
Histidin	Histamin	Allergische Reaktion
Glutamat	GABA	Neurotransmitter
Dihydroxyphenylalanin	Dopamin	Neurotransmitter
Cystein	Cysteamin	Coenzym A

11 Aminosäurestoffwechsel und Harnstoffzyklus

11.1 Aminosäuren

Methionin

❶ Ergänzen Sie folgenden Lückentext zum Methioninstoffwechsel!

Methionin kann als ___________ Methylgruppendonor fungieren, z. B. bei der DNA-Methylierung oder der ________. Dazu wird ATP-abhängig ein ______ an das Schwefelatom der Aminosäureseitenkette des Methionins gehängt. SAM kann nun weiter zu Homocystein _______ werden. Bei Bedarf an Methionin oder um aus Methyl-Tetrahydrofolsäure (THF) wieder aktive THF zu regenerieren kann Homocystein nun zu Methionin _________ werden. Methylgruppendonor ist dabei Methyl-THF, das zu THF wird. Die ________-abhängige Methioninsynthase katalysiert die Reaktion. Das Methyl-THF stammt aus der Methylen-THF-Reduktase(MTHFR)-Reaktion, in der ________ zu ________ wird. F7

Adenosylrest, demethyliert, Kreatinsynthese, Methyl-THF, Methylen-THF, remethyliert, S-Adenosylmethionin (SAM), Vitamin B_{12}.

❷ Erklären Sie die klinische Bedeutung eines MTHFR-Mangels!

❶

Methionin kann als S-Adenosylmethionin (SAM) Methylgruppendonor fungieren, z. B. bei der DNA-Methylierung oder der Kreatinsynthese. Dazu wird ATP-abhängig ein Adenosylrest an das Schwefelatom der Aminosäureseitenkette des Methionins gehängt. SAM kann nun weiter zu Homocystein demethyliert werden. Bei Bedarf an Methionin oder um aus Methyl-Tetrahydrofolsäure (THF) wieder aktive THF zu regenerieren kann Homocystein nun zu Methionin remethyliert werden. Methylgruppendonor ist dabei Methyl-THF, das zu THF wird. Die Vitamin B_{12}-abhängige Methioninsynthase katalysiert die Reaktion. Das Methyl-THF stammt aus der Methylen-THF-Reduktase(MTHFR)-Reaktion, in der Methylen-THF zu Methyl-THF wird.

❷

Folge des MTHFR-Mangels ist, dass kein Methyl-THF zur Verfügung steht um Homocystein zu Methionin zu methylieren. Das sich anstauende Homocystein gilt als eigenständiger Risikofaktor für koronare Herzkrankheit. Auch ein Vitamin B_{12}-Mangel erhöht das Homocystein.

11 Aminosäurestoffwechsel und Harnstoffzyklus

11.1 Aminosäuren

Cystein

Der Stoffwechsel der beiden schwefelhaltigen Aminosäuren hängt eng zusammen. Cystein entsteht im Methioninstoffwechsel.

Ergänzen und beschreiben Sie folgendes Schema zur Bildung von Cystein!

Cystathionin, Cystathionin-β-Synthase, Cystein, Serin.

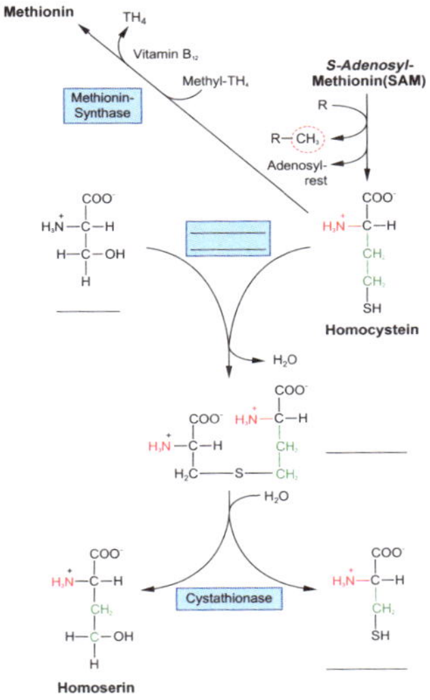

Abb. 11.1 Methionin- und Cysteinstoffwechsel

F3

Beim Abbau von Methionin über Homocystein zu Homoserin entsteht die weitere schwefelhaltige Aminosäure **Cystein.** Die PALP-abhängige Cystathionin-β-Synthase konvertiert Homocystein mit Hilfe von **Serin** zu **Cystathionin.** Der komplette Abbau eines Homocysteins liefert Succinyl-CoA.

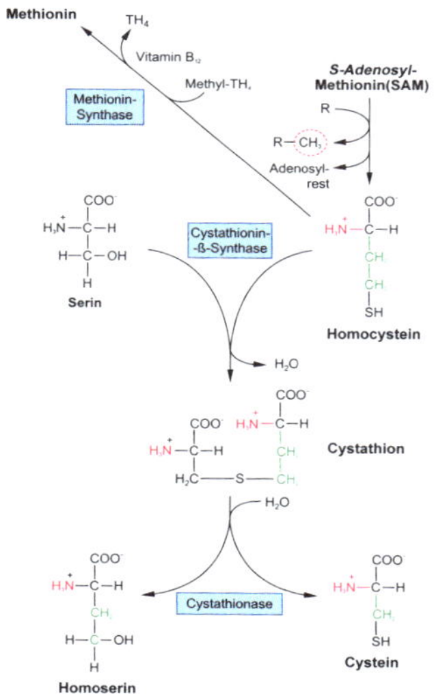

Abb. 11.2 Methionin- und Cysteinstoffwechsel

11 Aminosäurestoffwechsel und Harnstoffzyklus

11.1 Aminosäuren

Phenylalanin, Tyrosin und Tryptophan

Die **Phenylalaninhydroxlyase** stellt mit Hilfe von **Tetrahydrobiopterin** und NADH aus Phenylalanin Tyrosin her.

❶ Wie unterscheiden sich Phenylalanin und Tyrosin?

❷ Welche Krankheit wird nachfolgend beschrieben und was kann man dabei im Urin nachweisen?

Es handelt sich um einen autosomal-rezessiv vererbter Defekt der Phenylalanin-Hydroxylase. Das sich anstauende Phenylalanin wird zu einer Substanz abgebaut, die vermehrt im Urin nachgewiesen werden kann. Da Tyrosin nicht mehr aus Phenylalanin durch Hydroxylierung gebildet werden kann, wird **Tyrosin** zur **essenziellen Aminosäure.**

❸ Nennen Sie drei Signalstoffe, deren Grundlage Tyrosin darstellt!

❹ Grundlage welches biogenen Amins und welches Coenzyms und ist Tryptophan?

❶

Das aromatische Phenylalanin ist eine essenzielle Aminosäure. Tyrosin hingegen ist nur **halbessenziell,** da es aus Phenylalanin hergestellt werden kann, von dem es sich nur durch eine OH-Gruppe am Benzolring unterscheidet.

❷

Es handelt sich um die Phenylketonurie, bei der Phenylpyruvat vermehrt im Urin nachgewiesen werden kann.

❸

Tyrosin ist Grundlage einiger weiterer Signalstoffe im Körper.

- Über L-DOPA und Dopamin werden die **Katecholamine** Noradrenalin und Adrenalin gebildet.
- Auch die **Schilddrüsenhormone** Tetra-und Trijodthyronin leiten sich von Tyrosin ab.
- Über Dopachinon stellt es die Grundlage des Hautpigments **Melanin** dar.

❹

Tryptophan wird über die Zwischenstufe 5-Hydroxytryptophan in **Serotonin** umgewandelt. Serotonin stellt wiederum die Vorstufe für das Epiphysenhormon **Melatonin** dar. Ein Abbauweg von Tryptophan liefert **Nikotisäureamid.** Somit ist Tryptophan ein Provitamin des Niacins.

11 Aminosäurestoffwechsel und Harnstoffzyklus

11.1 Aminosäuren

Abbau wichtiger Aminosäuren

Beim Abbau von Aminosäuren unterscheidet man zwischen dem Abbau des Stickstoffs in der Aminogruppe (Harnstoffzyklus) und dem Abbau des Kohlenstoffgerüsts. Der Abbau des Kohlenstoffgerüsts ist der energiegewinnende Teil des Aminosäureabbaus. Der Harnstoffzyklus verbraucht Energie. F2

Bezüglich ihres Abbauprodukts unterscheidet man glucogene und/oder ketogene Aminosäuren.

❶ **Erläutern Sie die Begriffe glucogen und ketogen des Aminosäureabbaus!**

❷ **Welche Besonderheit weist der Cysteinabbau auf?**

❶

Glucogene Aminosäuren können zu einem Intermediat des Citratzyklus oder Pyruvat abgebaut werden und dann über Oxalacetat der Gluconeogenese zugeführt werden. Zu diesen Intermediaten gehören α-Ketoglutarat, Succinyl-CoA, Fumarat und Oxalacetat. Die meisten Aminosäuren landen bei **Pyruvat.**

Bei **ketogenen** Aminosäuren entstehen die Abbauprodukte **Acetyl-CoA** oder **Acetoacetat,** die in Ketonkörper umgewandelt werden können. Die beiden aromatischen Aminosäuren Phenylalanin und Tyrosin sind **ketogen und glucogen,** weil sie zu Acetoacetat und Fumarat abgebaut werden können. Die beiden Aminosäuren mit „L“ Lysin und Leucin sind **rein ketogen.**

❷

Beim Abbau von **Cystein** wird die SH-Gruppe eliminiert und zu SO_4^{2-} oxidiert, wobei zwei pH-wirksame Protonen frei werden. Danach wird auch Cystein zu Pyruvat.

11 Aminosäurestoffwechsel und Harnstoffzyklus

11.2 Harnstoffzyklus

Überblick

❶ Ergänzen Sie folgenden Steckbrief zum Harnstoffzyklus!

!!!

F6

Hauptaufgabe	
Stickstoffherkunft	
Lokalisationen	
Regulation	
Schrittmacherreaktion	

❷ Was bedeutet der Begriff „Stickstoffzyklus“?

❶

Hauptaufgabe	Entsorgung des für den menschlichen Organismus, besonders für das Gehirn, **toxischen Ammoniaks**
Stickstoffherkunft	• Freier Ammoniak aus der Glutamat-Dehydrogenase-Reaktion • Aspartat
Lokalisationen	• **Organ:** Leber in der **periportalen, nährstoffreichen** Zone 1 des Leberläppchens • In der **Leberzelle** laufen die ersten beiden Schritte im **Mitochondrium** und der Rest im **Zytosol** ab
Regulation	Aus Glutamat entsteht in den Mitochondrien **N-Acetyl-Glutamat,** ein allosterischer Aktivator des Schlüsselenzyms
Schrittmacherreaktion	Die Carbamoylphosphat-Synthetase I katalysiert in den Mitochondrien die Kondensation eines Ammoniaks mit einem Bicarbonat, wobei Carbamoylphosphat entsteht

❷ In der Transaminierung entstehendes Glutamat wird in der Peripherie über die Fixierung eines weiteren Ammoniaks durch die **Glutaminsynthetase** zu Glutamin. Über das Blut gelangt Glutamin zur Leber, wo es unter Freisetzung von Ammoniak über die Glutamat-Dehydrogenase oxidativ desaminiert wird. Dieser **freie Ammoniak** geht in den Harnstoffzyklus.

11 Aminosäurestoffwechsel und Harnstoffzyklus

11.2 Harnstoffzyklus

Die einzelnen Schritte

Bringen Sie die Reaktionen des Harnstoffzyklus in die richtige Reihenfolge und ordnen Sie das jeweilige Enzym zu!

- Citrullin + Aspartat + ATP → Argininosuccinat + AMP + PP
- Arginin → Ornithin + Harnstoff
- Carbamoylphosphat + Ornithin → Citrullin
- Argininosuccinat → Fumarat + Arginin
- Ammoniak + Bicarbonat + 2ATP → Carbamoylphosphat + 2ADP + 2P

Arginase, Argininosuccinase, Argininosuccinatsynthase, Carbamoylphosphat-Synthetase I, Ornithin-Carbamoyltransferase.

1. Ammoniak + Bicarbonat + 2 ATP → Carbamoylphosphat + 2 ADP + 2 P **(Carbamoylphosphat-Synthetase I):** Das ist die Schrittmacherreaktion, die in den Mitochondrien stattfindet. Bei Alkalose steigt die Harnstoffzyklusaktivität, da Bicarbonat so verbraucht werden kann.
2. Carbamoylphosphat + Ornithin → Citrullin **(Ornithin-Carbamoyltransferase):** Das bei dieser Reaktion entstehende Citrullin kann nun im Antiport mit Ornithin über die innere Mitochondrienmembran ins Zytosol transportiert werden.
3. Citrullin + Aspartat + ATP → Argininosuccinat + AMP +PP **(Argininosuccinatsynthase):** Hier geht der zweite Stickstoff als Aspartat in den Zyklus.
4. Argininosuccinat → Fumarat + Arginin **(Argininosuccinase):** Unter Abspaltung von Fumarat entsteht Arginin. Das Fumarat kann über Oxalacetat zu Aspartat regeneriert werden und wieder in den Harnstoffzyklus fließen.
5. Arginin → Ornithin + Harnstoff (Arginase): In dieser Reaktion entsteht schließlich der **Harnstoff** (und daneben auch Ornithin, das nun für einen neuen Zyklus bereitsteht).

12 Citratzyklus und Atmungskette

12.1 Citratzyklus

Pyruvatdehydrogenasekomplex

Das Pyruvat aus der Glykolyse gelangt mittels eines **Pyruvat/H^+-Symporters** in die **mitochondriale Matrix.** Damit Pyruvat als Endprodukt der Glykolyse in den Citratzyklus eingeschleust werden kann, muss es in Acetyl-CoA umgewandelt werden. Diese Reaktion wird von einem **Multienzymkomplex** namens Pyruvatdehydrogenasekomplex katalysiert. F3

Dieser besteht aus multiplen Kopien dreier Enzym-Untereinheiten (E1–E3).

❶ **Nennen Sie Namen und Funktion dieser Untereinheiten (E1–E3)!**

❷ **Nennen Sie die fünf Kofaktoren des Pyruvatdehydrogenasekomplexes!**

❶

- **Pyruvatdehydrogenase (E1):**
  Die erste Enzymuntereinheit enthält aktiviertes Vitamin B_1 **(Thiaminpyrophosphat)** als Coenzym. Sie bindet und decarboxyliert Pyruvat unter Freisetzung von CO_2.
- **Dihydrolipoyl-Transacetylase (E2):**
  Im nächsten Schritt wird der C_2-Körper auf den Kofaktor **Liponamid** übertragen und dabei **oxidiert** und anschließend CoA-SH übertragen. Dabei entsteht **Acetyl-CoA.**
- **Dihydrolipoyl-Dehydrogenase (E3):**
  Das **Dihydroliponamid** muss wieder zu **Liponamid reoxidiert** werden. Dies geschieht durch das Oxidationsmittel FAD^+. Das dadurch entstandene **$FADH_2$** gibt anschließend seine Elektronen an NAD^+ weiter. So entsteht letztendlich das **NADH+H.**

❷

- Vitamin B_1 **(Thiaminpyrophosphat)**
- **Liponamid**
- CoA-SH
- FAD^+
- NAD^+

12 Citratzyklus und Atmungskette

12.1 Citratzyklus

Regulation des Pyruvatdehydrogenasekomplexes

Grundsätzlich wird der Pyruvatdehydrogenasekomplex durch seine Produkte gehemmt. Die Hemmung geschieht durch Acetyl-CoA und NADH/H^+. Allerdings kann der Pyruvatdehydrogenasekomplex auch durch Interkonvertierung reguliert werden.

❶ **Was versteht man unter Interkonvertierung?**

❷ **Wie läuft dieser Regulationsmechanismus ab?**

❶

Einige Enzyme lassen sich durch **Phosphorylierung** oder **Dephosphorylierung** aktivieren bzw. inaktivieren. Dieser Regulationsmechanismus wird als Interkonvertierung bezeichnet.

❷

Mit dem Pyruvatdehydrogenasekomplex assoziiert liegen eine Pyruvatdehydrogenase-Kinase (PDK) und eine Phosphopyruvatdehydrogenase-Phosphatase (PDP) vor.
Der Pyruvatdehydrogenasekomplex ist **dephosphoryliert aktiv** und **phosphoryliert inaktiv.**
Aktivatoren der Pyruvatdehydrogenasekomplex-Kinase sind unter anderem **Acetyl-CoA** und **NADH/H$^+$.** Die Phosphorylierung durch die Pyruvatdehydrogenasekomplex-Kinase erfolgt **ATP-abhängig.**
Die **Phosphatase** macht die Phosphorylierung wieder rückgängig und aktiviert damit den Gesamtkomplex. Die Phosphatase wird unter anderem durch **Calcium-** sowie **Magnesiumionen** stimuliert.

12 Citratzyklus und Atmungskette

12.1 Citratzyklus

Übersicht

Der Citratzyklus dient dem oxidativen Abbau von Acetyl-CoA. Er besitzt damit eine zentrale Stellung im **Katabolismus.**

Gleichzeitig gehen vom Citratzyklus allerdings auch zahlreiche Synthesewege aus. Der Citratzyklus bildet Zwischenprodukte, welche für den **Anabolismus** des Organismus benötigt werden: F2

- **Citrat:** Synthese von Fettsäuren und Cholesterin (Acetyl-CoA kann selbst nicht die mitochondriale Matrix verlassen)
- **α-Ketoglutarat:** Glutamat, Glutamin, GABA und Prolin
- **Succinyl-CoA:** δ-Aminolävulinat (Häm-Biosynthese)
- **Oxalacetat:** Aspartat

Aus diesem Grund ist der Citratzyklus sowohl Teil des Anabolismus als auch des Katabolismus, man spricht von einem amphibolen Stoffwechselweg.

1 Nennen Sie die acht Enzyme des Citratzyklus!

2 Was versteht man unter anaplerotischen Reaktionen?

❶

- **Citratsynthase**
- **Aconitase**
- **Isocitratdehydrogenase**
- **α-Ketoglutaratdehydrogenase**
- **Succinyl-CoA-Synthetase**
- **Succinatdehydrogenase**
- **Fumarase**
- **Malatdehydrogenase**

❷

Bei **anaplerotischen Reaktionen** handelt es sich um „Auffüllreaktionen", welche Intermediate des Citratzyklus erzeugen, damit dieser nicht zum Erliegen kommt. Dies ist notwendig, da anabole Reaktionen ständig Intermediate entziehen.

12 Citratzyklus und Atmungskette

12.1 Citratzyklus

Reaktionen I

Zur Vereinfachung lässt sich der Citratzyklus in zwei Teile gliedern.
Der erste Teil dient dem oxidativen Acetyl-CoA Abbau. Bei diesem oxidativen Abbau des C_2-Körpers Acetyl-CoA entstehen 2 CO_2 und 2 NADH+H.

! ! F3

Geben Sie die ersten vier Reaktionen des Citratzyklus an! Nennen Sie dabei alle Intermediate und Coenzyme!

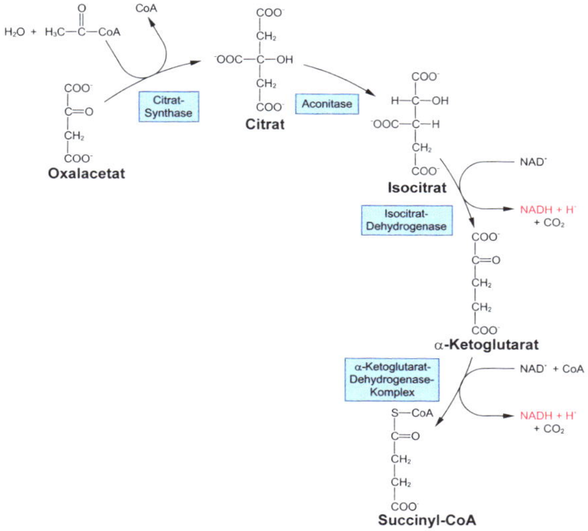

Abb. 12.1 Oxidativer Acetyl-CoA-Abbau

12 Citratzyklus und Atmungskette

12.1 Citratzyklus

Reaktionen II

! !

Im zweiten Teil des Citratzyklus erfolgt die Regeneration von Oxalacetat. Mit Hilfe der Succinyl-CoA-Synthase kann 1 GTP gewonnen werden. Anschließend muss das Succinat wieder zu Oxalacetat regeneriert werden. Dies erfolgt durch Oxidation, Hydratisierung und erneute Oxidation. F2 Dabei entstehen 1 $FADH_2$ und 1 NADH+H, welche später in der Atmungskette zur Energiegewinnung herangezogen werden können.

❶ Nennen Sie die letzten vier Reaktionen des Citratzyklus! Nennen Sie Enzymnamen, Kofaktoren und alle Intermediate!

❷ Nennen Sie einen weiteren katabolen Stoffwechselweg, in dem das Muster aus Oxidation, Hydratisierung und erneuter Oxidation vorkommt!

❶

➤ Abb. 12.2

❷

Das Muster (erste Oxidation, Hydratisierung, erneute Oxidation) findet sich auch bei der **β-Oxidation.** In umgekehrter Form findet sich dieses Muster bei der Fettsäurebiosynthese.

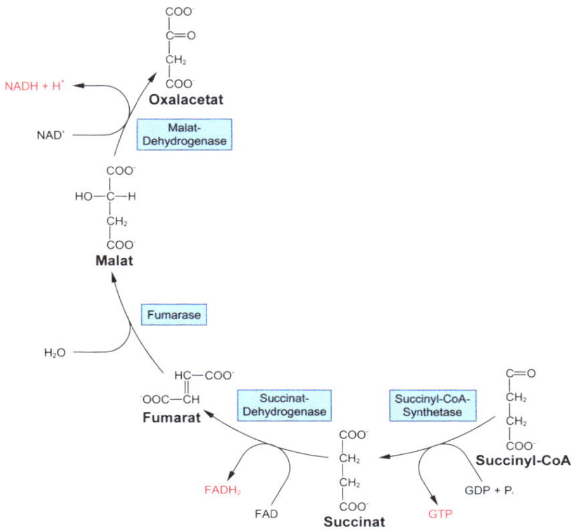

Abb. 12.2 Regeneration von Oxalacetat

12 Citratzyklus und Atmungskette

12.1 Citratzyklus

Bilanz und Regulation

Da der Citratzyklus eine wichtige Rolle im Katabolismus spielt, wird die Bilanz sehr häufig gefragt.

! ! F4

❶ Welche Reduktionsäquivalente und energiereichen Nukleotidtriphosphate werden im Citratzyklus gewonnen? Wie viel ATP kann hieraus entstehen?

❷ Welche Reaktionen sind geschwindigkeitsbestimmend für den Citratzyklus?

❶

Folgende energiereichen Reduktionsäquivalente und Nukleotidtriphosphate werden im Citratzyklus gewonnen. In Klammern sind die jeweiligen Reaktionen angegeben:

- **3 NADH+H** (Isocitratdehydrogenase, α-Ketoglutaratdehydrogenase, Malatdehydrogenase)
- **1 $FADH_2$** (Succinatdehydrogenase)
- **1 GTP** (Succinyl-CoA-Synthetase)

Pro NADH+H werden in der Atmungskette ca. 2,3 ATP gewonnen und pro $FADH_2$ 1,5 ATP. Es werden somit 9 ATP und 1 GTP gewonnen, also insgesamt **10 energiereiche Nukleotidtriphosphate.**

❷

Regulatorischer Kontrolle im Citratzyklus unterliegen insbesondere die Teilschritte mit großer **Exergonie.** Dazu zählen die **Citratsynthase,** die **Isocitratdehydrogenase** sowie die **α-Ketoglutaratdehydrogenase.** Des Weiteren wird die Succinatdehydrogenase stark reguliert. Die Regulation erfolg durch **Produkthemmung** und **allosterische Aktivatoren.** Zu Letzterem zählen im Fall der Isocitratdehydrogenase beispielsweise ADP, Mg^{2+} und Mn^{2+}.

12 Citratzyklus und Atmungskette

12.2 Atmungskette

Übersicht

F3

❶ Was ist die Funktion der Atmungskette?

❷ Skizzieren Sie grob den Aufbau der Atmungskette. Aus wie vielen Komplexen besteht sie?

❸ Wie viele Protonen pumpen die einzelnen Komplexe jeweils?

❹ Wie viele Protonen werden von der ATP-Synthase pro synthetisiertem ATP benötigt?

❶

Die Komplexe I–IV der Atmungskette sind an der Bildung der elektrochemischen Protonengradienten beteiligt. Komplex II allerdings nur indirekt, da er selbst als einziger Komplex keine Protonen in den Intermembranraum pumpt.

Die ATP-Synthase (Komplex V) nutzt anschließend diese elektrochemische Potenzialdifferenz zur ATP-Synthese.

❷, ❸, ❹

➤ Abb. 12.3

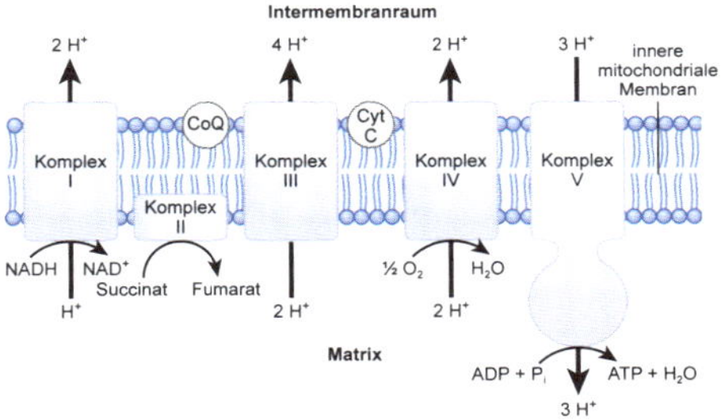

Abb. 12.3 Übersicht zur Atmungskette

12 Citratzyklus und Atmungskette

12.2 Atmungskette

Komplexe

Ergänzen Sie folgende Tabelle mit den unten stehenden Begriffen!

F5

Komplex	Funktion	Anzahl an Protonen die in den Intermembranraum gepumpt werden
Komplex I (________)	Überträgt von NADH/H^+ 2 Protonen, sowie 2 Elektronen auf Ubichinon	___
Komplex II (Succinat-Ubichinon-Oxidoreduktase)	Überträgt von ________ 2 Protonen, sowie 2 Elektronen auf Ubichinon	___
Komplex III (________)	Überträgt nacheinander die beiden Elektronen von Ubichinol auf jeweils ein Molekül ________	___
Komplex IV (________)	Reoxidation von Cytochrom c. Die Elektronen reagieren schlussendlich mit ________ zu Wasser	___

Cytochrom c, Cytochrom c-Oxidase, $FADH_2$, keine, NADH-Ubichinon-Oxidoreduktase, Sauerstoff, Ubichinol-Cytochrom c-Oxidoreduktase, 2, 2, 4.

Komplex	Funktion	Anzahl an Protonen, die in den Intermembranraum gepumpt werden
Komplex I (NADH-Ubichinon-Oxidoreduktase)	Überträgt von $NADH/H^+$ 2 Protonen sowie 2 Elektronen auf Ubichinon	4
Komplex II (Succinat-Ubichinon-Oxidoreduktase)	Überträgt von $FADH_2$ 2 Protonen sowie 2 Elektronen auf Ubichinon	keine
Komplex III (Ubichinol-Cytochrom c-Oxidoreduktase)	Überträgt nacheinander die beiden Elektronen von Ubichinol auf jeweils ein Molekül Cytochrom c	2
Komplex IV (Cytochrom c-Oxidase)	Reoxidation von Cytochrom c. Die Elektronen reagieren schlussendlich mit Sauerstoff zu Wasser	2

12 Citratzyklus und Atmungskette

12.2 Atmungskette

Oxidative Phosphorylierung

Die **ATP-Synthase** (F_1/F_0-ATPase) nutzt die elektrochemische Potenzialdifferenz über der inneren Mitochondrienmembran um ATP zu erzeugen.
Als Substrate der ATP-Synthase dienen hierbei ADP sowie Phosphat.

F4

❶ **Wie gelangen die jeweiligen Substrate in die mitochondriale Matrix?**

❷ **Erläutern Sie die Funktion des F_1-Teils der ATP-Synthase!**

❶

- **ADP** wird im **Antiport** gegen **ATP** in die mitochondriale Matrix transferiert.
- Phosphat gelang über den **Phosphat-Carrier** im **Symport mit einem Proton** in die mitochondriale Matrix.

❷

Der F_1-Teil besteht aus drei Paaren mit jeweils einer α- und einer β-Untereinheit. Jedes dieser Paare besitzt eine Bindungstasche.
Innerhalb der drei α-β-Paare **dreht** sich die γ-Untereinheit und beeinflusst die Konformation dieser Bindungstasche, welche in drei möglichen Zuständen vorliegen kann:

- **Open-Form:** ATP verlässt das aktive Zentrum und neues ADP und anorganisches Phosphat können gebunden werden.
- **Loose-Form:** ADP und anorganisches Phosphat sind lose gebunden.
- **Tight-Form:** ADP und anorganisches Phosphat reagieren zu ATP, da ATP mit sehr hoher Affinität im aktiven Zentrum gebunden werden kann (energetische Stabilisierung).

12 Citratzyklus und Atmungskette

12.2 Atmungskette

Bilanz und mitochondriale Thermogenese

❶ **Wie viele Protonen werden zu Synthese von einem ATP benötigt? Wie viele ATP können demnach aus je einem NADH/H^+ oder $FADH_2$ entstehen?**

F3

❷ **Wie funktioniert die mitochondriale Thermogenese?**

❶

- Die ATP-Synthase benötigt **drei Protonen** zur Synthese von einem ATP. Da allerdings das Phosphat über den **Phosphat-Carrier** nur im **Symport mit einem Proton** in die mitochondriale Matrix gelangt, werden insgesamt vier Protonen pro ATP benötigt.
- Bezüglich der Reduktionsäquivalente gilt, dass pro oxidiertem **$NADH/H^+$ 2,5 ATP** bzw. pro oxidiertem **$FADH_2$ 1,5 ATP** gewonnen werden können.

❷

Bei der **Thermogenese** im **braunen Fettgewebe,** welches unter anderem am Rücken von Neugeborenen vorkommt, kann die Atmungskette **entkoppelt** werden. Thermogenin ist hierbei ein Protonencarrier, der in die innere Mitochondrienmembran integriert wird. Die Protonen fließen anschließend über die innere Mitochondrienmembran ohne ATP-Synthese. Die Komplexe der Atmungskette arbeiten allerdings weiter, sodass Wärme frei wird. Die Thermogenese wird über β_3-Adrenozeptoren reguliert.

12 Citratzyklus und Atmungskette

12.2 Atmungskette

Malat-Aspartat-Shuttle

1. **Wozu dient der sogenannte Malat-Aspartat-Shuttle?**
2. **Wie läuft der Malat-Aspartat-Shuttle ab?**
3. **In welchen Geweben findet dieser statt?**

F2

❶

Der Malat-Aspartat-Shuttle dient dazu, zytosolisches NADH/H⁺, welches beispielsweise im ersten Teil der Glykolyse gewonnen wurde, in die mitochondriale Matrix einzuschleusen, sodass dieses anschließend für die Atmungskette verwendet werden kann.

❷

➤ Abb. 12.4

❸

Der **Malat-Aspartat-Shuttle** findet sich vor allem beim Menschen in den Mitochondrien des **Herzens,** der **Leber** und der **Nieren.**
Im übrigen Gewebe, insbesondere im Muskel oder im Gehirn, wird das zytosolische NADH/H⁺ dagegen über den deutlich schnelleren **Glycerophosphatzyklus** in die Atmungskette eingespeist.

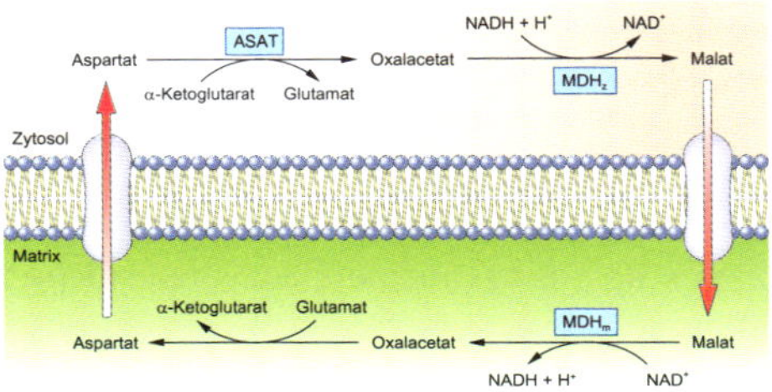

Abb. 12.4 Malat-Aspartat-Shuttle

13 Gluconeogenese und Glykogenstoffwechsel

!
!

F3

Gluconeogenese

Die Gluconeogenese kann nur in der **Leber** und in der **Niere** vollständig ablaufen. Glucose ist als Substrat zur Energiegewinning im Nervensystem, in Erythrozyten und im Nierenmark essenziell. Die Aufgabe der Gluconeogenese in der Leber ist deshalb das konstant halten des Blutzuckerspiegels in der Postresorptionsphase.

Welche der Reaktionen der Glykolyse sind irreversibel?

Nennen Sie hierbei auch die Enzyme, welche zur Umkehrung, also zur Gluconeogenese dienen!

Die drei irreversiblen Reaktionen der Glykolyse sind:

- **Hexokinase:** Die erste Reaktion der Glykolyse und damit die letzte Reaktion der Gluconeogenese wird mit der **Glucose-6-Phosphatase** umgangen. Dieses Enzym liegt nur in der Leber und Niere vor.
- **Phosphofructokinase:** Die **Fructose-1,6-Bisphosphatase** kehrt die Reaktion der Phosphofructokinase um.
- **Pyruvatkinase:** Bei der Reaktion von Phosphoenolpyruvat zu Pyruvat werden 61,6 kJ/mol frei. Wegen des hohen Energiebetrags muss diese Reaktion mit zwei energieabhängigen Schritten umgangen werden. Dazu dienen die **mitochondriale Pyruvatcarboxylase** sowie die **zytosolische Phosphoenolpyruvat-Carboxykinase.**

Alle drei Reaktionen sind stark **exergon** und deshalb irreversibel.

13 Gluconeogenese und Glykogenstoffwechsel

Pyruvatcarboxylase und Phosphoenolpyruvat-Carboxykinase

1 **Beschreiben Sie die Reaktion der Pyruvatcarboxylase! Wo befindet sich dieses Enzym?**

2 **Beschreiben Sie die Reaktion der Phosphoenolpyruvat-Carboxykinase! Wo ist diese lokalisiert?**

3 **Wie geschieht der Transport von Oxalacetat aus der mitochondrialen Matrix ins Zytosol?**

! F1

❶

Die **Pyruvatcarboxylase** findet sich in der **mitochondrialen Matrix.** Sie carboxyliert **Pyruvat** zu **Oxalacetat.** Das Enzym ist **Biotin**-abhängig und benötigt **1 CO_2** sowie **1 ATP.**

❷

Die **zytosolische Phosphoenolpyruvat-Carboxykinase** decarboxyliert Oxalacetat zu Phosphoenolpyruvat unter Verbrauch von **GTP.** Produkte der Reaktion sind CO_2, GDP sowie **Phosphoenolpyruvat.**

❸

Für den Transport von Oxalacetat ins Zytosol gibt es verschiedene Möglichkeiten:

- **Transaminierung** durch die Aspartat-Aminotransferase (ASAT): Das so entstandene Aspartat kann durch einen Carrier ins Zytosol gelangen und wieder desaminiert werden.
- Durch die mitochondriale **Malatdehydrogenase** kann Oxalacetat zu Malat reduziert werden und durch einen Malat-Carrier ins Zytosol gelangen. Dort wird wieder zu Oxalacetat reoxidiert.

13 Gluconeogenese und Glykogenstoffwechsel

Reaktionen des Glykogenstoffwechsels

Kohlenhydrate werden im menschlichen Körper in Form des Makromoleküls Glykogen gespeichert. Dabei sind zahlreiche Enzyme beteiligt:

- **Glykogensynthese:**
  - **Phosphoglucomutase**
  - **Glucose-1-Phosphat-UTP-Transferase**
  - **Glykogensynthase**
  - **Amylo-1,4–1,6-Transglykosylase**
- **Glykogenabbau:**
  - **Glykogenphosphorylase**
  - **Glucantransferase**
  - **Amylo-1,6-Glucosidase**

Erläutern Sie mit wenigen Worten die Funktion dieser Enzyme!

F4

- **Glykogensynthese:**
  - **Phosphoglucomutase:** Umlagerung von Glucose-6-Phosphat zu Glucose-1-Phosphat.
  - **Glucose-1-Phosphat-UTP-Transferase:** Synthese von UDP-Glucose aus Glucose-1-Phosphat und UTP.
  - **Glykogensynthase:** Verknüpfung von UDP-Glucose **1,4-glykosidisch** an das bereits vorhandene Glykogen. Dabei wird UDP frei.
  - Amylo-1,4–1,6-Transglykosylase: Einfügen von Verzweigungen (1,6-glykosidische Bindung, branching enzyme).
- **Glykogenabbau:**
  - **Glykogenphosphorylase:** Spaltung der 1,4-glykosidischen Bindungen **phosphorylitisch** zu **Glucose-6-Phosphat.**
  - **Glucantransferase:** Übertragen von Trisaccharideinheit. Legt Verzweigungspunkt frei.
  - **Amylo-1,6-Glucosidase:** Spaltet an der Verzweigung die 1,6-glykosidische Bindung **hydrolytisch.** Dabei entsteht **Glucose.**

13 Gluconeogenese und Glykogenstoffwechsel

Regulation des Glykogenstoffwechsels

Erläutern Sie die Regulation des Glykogenstoffwechsels!

! ! ! F5

Versuchen Sie, beim Beantworten dieser Frage den Begriff Interkonvertierung zu erklären, die beiden Schlüsselenzyme zu nennen sowie die wichtigsten Hormone für den Glykogenstoffwechsel und deren Effekt bzw. Signalkaskade anzugeben.

Allgemeines zur Regulation:
Die **Geschwindigkeit** der Glykogensynthese wird über die Glykogensynthase reguliert, während der **Abbau** über die Glykogenphosphorylase reguliert wird. Beide Enzyme sind **interkonvertierbar,** das heißt sie lassen sich durch Phosphorylierung und Dephosphorylierung entweder aktivieren oder deaktivieren.

Wirkung von Glukagon und Katecholaminen:
Durch erhöhte Glukagon- und Katecholaminspiegel erhöht sich intrazellulär **cAMP** und damit die **Aktivität der PKA.** Diese phosphoryliert die Glykogensynthase wie auch die Glykogenphosphorylase. Durch Glukagon und Katecholamine kommt es in der Leber zum Glykogenabbau.

- Die phosphorylierte Glykogensynthase ist **inaktiv.**
- Die phosphorylierte Glykogenphosphorylase ist **aktiv.**

Wirkung von Insulin:
Erhöhte Insulinspiegel haben unter anderem eine erhöhte intrazelluläre Aktivität der **Phosphodiesterasen (PDE)** zur Folge. Diese baut cAMP ab, sodass die Aktivität der PKA abnimmt.

- Die dephosphorylierte Glykogensynthase ist **aktiv.**
- Die dephosphorylierte Glykogenphosphorylase ist **inaktiv.**

Durch Insulin kommt es demnach zur Glykogensynthese.

14 Lipidsynthese

14.1 Fettsäuresynthese

Allgemeines

Hauptsyntheseort für Fettsäuren ist die **Leber.** Die Reaktionen finden an einem Multienzymkomplex, der Fettsäuresynthase, statt. Ausgangssubstanz ist **Acetyl-CoA,** das in Mitochondrien gebildet wird. Die Fettsäuresynthese findet aber im Zytosol statt.

! ! F3

1 Wie gelangt das Acetyl-CoA ins Zytosol?

2 Finden Sie die drei Fehler im unten stehenden Text!

Bei einem Überangebot an Kohlenhydraten und einem Überschuss an ATP entsteht im Zytosol Pyruvat und darauf folgend sammelt sich in den Mitochondrien Lactat an, das mit Oxalacetat zu Citrat reagiert, im Citratzyklus und der Atmungskette aber nicht weiter oxidiert werden kann, da eine hohe ATP-Konzentration den Citratzyklus aktiviert. Das Citrat wird ins Zytosol transportiert. Das bei der Pyruvatdehyrogenase-Reaktion entstehende Acetyl-CoA im Zytosol kann nun zur Fettsäuresynthese verwendet werden.

❶

Acetyl-CoA wird durch die Citratsynthase in den Mitochondrien mit Oxalacetat zu **Citrat.** Über einen spezifischen **Tricarbonsäuretransporter** gelangt Citrat ins Zytosol und wird dort durch die ATP-Citrat-Lyase wieder in Oxalacetat und Acetyl-CoA gespalten. Dieser Prozess verbraucht 1 ATP. Das Oxalacetat kommt als Malat oder Pyruvat wieder zurück ins Mitochondrium.

❷

Bei einem Überangebot an Kohlenhydraten und einem Überschuss an ATP entsteht im Zytosol Pyruvat und darauf folgend sammelt sich in den Mitochondrien **Acetyl-CoA** an, das mit Oxalacetat zu Citrat reagiert, im Citratzyklus und der Atmungskette aber nicht weiter oxidiert werden kann, da eine hohe ATP-Konzentration den Citratzyklus **hemmt.** Das Citrat wird ins Zytosol transportiert. Das bei der **ATP-Citrat-Lyase-Reaktion** entstehende Acetyl-CoA im Zytosol kann nun zur Fettsäuresynthese verwendet werden.

14 Lipidsynthese

14.1 Fettsäuresynthese

! F1

Schrittmacherreaktion

Die erste Reaktion der Fettsäuresynthese ist die Acetyl-CoA-Carboxylase-Reaktion. Sie ist die Schrittmacherreaktion. Es findet eine Aktivierung des Acetyl-CoA statt.

Bestimmen Sie bei jeder der folgenden Aussagen ob sie wahr (w) oder falsch (f) ist! Begründen Sie!

Aussage	w/f
Die Acetyl-CoA-Carboxylase ist interkonvertierbar und phosphoryliert aktiv	
Insulin hemmt die Schrittmacherreaktion	
Carboxy-Biotin liefert das C-Atom für die Carboxylierung. Somit ist Biotin eine prosthetische Gruppe der Acetyl-CoA-Carboxylase.	
Die Reaktion benötigt kein $NADH/H^+$, dafür aber $NADP/H^+$	
Die Reaktion wird von Acyl-CoA aktiviert	

Aussage	w/f
Die Acetyl-CoA-Carboxylase ist interkonvertierbar und phosphoryliert aktiv	**f**
Insulin hemmt die Schrittmacherreaktion	**f**
Carboxy-Biotin liefert das C-Atom für die Carboxylierung. Somit ist Biotin eine prosthetische Gruppe der Acetyl-CoA-Carboxylase	**w**
Die Reaktion benötigt kein $NADH/H^+$, dafür aber $NADP/H^+$	**w**
Die Reaktion wird von Acyl-CoA aktiviert	**f**

Kommentar:
Die Acetyl-CoA-Carboxylase ist interkonvertierbar, aber dephosphoryliert aktiv. Insulin wirkt über die Senkung des cAMP-Spiegels dephosphorylierend und somit aktivierend auf das Schrittmacherenzym der Fettsäuresynthese (anabole Wirkung). Neben Insulin aktivieren Citrat und ATP, beides Indikatoren für einen guten Energiestatus der Zelle, die Acetyl-CoA-Carboxylase. Im Rahmen einer Produkthemmung hemmt das Produkt der Fettsäuresynthese Acyl-CoA die Acetyl-CoA-Carboxylase.

14 Lipidsynthese

14.1 Fettsäuresynthese

Synthesezyklus

Die Fettsäuresynthase ist ein dimerer Multienzymkomplex, der zwei für die Synthese wichtige SH-Gruppen besitzt. Die **periphere SH-Gruppe** dient der Zwischenlagerung der Reaktionsprodukte. An der zentralen SH-Gruppe finden die Reaktionen statt. Sie hängt am Pantothein des Acyl-Carrier-Proteins (ACP). Pantothein stammt von der Pantothensäure (Vitamin B-Komplex) ab, die auch Grundlage für Coenzym A ist. F2

1 Nennen Sie die Reaktionsfolge eines Zyklus! Wieviel NADPH werden pro Zyklus verbraucht?

2 Wo befindet sich das zuerst eingebaute Acetyl-CoA in der entstehenden Fettsäure?

3 Wie entstehen ungesättigte Fettsäuren?

❶

Anfänglich wird ein Acetyl-CoA mit einem Malonyl-CoA verbunden. In jeden weiteren Zyklus wird die Kette mit Hilfe von Malonyl-CoA unter CO_2-Produktion um zwei C-Atome verlängert. Die Reaktionsfolge ist jeweils **Reduktion, Dehydratisierung, Reduktion** und **Kondensation** mit einem neuen Malonylrest, wobei die beiden Reduktionen je ein $NADPH/H^+$ verbrauchen.

❷

Die Fettsäure wird **„von hinten" synthetisiert** und das erste Substrat der Fettsäuresynthese, der Acetylrest, befindet sich an letzter Position der Fettsäure, z.B. bei Palmitinsäure mit 16 C-Atomen dann an Position 15 und 16.

❸

Nach der Synthese werden die Doppelbindungen durch **Desaturasen** eingeführt, welche sich am ER befinden. Die Desaturasen gehören zur Familie der O_2-abhängigen **Monooxigenasen.** Sie besitzen **Cytochrom** für den Elektronentransport, können Doppelbindungen aber nur bis **C-9** einfügen.

14 Lipidsynthese

14.2 Cholesterinsynthese

Schrittmacherreaktion

Cholesterin hat vielfältige Funktionen. Es moduliert die Eigenschaften von Lipidmembranen in Eukaryoten und ist Synthesevorläufer von **Gallensäuren** und **Steroidhormonen.**

1 Ergänzen Sie folgende Tabelle zur Schlüsselreaktion der Cholesterinsynthese!

Ausgangsstoffe	
Ort	
Produkte und Weiterverarbeitung	
Kofaktor	
Regulation	

2 Nennen Sie ein cholesterinsenkendes Medikament, das diese Reaktion angreift!

Bevor es zur Schlüsselreaktion kommt, werden zuerst mit Hilfe der HMG-CoA-Synthase drei Acetyl-CoA zu einem β-HMG-CoA (β-Hydroxymethylglutaryl-CoA) zusammengesetzt.

1

Ausgangsstoffe	**HMG-CoA**
Ort	Am glatten endoplasmatischen Retikulum der Leberzellen
Produkte und Weiterverarbeitung	HMG-CoA wird zu **Mevalonat** (C_3-Körper) reduziert, das über mehrere Schritte zu IPP (Isopentenylpyrophosphat) wird. Das ist **„aktives“ Isopren**
Kofaktor	**NADPH/H$^+$**
Regulation	**Cholesterin** selbst und **Mevalonat** hemmen das Enzym allosterisch. Darüber hinaus werden **Transkriptionsfaktoren** von Cholesterin gehemmt, welche die Cholesterinbiosynthese steigern

2

Statine sind kompetitive Hemmer der β-HMG-CoA-Reduktase. Dadurch entsteht in den Zellen ein Mangel an Cholesterin. Die Zelle möchte nun mehr Cholesterin aufnehmen indem sie den LDL-Rezeptor vermehrt exprimiert.

14 Lipidsynthese

14.2 Cholesterinsynthese

Ablauf

Ergänzen Sie nachfolgenden Text zur Cholesterinsynthese!

! ! F4

Alle 27 C-Atome des Cholesterins stammen von __________. Des Weiteren wird ________ und ATP benötigt. Im letzten Schritt benötigt die Squalen-Monooxygenase außerdem Sauerstoff. In der Schlüsselreaktion entsteht __________, das über Mevalonat-PP und unter Verbrauch von drei ATP und CO_2-Abspaltung zu _________________ wird. Das ist **„aktives" Isopren.** Ein aktives Isopren ist ein __________-Körper. Drei aktive Isoprene setzen sich zu einem C_{15}-Körper, dem ________________, zusammen. Zwei Farnesyldiphosphate werden zu einem C_{30}-Körper, ____________, aus dem unter Abspaltung von ___ Methylgruppen das Cholesterin, ein ____________-Körper, wird. Es werden folglich ______ Isopreneinheiten, also _______ Mevalonat benötigt. Für deren Synthese braucht man 6 × 3 = **18 Acetyl-CoA,** die so nicht mehr zur Energiegewinnung bereitstehen.

Acetyl-CoA, C5, C27, Farnesyldiphosphat, Isopentenylpyrophosphat (IPP), Mevalonat, NADPH/H^+, Squalen, 3, 6, 6.

Alle 27 C-Atome des Cholesterins stammen von Acetyl-CoA. Des Weiteren wird NADPH/H^+ und ATP benötigt. Im letzten Schritt benötigt die Squalen-Monooxygenase außerdem Sauerstoff. In der Schlüsselreaktion entsteht Mevalonat, das über Mevalonat-PP und unter Verbrauch von drei ATP und CO_2-Abspaltung zu IPP (Isopentenylpyrophosphat) wird. Das ist „aktives“ Isopren. Ein aktives Isopren ist ein C5-Körper. Drei aktive Isoprene setzen sich zu einem C_{15}-Körper, dem Farnesyldiphosphat, zusammen. Zwei Farnesyldiphosphate werden zu einem C_{30}-Körper, dem Squalen, aus dem unter Abspaltung von 3 Methylgruppen das Cholesterin, ein C27-Körper, wird. Es werden folglich 6 Isopreneinheiten, also 6 Mevalonat benötigt. Für deren Synthese braucht man $6 \times 3 = 18$ Acetyl-CoA, die so nicht mehr zur Energiegewinnung bereitstehen.

14 Lipidsynthese

14.3 Lipoproteine

Allgemeines
Aufgrund ihrer schlechten Wasserlöslichkeit werden Lipide im Körper in Form von Lipoproteinen transportiert.

❶ Beschreiben Sie den allgemeinen Aufbau der Lipoproteine!

❷ Ordnen Sie die vier Ihnen bekannten Lipoproteine in aufsteigender Reihenfolge nach folgenden Kriterien an!

- Nach Triacylglycerin(TAG)-Gehalt
- Nach Größe
- Nach Proteinanteil

❸ Welches Lipoprotein hat den höchsten Anteil an Cholesterinestern? Nehmen Sie dabei Bezug auf den Begriff der Lipoprotein-„Dichte"!

❶

Lipoproteine bestehen aus einem lipophilen Kern, in dem die sehr lipophilen, unpolaren Anteile transportiert werden. Dazu gehören **Triacylglycerine, Cholesterinester** und **fettlösliche Vitamine.** In die Außenhülle der Lipoproteine sind **amphiphile** Lipide und Apoproteine eingelagert. Amphiphile Lipide sind sowohl polar als auch unpolar. Dazu gehören z. B. Cholesterine und Phospholipide. Die Apoproteine steuern den Metabolismus der Lipoproteine.

❷

- HDL, LDL, VLDL, Chylomikronen
- HDL, LDL, VLDL, Chylomikronen
- Chylomikronen, VLDL, LDL, HDL

❸

Den höchsten Anteil an Cholesterinestern hat **LDL** mit 40 %. Das schwerste an Lipoproteinen ist der Proteinteil. LDL sind groß und haben einen höheren Fett- als Proteinanteil. So bezeichnet man es als „gering dicht“ (low density). Die Hauptaufgabe von LDL ist der Cholesterintransport in die peripheren Gewebe.

?

!
!
!

F8

14 Lipidsynthese

14.3 Lipoproteine

Apoproteine

Apoproteine modulieren Enzymaktivitäten, steuern den Stoffwechsel und stabilisieren die Struktur der Lipoproteine.

❶ **Ordnen Sie folgende Apoproteine und Bildungsorte dem jeweiligen Lipoprotein zu!**

	Chylomikronen	VLDL	LDL	HDL
Apoproteine				
Bildungsort				

Apoproteine: $ApoB_{100}$, $ApoB_{48}$, ApoC-II, ApoA I, ApoC, ApoE
Lipoproteine: VLDL, LDL, HDL, Chylomikronen
Bildungsorte der Lipoproteine: Darm, Leber

❷ **Nennen Sie die Bedeutung der wichtigsten Apoproteine im Lipoproteinstoffwechsel!**

Apoproteine

❶

	Chylomikronen	VLDL	LDL	HDL
Apoproteine	B_{48}, ApoC-II, E	B_{100}	B_{100}	ApoA I, C, E
Bildungsort	Darm	Leber	Leber	Darm und Leber

❷

Bis auf die Chylomikronen werden die Lipoproteine in der Leber gebildet!

- Mit Hilfe von **Apoprotein A I** wird die LCAT (Lecithin-Cholesterin-Acyl-Transferase) an HDL gebunden um die Cholesterinester innerhalb der HDL zu verpacken.
- Mit **Apoprotein B_{48}** werden die Chylomikronen im Darm bestückt und dienen der Stabilisierung der Chylomikronen in der Lymphe.
- **Apoprotein B_{100}** dient der intrazellulären Aufnahme der LDL in die Leber.
- Chylomikronen aktivieren mit Hilfe von **Apoprotein C-II** die Lipoproteinlipase auf Endothelzellen zur Herausspaltung der Triacylglyceride.
- Mit Hilfe von **Apoprotein E** werden Chylomikronen und HDL in die Leberzellen aufgenommen. Ein Defekt im Apo E führt zu erhöhten Triacylglyceridspiegeln im Blut und Arteriosklerose.

?

!

14 Lipidsynthese

14.3 Lipoproteine

Lipoproteinstoffwechsel

Ordnen Sie jede Aussage einem Lipoprotein zu!

F2

Aussage	Trifft zu für (Chylomikronen, VLDL, LDL, HDL) ...
Sie transportieren von der Leber freigesetzte Fettsäuren und tragen Apo B_{100}, das die LDL später brauchen	
Sie transportieren die Nahrungsfette unter Umgehung der Leber über die Lymphbahn in die Blutbahn. Bei ihrer peripheren TAG-Abgabe bleiben sogenannte Remnants über	
Sie werden unter TAG-Abspaltung zu IDL, die Apo E-abhängig in der Leber aufgenommen werden oder unter weiterer TAG-Abgabe später zu LDL werden	
Sie übernehmen den „reversen“ Cholesterintransport von den peripheren Geweben zur Leber	
Ihre Hauptaufgabe ist der Cholesterintransport zu den peripheren Geweben. Sie werden peripher mit Hilfe von $ApoB_{100}$ rezeptorvermittelt endozytiert	

Aussage	Trifft zu für (Chylomikronen, VLDL, LDL, HDL) ...
Sie transportieren von der Leber freigesetzte Fettsäuren und tragen Apo B_{100}, das die LDL später brauchen	**VLDL**
Sie transportieren die Nahrungsfette unter Umgehung der Leber über die Lymphbahn in die Blutbahn. Bei ihrer peripheren TAG-Abgabe bleiben sogenannte Remnants über	**Chylomikronen**
Sie werden unter TAG-Abspaltung zu IDL, die Apo E-abhängig in der Leber aufgenommen werden oder unter weiterer TAG-Abgabe später zu LDL werden	**VLDL**
Sie übernehmen den „reversen" Cholesterintransport von den peripheren Geweben zur Leber	**HDL**
Ihre Hauptaufgabe ist der Cholesterintransport zu den peripheren Geweben. Sie werden peripher mit Hilfe von $ApoB_{100}$ rezeptorvermittelt endozytiert	**LDL**

14 Lipidsynthese

14.3 Lipoproteine

LDL

Der Gehalt an **Cholesterinestern** ist mit **40 %** in den LDL sehr hoch. Sie besitzen ausschließlich Apoprotein B_{100}, mit dessen Hilfe sie rezeptorvermittelt intrazellulär aufgenommen werden können.

! F2

❶ Beschreiben Sie den Prozess der rezeptorvermittelten Endozytose der LDL! Welche Folgen hätte ein Defekt des LDL-Rezeptors?

❷ Wie hängt ein erhöhter LDL-Spiegel mit dem Arterioskleroserisiko zusammen?

1

Der LDL-Rezeptor ist assoziiert mit sog. **coated pits.** Das sind Membranabschnitte, die von einem Saum aus **Clathrin** umgeben sind. Der Rezeptor/Ligand-Komplex wird mit Hilfe des Clathrins im **clathrin coated vesicle** internalisiert. Nach pH-Erniedrigung im **Endosom** dissoziiert das LDL vom Rezeptor und der Rezeptor wird zur Zelloberfläche „reexportiert". Bei einem **genetischen Defekt** des LDL-Rezeptors fällt die negative Rückkopplung des aufgenommenen Cholesterins auf seine eigene Synthese weg. Es kommt zur **familiären Hypercholesterinämie.**

2

LDL wird auch als das „böse" Lipoprotein bezeichnet, da bei erhöhten LDL-Spiegeln das Arterioskleroserisiko steigt. Bei erhöhtem Cholesterin sinkt der intrazelluläre Bedarf an Cholesterin und LDL zirkuliert länger im Blut. Dabei erhöht sich die Gefahr, dass es sich an Gefäßwände anlagert, **oxidiert** wird und von Makrophagen aufgenommen wird, die sich zu **Schaumzellen** umwandeln. Schaumzellen sind wesentlich an der **Plaquebildung** beteiligt.

14 Lipidsynthese

14.3 Lipoproteine

HDL

Da die peripheren Körperzellen kein Cholesterin abbauen können besteht die Hauptaufgabe des HDL darin, das überschüssige Cholesterin zurück zur Leber zu transportieren (reverser Cholesterintransport). Sie werden auch als „gute“ Lipoproteine bezeichnet, da sie in der Lage sein sollen durch ihre Cholesterinaufnahme die Rückbildung arteriosklerotischer Plaques zu fördern.

!

F3

Beschreiben Sie den Mechanismus, durch den die HDL Cholesterin aufnehmen!

Von der Leber gebildet, wird die LCAT (Lecithin-Cholesterin-Acyl-Transferase) mit Hilfe des **Apoproteins A I** an das HDL gebunden. Im Vergleich zur ACAT, die Cholesterine intrazellulär verpackt, bildet die LCAT Cholesterinester **extrazellulär** an HDL um sie innerhalb der HDL zu verpacken. Dabei verändert sich die Form der HDL von scheibchen- nach kugelförmig.

Die LCAT katalysiert die **Acylierung** von HDL mit einer Fettsäure. Die Fettsäure stammt aus Phophatidylcholin. Übrig bleibt **Lysolecithin,** dem nun eine Fettsäure in β-Position fehlt. Die Produkte der LCAT Reaktion sind dann Cholesterinester und Lysolecithin (→ Abb. 14.1).

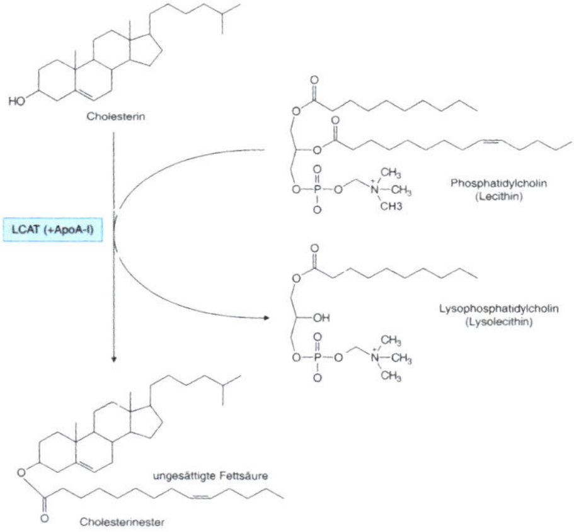

Abb. 14.1 HDL und die LCAT

14 Lipidsynthese

Synthese der Membranlipide

Ergänzen Sie den Lückentext zur Synthese der Membranlipide!

! ! F4

Die luminale Seite des Endoplasmatischen Retikulums (ER) befindet sich später auf der Außenseite der Zellmembran. Die Synthese des Phosphatidylcholins wird an der Innenseite des ER fertiggestellt und es befindet sich später an der __________ der Membranlipiddoppelschicht. Phosphatidylserin entsteht aus ___________ und kann zu ___________ weiter reagieren. Es wird an der Außenseite der ER-Membran gebildet und liegt später an der ______________ der Plasmamembran. Aus dem Aminoalkohol __________ entsteht über Ceramid, an das noch _______________ gebunden werden muss, das Sphingomyelin. Bei Sphingolipidosen sammelt sich also eine _________-haltige Verbindung an. Sphingomyelin liegt später an der ______________ der Plasmembran.

Außenseite, Außenseite, CDP-Diacylglycerin, Ceramid, Innenseite, Phosphatidylethanolamin, Phosphorylcholin, Sphingosin.

Synthese der Membranlipide

Die luminale Seite des Endoplasmatischen Retikulums befindet sich später auf der Außenseite der Zellmembran. Die Synthese des Phosphatidylcholins wird an der Innenseite des ER fertiggestellt und befindet sich später an der Außenseite der Membranlipiddoppelschicht. Phosphatidylserin entsteht aus CDP-Diacylglycerin und kann zu Phosphatidylethanolamin weiter reagieren. Es wird an der Außenseite der ER-Membran gebildet und liegt später an der Innenseite der Plasmamembran. Aus dem Aminoalkohol Sphingosin entsteht über Ceramid, an das noch Phosphorylcholin gebunden werden muss, das Sphingomyelin. Bei Sphingolipidosen sammelt sich also eine Ceramid-haltige Verbindung an. Sphingomyelin liegt später an der Außenseite der Plasmembran.

15 Nukleotidstoffwechsel

15.1 Purinstoffwechsel

! ! ! F9

Synthese I

Ein Nukleotid besteht aus der Base, Zucker und Phosphat. An ein Grundgerüst aus Zucker und Phosphat, dem Ribose-5-Phosphat, wird das Purin Schritt für Schritt synthetisiert. In der Schrittmacherreaktion der Purinbiosynthese wird das Ribose-5-Phosphat aktiviert.

❶ Nennen Sie die wichtigsten Punkte zur Schrittmacherreaktion!

❷ Woher stammen die in Abb. 15.1 gekennzeichneten N-Atome des Purinrings? Was trägt noch zum Purinring bei?

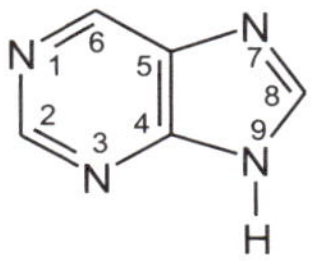

Abb. 15.1 Schema und Nummerierung des Purinrings

❶

- Das Ribose-5-Phosphat wird ATP-abhängig zu Phosphoribosylpyrophosphat (PRPP) aktiviert
- PRPP ist ein Ribose-5-Phosphat mit einem Pyrophosphat am 1'-Ende
- **Glutamin** spendet seine Aminogruppe an PRPP
- das Produkt dieser Reaktion ist **5-Phosphoribosylamin.**

❷

- Glycin liefert das N-Atom 7 und C-Atome 4 und 5. Damit gehen **alle C und N-Atome** des Glycins in den Ring ein.
- Aspartat liefert N-Atom 1 und wird dabei zu Fumarat.
- Glutamin liefert N-Atom 9 für die N-glykosidische Bindung zum Zucker (bereits im Phosphoribosylamin vorhanden).
- Ein weiteres Glutamin liefert N-Atom 3.
  Des Weiteren liefert freies CO_2 das C-Atom 6 und Formyl-Tetrahydrofolsäure (Formyl-THF) die C-Atome 2 und 8.

15 Nukleotidstoffwechsel

15.1 Purinstoffwechsel

!

F2

Synthese – Folsäure
Folsäure ist ein Vitamin, das in Form der Tetrahydrofolsäure (THF) bei der Nukelotidsynthese und somit auch der **DNA-Synthese** eine bedeutende Rolle spielt.

Bestimmen Sie bei jeder Aussage, ob sie wahr (w)/falsch (f) ist. Begründen Sie!

Aussage	w/f
Mit Hilfe der Folsäure-Reduktase und der Dihydrofolat-Reduktase (DHF-Reduktase) wird Folsäure zu Dihydrofolat (DHF)	
Tetrahydrofolat (THF) dient bei der Nukleotidsynthese als C_1-Gruppen-Überträger	
THF überträgt in Form des Methylen-THF die Methylgruppen bei der Purinringsynthese	
Methotrexat hemmt kompetitiv die Demethylierung von THF	
Sulfonamide sind Analoga der p-Aminobenzoesäure, einem natürlichen Bestandteil der Folsäure	

!

Aussage	w/f
Mit Hilfe der Folsäure-Reduktase und der Dihydrofolat-Reduktase (DHF-Reduktase) wird Folsäure zu Dihydrofolat (DHF)	**f**
Tetrahydrofolat (THF) dient bei der Nukleotidsynthese als C_1-Gruppen-Überträger	**w**
THF überträgt in Form des Methylen-THF die Methylgruppen bei der Purinringsynthese	**f**
Methotrexat hemmt kompetitiv die Demethylierung von THF	**f**
Sulfonamide sind Analoga der p-Aminobenzoesäure, einem natürlichen Bestandteil der Folsäure	**w**

Kommentar:

- Folsäure wird mit Hilfe der DHF-Reduktase zu THF, nicht DHF.
- THF überträgt in Form des Formyl-THF die C_1-Gruppen bei der Purinringsynthese.
- Methotrexat hemmt kompetitiv die Dihydrofolatreduktase. Damit ist die THF-Bildung zur Purinringsynthese und die gesamte DNA-Synthese, insbesondere in Tumorzellen, gehemmt.

15 Nukleotidstoffwechsel

15.1 Purinstoffwechsel

Synthese II

❶ Finden Sie die drei Fehler im folgenden Text!

Die Umwandlung der Purine untereinander, also zwischen Hypoxanthin, Adenin und Guanin, erfolgt auf der Ebene der Dinukleotide. Die Herstellung von AMP aus IMP verbraucht als Energielieferant GTP und als Spender der für Adenin charakteristischen Ketogruppe am C-Atom 6 ein Aspartat. Guanin hat im Vergleich zu Hypoxanthin eine Aminogruppe am C-Atom 2. Zur Herstellung von GMP aus IMP benötigt man ein Cystein, das die besagte Aminogruppe für Guanin liefert. F1

❷ Was ist der geschwindigkeitsbestimmende Schritt der GMP-Bildung? Wie lässt er sich therapeutisch ausnutzen?

❶

Die Umwandlung der Purine untereinander, also zwischen Hypoxanthin, Adenin und Guanin, erfolgt auf der Ebene der **Mononukleotide.** Die Herstellung von AMP aus IMP verbraucht als Energielieferant GTP und als Spender der für Adenin charakteristischen **Amino**gruppe am C-Atom 6 ein Aspartat. Guanin hat im Vergleich zu Hypoxanthin eine Aminogruppe am C-Atom 2. Zur Herstellung von GMP benötigt man ein **Glutamin,** das die besagte Aminogruppe für Guanin liefert.

❷

Am C-Atom 2 des Hypoxanthins wird zunächst eine Ketogruppe eingeführt, die dann durch die Aminogruppe ersetzt werden kann. Die Oxidation, also das Einfügen der Ketogruppe, erledigt die geschwindigkeitsbestimmende, NADH-abhängige Inosinmonophosphat-Dehydrogenase (IMPDH). Mycophenolsäure hemmt die IMPDH und damit die Synthese von GMP. Es wird als Immunsuppressivum eingesetzt.

15 Nukleotidstoffwechsel

15.1 Purinstoffwechsel

Wiederverwertung

Da die De-novo-Synthese der Purinbasen energieaufwändig ist, ist eine energieärmere Wiederverwertung der beim DNA-Abbau entstehenden freien Basen sinnvoll.

❶ Vervollständigen Sie folgende Tabelle!

Enzym	Produkte	Edukte	Gemeinsamer Mechanismus
HGPRT (Hypoxanthin-Guanin-Phosphoribosyl-Transferase)			
APRT (Adenin-Phosphoribosyl-Transferase)			

❷ Ergänzen Sie den Lückentext zum Lesch-Nyhan-Syndrom!

Beim Lesch-Nyhan-Syndrom kommt es zu einem angeborenen Mangel der ________. Gestört ist dadurch der Wiederverwertungsweg. Es wird weniger _____ und GMP regeneriert. Die von diesen beiden Stoffen ausgeübte ___________ auf die HGPRT fällt weg. Eine erhöhte Neusynthese mit erhöhtem Abbau ist die Folge. Das Abbauprodukt ________ steigt im Blut stark an und man bezeichnet das als primäre, also angeborene, __________.

Harnsäure, Hyperurikämie, HGPRT, IMP, Produkthemmung.

❶

Enzym	Produkte	Edukte	Gemeinsamer Mechanismus
HGPRT (Hypoxanthin-Guanin-Phosphoribosyl-Transferase)	Hypoxanthin, Guanin	IMP, GMP	Abspaltung des Pyrophosphats von PRPP. Durch die frei werdende Energie kann das übrig gebliebene Ribose-5-Phosphat auf die Purinbase übertragen werden, wobei das entsprechende Mononukleotid entsteht
APRT (Adenin-Phosphoribosyl-Transferase)	Adenin	AMP	

❷

Beim Lesch-Nyhan-Syndrom kommt es zu einem angeborenen Mangel der HGPRT. Gestört ist dadurch der Wiederverwertungsweg. Es wird weniger IMP und GMP regeneriert. Die von diesen beiden Stoffen ausgeübte Produkthemmung auf die HGPRT fällt weg. Eine erhöhte Neusynthese mit erhöhtem Abbau ist die Folge. Das Abbauprodukt Harnsäure steigt im Blut stark an und man bezeichnet das als primäre, also angeborene, Hyperurikämie.

15 Nukleotidstoffwechsel

15.1 Purinstoffwechsel

Abbau

Der menschliche Körper kann den Purinring nicht spalten und abbauen. Der Purinring wird in eine ausscheidbare Form umgewandelt. Beim Abbau spielen die Purine Hypoxanthin und Xanthin eine Rolle.

F4

❶ Ordnen Sie die Beschreibungen Hypoxanthin oder Xanthin zu!

Beschreibung	Trifft zu für ...
Im Vergleich zu Adenin trägt es am C-Atom 6 des Purinrings statt einer Amino- eine Hydroxylgruppe	
Es hat neben der Hydroxylgruppe an C-Atom 6 eine zusätzliche Hydroxylgruppe am C-Atom 2, also insgesamt 2 OH-Gruppen	

❷ Erklären Sie folgende Begriffe zur Xanthinoxidase!

1. Kofaktoren
2. Katalysierte Reaktionen

❶

Beschreibung	Trifft zu für ...
Im Vergleich zu Adenin trägt es am C-Atom 6 des Purinrings statt einer Amino- eine Hydroxylgruppe	Hypoxanthin
Es hat neben der Hydroxylgruppe an C-Atom 6 eine zusätzliche Hydroxylgruppe am C-Atom 2, also insgesamt 2 OH-Gruppen	Xanthin

Der Purinabbau beginnt auf der Ebene der Nukleosidmonophosphate. Zunächst wird dephosphoryliert und dann die N-glykosidische Bindung zur Ribose gespalten. Das ausscheidbare Purin Harnsäure entsteht mit Hilfe der Xanthinoxidase.

❷

1. Kofaktoren: Die Xanthinoxidase ist ein **Flavoenzym,** d. h. ihre Untereinheiten benötigen FAD als Kofaktor. Des Weiteren befindet sich ein **Molybdän** im aktiven Zentrum.
2. Die Xanthinoxidase katalysiert **zwei Reaktionen:**
   - Sie bildet im AMP-Abbau aus Hypoxanthin das Xanthin und schließlich
   - aus Xanthin die Harnsäure, das Endprodukt des Purinabbaus.

15 Nukleotidstoffwechsel

15.1 Purinstoffwechsel

!

F2

Harnsäureabbau

Harnsäure liegt im Blut als **Urat** vor, d. h. ionisiert mit Natriumionen. Harnsäure kann sehr leicht in Form von Uratkristallen ausfallen.

Erklären Sie in eigenen Worten ...

1. wie der Harnsäurespiegel mit der Nierenfunktion zusammenhängt!
2. den Pathomechanismus der Gicht!
3. die Wirkweise von Allopurinol in der Gichttherapie!

1. Harnsäure wird zu über 80 % renal ausgeschieden. Der Transport von Harnsäure in die Nierentubuli ist Carrier-vermittelt und **sättigbar.** Steigende Harnsäurespiegel können daher nur schlecht über eine erhöhte renale Ausscheidung kompensiert werden.
2. Grundlegend ist die erworbene, **sekundäre Hyperurikämie.** Durch verminderte renale Harnsäureausscheidung, z. B. bei durch Diabetes vorgeschädigten Nieren oder erhöhtem Purinabbau, kann der Harnsäurespiegel so stark ansteigen, dass Harnsäure besonders in Gelenken Uratkristalle bildet, was u. a. Entzündungen verursacht.
3. Allopurinol ist strukturanalog zu Hypoxanthin und wird von der **Xanthinoxidase** zu Alloxanthin umgesetzt. Alloxanthin kann von der Xanthinoxidase nicht weiter verarbeitet werden und hemmt diese irreversibel. Die Xanthinoxidase produziert ihren eigenen Inhibitor. Man bezeichnet das als **„Suizidhemmung“.**

15 Nukleotidstoffwechsel

15.2 Pyrimidinstoffwechsel

Struktur und Synthese

❶ **Beantworten Sie folgende Fragen zur Struktur der Pyrimidine!**

1. Wie ist das Ribose-5-Phosphat gebunden?
2. Welche Rolle spielt die Keto-Enol-Tautomerie bei den Pyrimidinbasen?

❷ **Ergänzen Sie folgenden Steckbrief zur Pyrimidinringsynthese!**

Drei Metaboliten die den Pyrimidinring bilden	____________
Schrittmacherenzym	____________
Schrittmacherreaktion	____________
Die Reaktionen von Orotat über UMP zu CTP	• ____________ • ____________ • ____________

F4

❶

1. Es ist **N-Glykosidisch** am N-Atom 1 des Pyrimidinrings gebunden.
2. Die Enolform von Thymin paart nicht mehr mit Adenin, sondern mit Guanin, wodurch Mutationen entstehen können.

❷

Drei Metaboliten, die den Pyrimidinring bilden	• Glutamin, CO_2 und Aspartat
Schrittmacherenzym	Carbamoyl-Phosphat-Synthetase II als Teil eines Multienzymkomplexes
Schrittmacherreaktion	Glutamin reagiert ATP-abhängig mit CO_2 zu Carbamoylphosphat
Die Reaktionen von Orotat über UMP zu CTP	• Mit Hilfe der mitochondrialen Dihydroorotat-Dehydrogenase wird eine Doppelbindung in den Pyrimidinring eingeführt, wobei **Orotat** (Orotsäure) entsteht • An Orotat wird PRPP gehängt und ein Phosphat abgespalten, wobei OMP entsteht, das zu **UMP** decarboxyliert wird • UMP wird zu UTP phosphoryliert und mit Hilfe von **Glutamin** wird eine Aminogruppe in UTP eingebaut, wobei Cytidintriphosphat **(CTP)** entsteht

15 Nukleotidstoffwechsel

15.2 Pyrimidinstoffwechsel

Thymin

! ! F4

❶ Vervollständigen Sie folgende Sätze mit unten stehenden Begriffen!

- Uracil entsteht als ______________ auf der Ebene der ________________.
- Cytosin entsteht als ________________ auf der Ebene der ________________.
- Thymin entsteht als ____________________ auf der Ebene der ________________.

CTP aus UTP, Desoxyribonukleosid-Monophosphate, dTMP aus dUMP, Nukleosidmonophosphate, Nukleosidtriphosphate, UMP aus OMP.

❷ Was ist die Schrittmacherreaktion der DNA-Synthese?

❸ Was wäre die Folge einer Hemmung der Dihydrofolatreduktase für die Thyminsynthese?

❶

- Uracil entsteht als UMP aus OMP auf der Ebene der Nukleosidmonophosphate.
- Cytosin entsteht als CTP aus UTP auf der Ebene der Nukleosidtriphosphate.
- Thymin entsteht als dTMP aus dUMP auf der Ebene der Desoxyribonukleosid-Monophosphate.

❷

Die Umwandlung von dUMP zu dTMP bei der Thyminsynthese, katalysiert von der Thymidylatsynthase. Thymin hat im Vergleich zu Uracil eine zusätzliche Methylgruppe. Überträger dieser Methylgruppe ist die bekannte Folsäure in Form von Methylen-THF. THF wird bei dieser Reaktion zu **Dihydrofolsäure** (DHF).

❸

Um für die weitere Thymidinherstellung zur Verfügung zu stehen regeneriert die DHF-Reduktase NADPH-abhängig DHF wieder zu THF. Das Immunsuppressivum Aminopterin hemmt als Folsäureanalogon die DHF-Reduktase und damit die Regeneration von DHF zu THF. Die gesamte DNA-Synthese ist inhibiert.

15 Nukleotidstoffwechsel

15.2 Pyrimidinstoffwechsel

Desoxyribose

In der DNA kommt die Ribose in der Desoxyform vor, der eine OH-Gruppe am C-Atom Nummer 2 fehlt. Dadurch wird die DNA stabiler.

F3

Ergänzen Sie den Lückentext!

Die Herstellung der Desoxyriboseform läuft auf der Ebene der ________________ ab. Sie werden dann in __________________ umgewandelt.

Die Reaktion wird durch die ____________ katalysiert und benötigt ____________, dessen SH-Gruppen während der Reaktion unter Ausbildung von __________ oxidiert werden. Das Thioredoxin wird über eine FADH-abhängige Thioredoxinreduktase regeneriert. Das FADH wird mit ______ regeneriert, das aus dem Pentosephosphatweg stammt. Hydroxyharnstoff ist ein Zytostatikum, das die Ribonukleotidreduktase hemmt. Infolgedessen wird die Herstellung der Desoxyribose und damit die __________ gehemmt.

Desoxyribonukleosiddiphosphate, Disulfidbrücken, DNA-Synthese, NADPH, Nukleosiddiphosphate, Ribonukleotidreduktase, Thioredoxin.

Desoxyribose

Die Herstellung der Desoxyriboseform läuft auf der Ebene der Nukleosiddiphosphate ab. Sie werden dann in Desoxyribonukleosiddiphosphate umgewandelt.
Die Reaktion wird durch die Ribonukleotidreduktase katalysiert und benötigt Thioredoxin, dessen SH-Gruppen während der Reaktion unter Ausbildung von Disulfidbrücken oxidiert werden. Das Thioredoxin wird über eine FADH-abhängige Thioreoxinreduktase regeneriert. Das FADH wird mit NADPH regeneriert, das aus dem Pentosephosphatweg stammt. Hydroxyharnstoff ist ein Zytostatikum, das die Ribonukleotidreduktase hemmt. Infolgedessen wird die Herstellung der Desoxyribose und damit die DNA-Synthese gehemmt.

16 Molekulargenetik

16.1 DNA-Replikation

Ablauf I

! F2

1. Definieren Sie den Begriff Genom!

2. Ist die gesamte DNA mit Information belegt?

3. Nennen Sie die vier Phasen des Zellzyklus! In welcher Phase erfolgt die Replikation der DNA?

4. Wie nennt man das Prinzip der Weitergabe genetischer Information über einen Eltern- und einen Tochterstrang?

❶

Als Genom bezeichnet man die **Gesamtheit der Erbinformation** einer Zelle oder eines Virus. Es beinhaltet also kodierende sowie nicht kodierende Bereiche. Das humane Genom umfasst etwa **20.000–25.000 Gene.** Während der DNA-Replikation wird eine **identische Kopie** des gesamten Genoms erstellt.

❷

Der kodierende Bereich macht nur 1–2 % der gesamten DNA aus. Daneben gibt es **nicht kodierende Bereiche** aus Introns, Satelliten-DNA, also repetitiven Sequenzen (v. a. im Bereich der Zentromere) und DNA-Bereiche mit regulatorischer Funktion.

❸

Der Zellzyklus gliedert sich in vier Phasen:

- **G_1-Phase:** Synthese von Proteinen, die für die Replikation benötigt werden.
- S-Phase: In der Synthesephase erfolgt die **Replikation der DNA** und Bildung von DNA-assoziierten Proteinen wie Histonen.
- **G_2-Phase:** Vorbereitung auf die Zellteilung, RNA- und Proteinsynthese.
- **Mitose:** Zellteilung und Verteilung der Erbinformation auf die beiden Tochterzellen.

❹

Die neu synthetisierten DNA-Doppelstränge enthalten beide einen Elternstrang und einen Tochterstrang. Deshalb spricht man von **semikonservativer Replikation.** Reoviren hingegen replizieren ihre Erbinformation konservativ.

16 Molekulargenetik

16.1 DNA-Replikation

Ablauf II

Die Replikation beginnt an Stellen der DNA, die als **Replikationsursprung** (Ori) bezeichnet werden. Während Prokaryoten und Plasmide nur einen Replikationsursprung besitzen erfolgt die Replikation bei **Eukaryoten** von **mehreren 10.000** Replikationsursprüngen aus. Spezielle Initiationsproteine erkennen die Startstellen und rekrutieren weitere Enzyme.

Erklären Sie den Beginn der DNA-Replikation unter Verwendung der folgenden Begriffe!

Bidirektional, Doppelstrangbruch, Einzelstrangbindeprotein, Gyrase, Helikase, Replikationsblase, Replikationsgabel, Replikationsursprung, Topoisomerase I, Superhelix.

Wird ein Replikationsursprung erkannt, wird der DNA-Doppelstrang an dieser Stelle in zwei Einzelstränge aufgetrennt. Es entsteht eine Replikationsblase, von der aus bidirektional die DNA-Verdoppelung erfolgt. Den Bereich der zu replizierenden DNA, der gerade aufgetrennt wird, bezeichnet man als Replikationsgabel. Das Enzym Helikase trennt die DNA-Stränge unter ATP-Verbrauch voneinander. Damit sich die getrennten Stränge nicht unmittelbar wieder zusammenlagern, binden sie vorübergehend Einzelstrangbindeproteine (SSB = single strand binding protein). Bei der Strangtrennung wird der DNA-Doppelstrang permanent verdrillt und es entstehen DNA-Superhelices. Um diese zu entspiralisieren, werden durch die Enzyme Topoisomerase I vorübergehend **Einzelstrangbrüche** und durch die **Topoisomerase II** Doppelstrangbrüche eingeführt. Die bakterielle Topoisomerase II heißt Gyrase.

16 Molekulargenetik

16.1 DNA-Replikation

Ablauf III

Erläutern Sie anhand der Abbildung den Ablauf der DNA-Replikation!

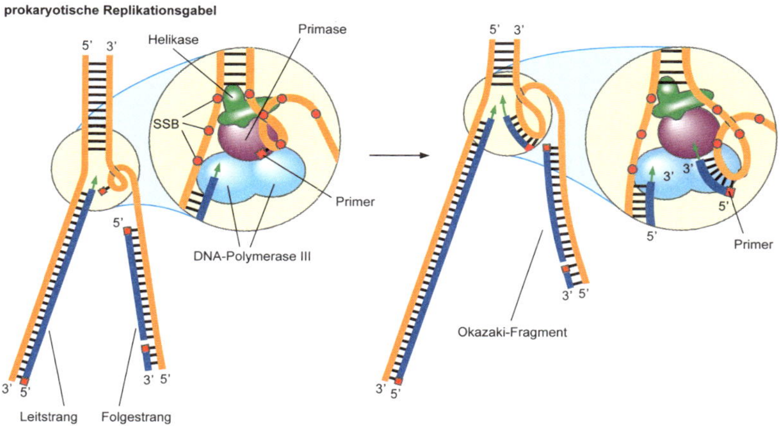

Abb. 16.1 Ablauf der DNA-Replikation

Die DNA-Synthese erfolgt durch die DNA-Polymerase in **5'-3'-Richtung.** Da diese zwingend ein **freies 3'-OH Ende** für das Anheften neuer Nukleotide benötigt, muss zunächst ein ca. 20 Nukleotide umfassender **RNA-Primer** synthetisiert werden. Hierfür wird das Enzym Primase mit seiner DNA-abhängigen RNA-Polymeraseaktivität benötigt. Die Synthese der Tochterstränge kann durch die antiparallele Anordnung der DNA nur am 3'-5'-Eltenstrang kontinuierlich erfolgen. Am sog. **Führungsstrang** ist die Bildung **eines einzigen Primers** zu Beginn der Synthese ausreichend, da die Polymerisationsrichtung mit der Bewegungsrichtung der Replikationsgabel übereinstimmt. Am **Folgestrang** wird hingegen alle 100–200 Nukleotide ein neuer RNA-Primer benötigt. Die Replikation erfolgt also **abschnittsweise** in Form sog. Okazakifragmente. Zusätzlich wird die physikalische Syntheserichtung durch eine Schleifenbildung umgedreht.

16 Molekulargenetik

16.1 DNA-Replikation

Das Telomer-Problem

❶ **Erläutern Sie anhand der Abbildung kurz das Problem der Replikation von Chromosomenenden!**

❷ **Mit welchem Enzym lässt sich die enzymatische Aktivität der Telomerase vergleichen?**

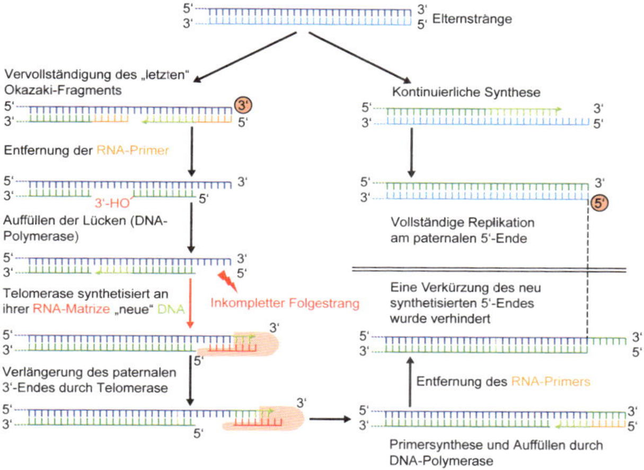

Abb. 16.2 Replikation an den Telomeren

F5

Das Telomer-Problem

❶

Das Problem der Replikation von Chromosomenenden ergibt sich, da nach der Entfernung des Primers am **5'-Ende** des neu gebildeten Tochterstranges keine freie 3'-OH Gruppe mehr für das Auffüllen dieses Abschnitts vorhanden ist. Bei jeder Replikation **verkürzt** sich das **Chromosom** entsprechend. Betrifft die Verkürzung schließlich kodierende Bereiche, tritt die Zelle in die Apoptose ein. Einige Zellen müssen jedoch lebenslang teilungsfähig bleiben und exprimieren daher das Enzym Telomerase. Diese RNA-abhängige DNA-Polymerase verlängert das 3'-Ende des Elternstranges. Das Problem der fehlenden 3'-OH Gruppe für das Auffüllen des Primers mit DNA wird dadurch zwar nicht gelöst, aber in den durch die Telomerase „neu" synthetisierten Bereich verschoben. Das Chromosomenende wird so **nicht verkürzt.**

❷

Auch die **Reverse Transkriptase** besitzt eine RNA-abhängige DNA-Polymerase-Aktivität.

16 Molekulargenetik

16.1 DNA-Replikation

! ! !

F7

Retroviren

Ein wichtiger Vertreter der Retroviren ist das **Humane Immundefizienz Virus** (HIV). Sein Genom besteht aus **zwei Kopien einzelsträngiger RNA.**

Verknüpfen Sie die Begriffe aus Liste 1 mit den passenden Begriffen aus Liste 2 und erläutern Sie Ihre Auswahl! (Mehrfachnennung möglich)

Liste 1:

- Reverse Transkriptase (RT)
- Integrase
- CD4-Rezeptor
- Keine 3'-OH-Gruppe
- Ins Wirtsgenom integrierte virale DNA
- Fusion von Virus und Wirtszelle
- Kettenabbruch

Liste 2:

- DNA-RNA-Hybrid
- Nukleosid-Analoga
- Provirus
- Einbau der viralen DNA
- DNA-abhängige-DNA-Polymerase
- Oberflächen-Glykoprotein gp120
- Hüllprotein gp41

Die RT ist für den viralen Replikationszyklus essenziell. Sie synthetisiert zunächst eine zur Virus-RNA **kompatible DNA-Sequenz.** Es entsteht ein DNA-RNA-Hybrid. Durch ihre RNAse-Aktivität wird die RNA abgebaut. Durch die DNA-abhängige DNA-Polymeraseaktivität der RT entsteht schließlich eine doppelsträngige virale DNA.

Durch ein weiteres retrovirales Enzym, die Integrase, erfolgt der Einbau der viralen DNA in das Wirtsgenom. Die ins Wirtsgenom integrierte virale DNA nennt man Provirus. Zu den Proteinen, für die das HIV-Genom codiert, zählt das Oberflächen-Glykoprotein gp120, das für die Bindung des Virus an den CD4-Rezeptor von T-Helferzellen verantwortlich ist. Die Fusion von Virus und Wirtszelle wird durch das virale Hüllprotein gp41 vermittelt. Zur HIV-Therapie stehen u. a. Nukleosid-Analoga zur Verfügung. Sie besitzen keine freie 3'-OH-Gruppe und es kommt zum Kettenabbruch.

16 Molekulargenetik

16.1 DNA-Replikation

DNA-Schäden

Wird ein **Schaden in der DNA** nicht rechtzeitig korrigiert, wird die Veränderung an die Tochterzelle weitergegeben. Auf diese Weise entsteht eine **Mutation.**

❶ Erklären Sie den Unterschied zwischen somatischen Mutationen und Keimbahnmutationen!

❷ Benennen Sie die Mutationen in Abb. 16.3 B–E und erläutern Sie ihre Konsequenz!

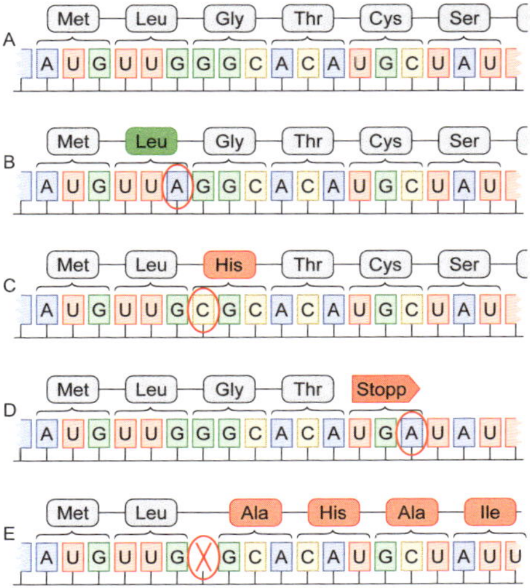

Abb. 16.3 Mutationsarten

❶

Somatische Mutationen betreffen eine oder eine **Gruppe von Körperzellen** eines Individuums. Keimbahnmutationen werden hingegen an einen Nachkommen **weitergegeben** und liegen dann in jeder Körperzelle vor.

❷

Genmutationen können durch die Veränderung einer einzigen Base entstehen. Man spricht von **Punktmutationen.**

- B: **Stille Mutation:** Das neue Codon kodiert die gleiche Aminosäure. Die Sequenz ist unverändert.
- C: **Missense-Mutation:** Das neue Codon kodiert eine andere Aminosäure. Die Auswirkung auf das Protein hängt v. a. von den Eigenschaften der neuen Aminosäure in Bezug auf Hydrophobizität, Ladung oder Größe ab.
- D: Nonsense-Mutation: Es entsteht ein Stopp-Codon. Entscheidend ist die Lage innerhalb der Aminosäuresequenz.
- E: **Frameshift-Mutation:** Durch Insertion oder Deletion kommt es zur Verschiebung des Leserasters. Das Protein ist höchstwahrscheinlich nicht mehr funktionell.

16 Molekulargenetik

16.1 DNA-Replikation

DNA-Reparatur

❶ Welche typische DNA-Veränderung zeigt Abb. 16.4?

❷ Wie entsteht diese Veränderung, welches besondere Strukturmerkmal weist sie auf und wie wird sie repariert?

❸ Welche weiteren Reparatursysteme kennen Sie?

❹ Welches Reparatursystem ist bei der Erkrankung Xeroderma pigmentosum (XP) betroffen?

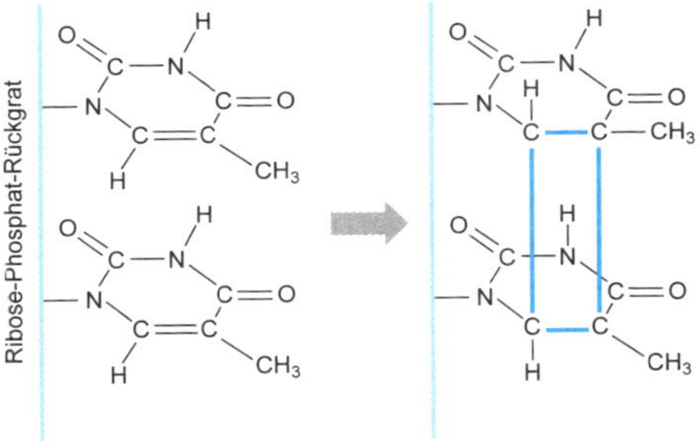

Abb. 16.4 DNA-Veränderung durch physikalische Mutagene

❶

Abb. 16.4 zeigt eine Thymindimerisierung.

❷

- Auslöser ist typischerweise UV-Strahlung. Sie zählt wie auch radioaktive Strahlung und Wärme zu den physikalischen Mutagenen.
- Es entsteht ein **Zyklobutanring.**
- **Pyrimidindimere** werden v. a. durch die **Nukleotidexzisionsreparatur** beseitigt. Ein Oligonukleotid des betroffenen Stranges wird entfernt, die Lücke durch eine DNA-Polymerase aufgefüllt und die Enden durch eine DNA-Ligase verbunden.

❸

- Die **Basenexzisionsreparatur** behebt Veränderungen wie **Desaminierungen** (z. B. C → U), **Alkylierungen** oder **Depurinierungen.** Die veränderte Base wird hydrolytisch und der verbleibende **Desoxyribosephophatrest** durch die AP-Endonuklease und eine Phosphodiesterase entfernt. Die Lücke wird durch DNA-Polymerase und Ligase verschlossen.
- Zusätzlich gibt es **Doppelstrangreparatursysteme.**

❹

XP betrifft die **Nukleotidexzisionsreparatur.**

16 Molekulargenetik

16.2 Transkription

Teilschritte I

Transkription bezeichnet die Umwandlung der in der **DNA** gespeicherten Information in eine **RNA.** Da nur einer der beiden DNA-Stränge als Vorlage benötigt wird erhalten sie unterschiedliche Namen.

Benennen Sie die gekennzeichneten Strukturen in Abb. 16.5!

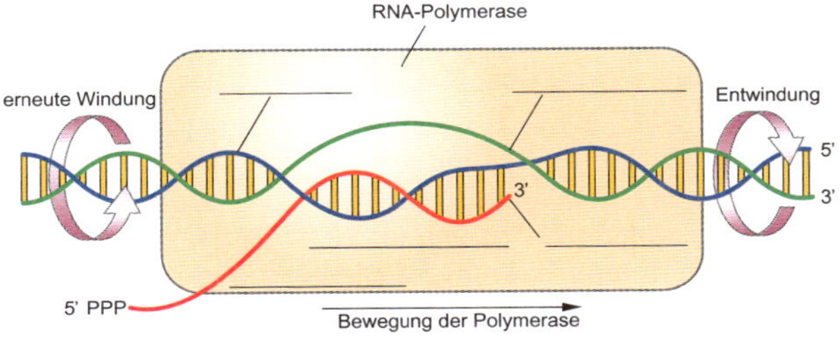

Abb. 16.5 Ablauf der DNA-Transkription

F2

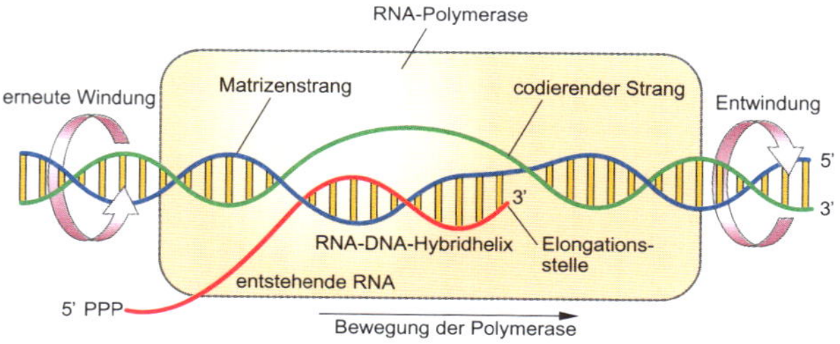

Abb. 16.6 Ablauf der DNA-Transkription

16 Molekulargenetik

16.2 Transkription

Teilschritte II

Vervollständigen Sie die unten stehende Tabelle!

Polymerase	Lokalisation	Produkt	Hemmbarkeit durch α-Amanitin
____________	Nukleus	____________	Schwach
RNA-Polymerase I	Nukleolus	____________	____________
____________	____________	mRNA	____________

Polymerase	Lokalisation	Produkt	Hemmbarkeit durch α-Amanitin
RNA-Polymerase III	Nukleus	tRNA, snRNA, 5S rRNA	Schwach
RNA-Polymerase I	Nukleolus	rRNA	Keine
RNA-Polymerase II	Nukleus	mRNA	Stark

16 Molekulargenetik

16.2 Transkription

Teilschritte III

Beschreiben Sie den Ablauf der Transkription unter Verwendung der folgenden Begriffe!

Allgemeine Transkriptionsfaktoren (TF), Elongation, Enhancer, Initiation, Initiationskomplex, Promotor, spezifische TF, Termination, TATA-Box. F2

Die Transkription gliedert sich in Initiation, Elongation und Termination. Um den korrekten Startpunkt zu finden, benötigt die RNA-Polymerase einen Initiationskomplex. Dieser wird durch allgemeine TF, assoziierte Proteine und die **RNA-Polymerase** gebildet. Die **allgemeinen TF** binden an konservierte Sequenzen im Promotor-Bereich des Gens. Hierzu zählen TATA-, **CAAT-** und **GC-Boxen.** Der basale Transkriptionskomplex bildet sich durch die Rekrutierung weiterer TF, Mediatorproteine und der RNA-Polymerase. Regulierte Gene besitzen zusätzliche Bindungsstellen für spezifische TF, die bis zu 1.000 Basenpaare stromaufwärts liegen. Man nennt sie Enhancer oder **Silencer.**

Am Übergang zur Elongation wird die **C-terminale Domäne** der RNA-Polymerase phosphoryliert. Letztere löst sich vom Initiationskomplex, der daraufhin zerfällt. Über die Vorgänge rund um die Termination ist bei Eukaryoten wenig bekannt.

16 Molekulargenetik

16.2 Transkription

Prä-mRNA Prozessierung

Das **primäre Transkriptionsprodukt** ist noch keine funktionstüchtige mRNA sondern die sog. Prä-mRNA, auch hnRNA genannt. Bis zur reifen mRNA müssen noch umfangreiche **Modifikationen** vorgenommen werden.

Ordnen Sie die folgenden Begriffe den drei Modifikationen zu (Mehrfachzuordnung möglich)!

AMP, Branching-Site, degradiert, Exon, Intron, Kernexport, Lariat, Polyadenylat-Polymerase, snRNPs, Schutz, Translationsinitiation, Translationstermination, Umesterung, 3'-Ende, 5'-Ende, 5'-5'-Triphosphat, 7-Methyl-Guanosin-Kappe.

Modifikationen:

1. **Capping**
2. **Spleißen**
3. **Poly-A-Schwanz**

Prä-mRNA Prozessierung

1. Capping bezeichnet das Anfügen einer 7-Methyl-Guanosin-Kappe über eine atypische 5'-5'-Triphosphat-Bindung am 5'-Ende der hnRNA. Sie schützt die RNA vor dem Abbau, ist am Kernexport der mRNA beteiligt und ist für die Translationsinitiation wichtig.
2. Spleißen bezeichnet das Entfernen der Introns und das zusammenfügen der Exons. Das aus snRNPs bestehende Spleißosom erkennt die Exon-Intron-Übergänge und katalysiert zwei Umesterungen. Durch die erste bildet sich eine auch Lariat genannte Lassostruktur zwischen dem Exon1-Intron-Übergang und einer Branching-Site. Die zweite führt zur Verbindung von Exon1 und Exon2. Das Intron wird freigesetzt und degradiert.
3. Am 3'-Ende wird durch die Polyadenylat-Polymerase ein aus 50–200 AMP-Resten bestehender **Poly-A-Schwanz** angehängt. Er schützt die mRNA vor dem Abbau und ist an der Translationstermination beteiligt.

16 Molekulargenetik

16.2 Transkription

Hemmstoffe der Transkription

Hemmstoffe der Transkription können unterschiedliche Bedeutung haben. Wirken sie selektiv auf die **prokaryotische Transkription,** lassen sie sich als **Antibiotikum** einsetzen. Wird auch die **eukaryote Transkription** beeinflusst, können sie als **Zytostatikum** eingesetzt werden.

❶ **Vervollständigen Sie die folgende Tabelle!**

Hemmstoff	Wirkmechanismus	Med. Bedeutung
Rifampicin	___________	Antibiotikum
Actinomycin D	___________	___________
Mitomycin	Quervernetzung der DNA	___________
___________	Hemmung der RNA-Polymerase II	Toxin des Knollenblätterpilzes
___________	Hemmung der bakteriellen Topoisomerase II	___________

Einige Hemmstoffe der Transkription beeinflussen auch die **Replikation.**

❷ **Welche Hemmstoffe aus der Tabelle wirken auch auf die Replikation?**

❸ **Nennen Sie einen weiteren Replikationshemmstoff!**

❶

Hemmstoff	Wirkmechanismus	Med. Bedeutung
Rifampicin	Hemmung der bakteriellen RNA-Polymerase	Antibiotikum
Actinomycin D	Interkalator in GC-reichen DNA-Abschnitten	Zytostatikum
Mitomycin	Quervernetzung der DNA	Zytostatikum
α-Amanitin	Hemmung der RNA-Polymerase II	Toxin des Knollenblätterpilzes
Gyrasehemmer (z.B. Floxazine, Novobiocin)	Hemmung der bakteriellen Topoisomerase II	Antibiotikum

❷

Actinomycin D und Mitomycin greifen in die Struktur der DNA ein und wirken daher auch auf die Replikation. Da die Gyrase für Replikation und Transkription benötigt wird, wirken auch **Gyrasehemmer** auf beide Schritte.

❸

Selektive **Replikationshemmstoffe** sind beispielsweise **Nukleosidanaloga** wie das **Cytosin-Arabinosid.** Die Base Cytosin ist hierbei anstatt mit 2'-Desoxyribose mit Arabinose verknüpft. Dies führt zum Kettenabbruch bei der Replikation.

16 Molekulargenetik

16.3 Translation

Allgemeines

!

❶ Vervollständigen Sie den folgenden Text!

Ziel der Translation ist die Übersetzung des mRNA-Codes in eine ______, also ein Peptid oder Protein. Je ______ Basen, ein sog. ______ oder Codon stehen für eine bestimmte Aminosäure. Diese Verschlüsselung der Aminosäuresequenz nennt man ______. Rechnerisch ergeben sich ______ Kodierungsmöglichkeiten für die ______ Aminosäuren. Die meisten Aminosäuren werden also durch mehr als ein Codon kodiert. Man nennt dies ______ des genetischen Codes. ______ ist das Start-Codon, es kodiert ______. UAA, AUG und UGA sind ______ und kodieren ______ Aminosäure. Der genetische Code ist nahezu ______, gilt also auch in anderen Organismen. F2

❷ Wie erfolgt der Einbau der 21. Aminosäure Selenocystein?

❶

Ziel der Translation ist die Übersetzung des mRNA-Codes in eine Aminosäuresequenz, also ein Peptid oder Protein. Je drei Basen, ein sog. Triplett oder Codon stehen für eine bestimmte Aminosäure. Diese Verschlüsselung der Aminosäuresequenz nennt man genetischen Code. Rechnerisch ergeben sich $4^3=64$ Kodierungsmöglichkeiten für die 20 bzw. 21 proteinogenen Aminosäuren. Die meisten Aminosäuren werden also durch mehr als ein Codon kodiert. Man nennt dies Degeneration des genetischen Codes. AUG ist das Start-Codon, es kodiert Methionin. UAA, AUG und UGA sind Stopp-Codons und kodieren nicht für eine Aminosäure. Der genetische Code ist nahezu universell, gilt also auch in anderen Organismen.

❷

Der Einbau von **Selenocystein** wird durch ein SECIS-Element in der 3'-UTR gesteuert. Das **Stopp-Codon UGA** wird dadurch als Codon für Selenocystein gelesen. Selenocystein entsteht durch Modifikation von **Serin.**

16 Molekulargenetik

16.3 Translation

tRNA I

Beschreiben Sie den Aufbau einer tRNA anhand von Abb. 16.7!

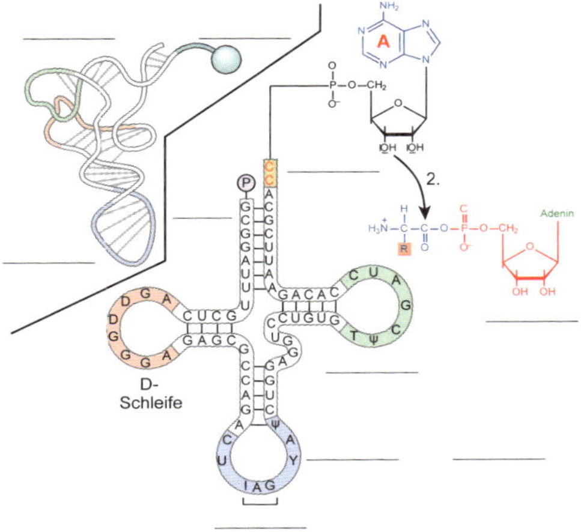

Abb. 16.7 tRNA

Eine tRNA besteht aus ca. 80 Nukleotiden. Durch intramolekulare Basenpaarungen bildet sich als Sekundärstruktur die sog. Kleeblattstruktur sowie eine **L-Form** als Tertiärstruktur. 5'-Phosphat und 3'-OH Ende liegen in räumlicher Nähe. Es bilden sich ein Pseudouridin, ein Dihydrouridin und eine Anticodonschleife. Letztere ist für die Interaktion mit dem Codon, also der mRNA zuständig. Das **3'-Ende** besitzt stets die Sequenz **CCA** und bindet die **Aminosäure.** Es befindet sich am kurzen Arm der L-Form. Am langen Arm findet sich das Anticodon.

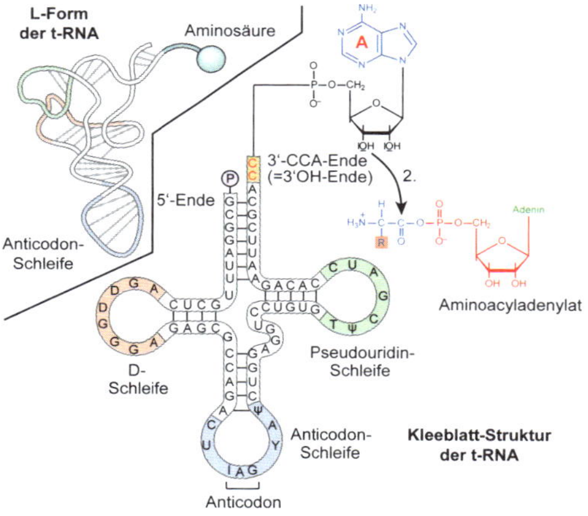

Abb. 16.8 Kleeblattstruktur und L-Form der tRNA

16 Molekulargenetik

16.3 Translation

tRNA II

❶ **Wie erfolgt die Beladung der tRNA?**

Würden Codon und Anticodon streng nach der Watson-Crick-Regel interagieren, bräuchte die Zelle 61 tRNAs um alle Codons übersetzen zu können. Es gibt jedoch **deutlich weniger tRNAs.** Damit trotzdem alle Codons gelesen werden können, besitzen einige tRNAs die **Fähigkeit mehrere Codons zu binden.** Dies liegt daran, dass es an einer bestimmten Position zum **„Wackeln"** der Codon-Anticodon-Beziehung kommt. Man bezeichnet dies als Wobble-Hypothese. F3

❷ **Welche Position des Codons bzw. Anticodons ist hiervon betroffen?**

1

Es handelt sich um einen zweistufigen Vorgang. Zunächst erfolgt die Aktivierung der Aminosäure mit ATP zum **Aminoacyladenylat.** Es entsteht eine Carbonsäure-Phosphorsäure-Anhydridbindung. Dann kommt es zum **nukleophilen Angriff** der 3'-OH-Gruppe auf das Carbonyl-C-Atom der Aminosäure. Zwischen Aminosäure und tRNA ensteht eine **Esterbindung,** AMP wird freigesetzt.

2

Position **3 Codon** und Position **1 Anticodon.**

16 Molekulargenetik

16.3 Translation

Initiation

Ort der Proteinbiosynthese ist das **Ribosom.** Man gliedert die Translation in die Phasen **Initiation, Elongation** und **Termination.** Am Ende der Initiation hat sich ein **80S-Ribosom** ausgebildet, welches am Start-Codon positioniert ist.

❶ Beschreiben Sie die Vorgänge der Initiation. Verwenden Sie dabei die folgenden Begriffe!

A-Stelle, eukaryotischer Initiationsfaktor-2 (eIF-2), GTP, GTPase-Aktivität, P-Stelle, Polysomen, Scanning, Start-Codon, ternärer Komplex, 5'-Cap, 40S-Untereinheit (40S-UE), 60S-Untereinheit (60S-UE).

❷ Bildet die erste eingebaute Aminosäure den C- oder N-Terminus des späteren Proteins?

❶

Aus dem eIF-2, GTP und der **Initiator-Methionyl-tRNA** bildet sich ein ternärer Komplex. Er verbindet sich mit der 40S-UE und weiteren IF, welche die Bindung an die 5'Cap der mRNA vermitteln. Es folgt das Scanning der mRNA bis das Start-Codon gefunden wird. Dieses aktiviert die GTPase-Aktivität des **eIF-2.** Das folgende Ablösen der IF ermöglicht die Bindung der 60S-UE. Das entstandene 80S-Ribosom besitzt nun drei Bindungsstellen für tRNAs. Die A-Stelle nimmt neu eintretende tRNAs auf. In der P-Stelle sitzt die Initiator-Methionyl-tRNA nach der Initiation. Während der Elongation befindet sich hier die Polypeptidkette tragende Aminosäure. Die E-Stelle bindet die deacylierte tRNA. Die Initiation wiederholt sich mehrfach, sodass viele Ribosomen hintereinander auf eine mRNA „aufgefädelt" werden. Man spricht von Polysomen.

❷

Die Proteinsynthese beginnt immer N-terminal.

16 Molekulargenetik

16.3 Translation

Beschreiben Sie kurz Elongation und Termination anhand der Abb. 16.9!

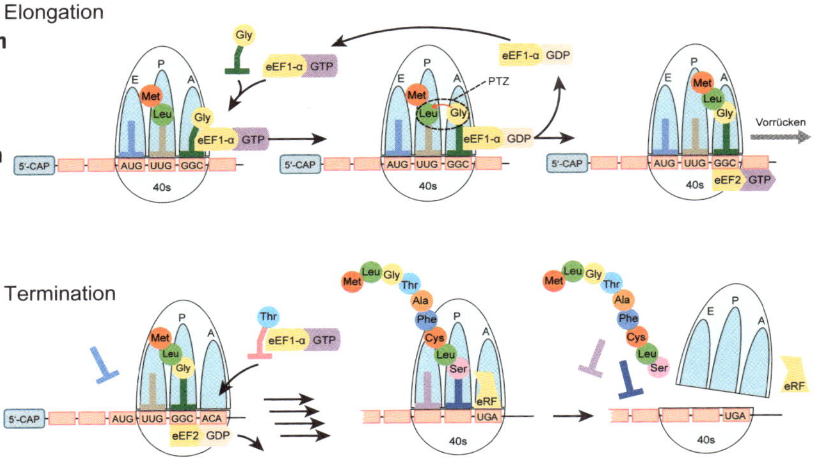

Abb. 16.9 Elongation und Termination

F3

Elongation/Termination

Die Elongation ist ein **zyklischer Prozess,** der sich solange wiederholt, bis das Ribosom auf eines der Stopp-Codons trifft. Das Ablesen der mRNA erfolgt dabei in 5'→3'-Richtung. Auch die Elongation beginnt mit der Bildung eines ternären Komplexes.

Der ternäre Komplex besteht aus dem **Elongationsfaktor-1α, GTP** und der **beladenen tRNA.** Diese tritt in die **A-Stelle** des Ribosoms ein. Passen Codon und Anticodon, wird die **GTPase-Aktivität** von **eEF-1α** aktiviert, der daraufhin von der tRNA abdissoziiert. Im Peptidyltransferasezentrum kommt es zum nukleophilen Angriff (kein direkter ATP- oder GTP-Verbrauch) der α-Aminogruppe der neu eingetretenen Aminosäure auf die Peptidyl-tRNA-Esterbindung. Nun bewegt sich das Ribosom **eEF-2-GTP-abhängig** um ein Triplett weiter. Die neu eingetretene tRNA rutscht aus der A- in die P-Stelle.

Erscheint in der A-Stelle nach dem Vorrücken eines der drei Stopp-Codons, für die es keine tRNA gibt, wird die Termination eingeleitet. Statt einer tRNA bindet ein **Releasingfaktor** und bewirkt die hydrolytische Spaltung der Peptidyl-tRNA-Esterbindung. Die Peptidkette wird freigesetzt und das Ribosom zerfällt.

16 Molekulargenetik

16.3 Translation

Hemmstoffe der Translation

❶ **Nennen Sie mindestens vier Hemmstoffe der Translation sowie ihren Wirkmechanismus!**

F6

❷ **Entscheiden Sie jeweils, ob die pro- oder eukaryote Proteinsynthese betroffen ist!**

Auch die Zelle selbst kann hemmend auf die eigene Proteinbiosynthese wirken. Dies kann beispielsweise dann sinnvoll sein, wenn eine Zelle von Viren befallen ist und verhindern möchte, dass virale Proteine in großer Menge gebildet werden. Die in diesem Fall gebildeten **Interferone** aktivieren **eIF-2-Kinasen.** Diese phosphorylieren den eIF-2, wodurch dieser sehr stark an den eIF-2B bindet, der eigentlich für die Regeneration von eIF-2-GDP zu eIF-2-GTP zuständig ist. Hierdurch gerät die Initiation ins Stocken.

❶ und ❷

Hemmstoff	Wirkmechanismus	Wirkung auf
Tetracyclin	Blockiert die Bindung der Aminoacyl-tRNA Bindung an die **30S-UE**	Prokaryoten
Streptomycin	Interkaliert mit der 16S-rRNA der **30S-UE** und stört die Codon-Anticodon-Wechselwirkung	Prokaryoten
Puromycin	Bindet an der A-Stelle der **30S-** und **40S-UE,** die Peptidkette wird auf Puromycin übertragen, es kommt zum Kettenabbruch	Prokaryoten u. Eukaryoten
Diphtherietoxin	Überträgt einen **ADP-Ribose-Rest** aus NAD^+ auf einen **Diphthamid-Rest** des **eEF-2,** der somit inaktiviert wird, und hemmt so die Translokation	Eukaryoten
Chloramphenicol	Blockiert das PTZ in der **50S-UE**	Prokaryoten
Erythromycin	Bindet die **50S-UE** und hemmt die Translokation durch Blockade des Peptidtunnels	Prokaryoten

Merke: Translationshemmer – **T**ante **S**arah **p**ackt **d**ie **C**offer **e**in.

16 Molekulargenetik

16.3 Translation

Cotranslationaler Proteintransport

❶ Beschreiben Sie die Synthese sekretorischer Proteine!

❷ Ordnen Sie die folgenden Proteine ihrem Syntheseort zu!

1) ribosomale Proteine, 2) Exportproteine, 3) zytosolische Proteine, 4) mitochondriale Proteine, 5) lysosomale Proteine, 6) peroxisomale Proteine, 7) Transmembranproteine.

Syntheseort:

a. Synthese an freien Ribosomen
b. Synthese an rER-gebundenen Ribosomen

❶

Proteine, die am **rER** synthetisiert werden, besitzen eine **N-terminale Signalsequenz.** Nachdem die Proteinsynthese an einem **freien Ribosom** begonnen hat, bindet ein GTP-beladenes **Signal Recognition Particle** (SRP) an die Signalsequenz, wodurch es zum **Arrest** der Proteinbiosynthese kommt. Das SRP bindet über einen ebenfalls GTP-beladenen **SRP-Rezeptor** an das ER. Das Ribosom wird dadurch über einem als **Translokon** bezeichneten Protein-Kanal platziert. SRP und SRP-Rezeptor aktivieren wechselseitig ihre GTPase-Aktivität, wodurch sich das SRP vom Signalpeptid ablöst und die Proteinsynthese wieder freigibt. Die naszierende Polypeptidkette wird jetzt **in das ER-Lumen** translatiert. Durch **Signalpeptidasen** wird das Signalpeptid der meisten Proteine wieder abgespalten.

❷

1 a, 2 b, 3 a, 4 a, 5 b, 6 a, 7 b

16 Molekulargenetik

16.3 Translation

Posttranslationale Proteinmodifikation

Viele Proteine erwerben ihre Funktionsfähigkeit erst durch posttranslationale Modifikationen. Diese umfassen unter anderem:

- Faltung
- Glykosylierung
- Hydroxylierung
- Carboxylierung
- Phosphorylierung
- limitierte Proteolyse
- Membranverankerung über Lipidanker

Beschreiben Sie kurz die genannten Modifikationsmöglichkeiten und geben Sie Beispiele!

- **Faltung:** Peptidketten falten sich in charakteristischer Weise entweder spontan oder durch die Assistenz von **Chaperonen** und Disulfid-Isomerasen.
- **Glykosylierung:** Als **N-** oder **O-Glykosylierung** an **Asn** oder **Ser** und **Thr.** Letztere v. a. im **Golgi-Apparat.** Die meisten Exportproteine sind glykosyliert. Albumin bildet eine wichtige Ausnahme.
- Hydroxylierung: Erfolgt an **Ser** und **Pro** v. a. im Kollagenstoffwechsel.
- **Carboxylierung:** γ-Carboxylierung erhöht die Ca^{2+}-Bindefähigkeit von Proteinen.
- Phosphorylierung: Erfolgt an **Ser, Thr** und **Tyr** und reguliert z. B. Enzymaktivitäten.
- **Limitierte Proteolyse:** z. B. das Abspalten der Signalsequenz und die Bildung von Proteinen oder Aktivierung von Enzymen aus Vorläufern durch Prohormon- oder Proenzymkonvertasen.
- **Membranverankerung:** Anheften von Prenyl- oder Fettsäure-Resten. **Prenylierung** und Acylierung erfolgen an **Cys,** z. B. γ- und α-UE von G-Proteinen. Auch das Anheften von GPI-Ankern ist eine Verankerungsmöglichkeit.

17 Biochemie des Gastrointestinaltrakts

Grundumsatz und Nahrungsbestandteile

❶ **Was ist der Grundumsatz? Nennen Sie die wichtigsten Punkte!**

❷ **Wie unterscheiden sich der physikalische und der physiologische Brennwert?**

❸ **Ergänzen Sie die Tabelle und begründen Sie, warum sich bei Proteinen physikalischer und physiologischer Brennwert unterscheiden!**

Nährstoff	Physikalischer Brennwert (KJ/g)	Physiologischer Brennwert (KJ/g)
Fette		
Kohlenhydrate		
Proteine		
Alkohol		

F4

❶
Zur Aufrechterhaltung der Körpertemperatur und der basalen Stoffwechselfunktionen verbraucht der Körper ständig Energie. Diese Energie ist der Grundumsatz. Er sinkt im Alter und ist bei Männern höher als bei Frauen. Er beträgt ca 7.100 kJ pro Tag.

❷
Der physikalische Brennwert ist der Energiegehalt, der in einem Nährstoff steckt, sofern er vollständig verbrannt wird. Der physiologische Brennwert ist der biologische Brennwert bei Verbrennung im lebenden Organismus.

❸

Nährstoff	Physikalischer Brennwert (KJ/g)	Physiologischer Brennwert (KJ/g)
Fette	**39**	**39**
Kohlenhydrate	**17**	**17**
Proteine	23	17
Alkohol	**30**	**30**

Für **Proteine** entspricht der physiologische nicht dem physikalischen Brennwert, da sie nicht ganz zu CO_2 und Wasser abgebaut werden. Das Abbauprodukt des toxischen Ammoniaks, Harnstoff, ist noch energiehaltig und wird ausgeschieden.

17 Biochemie des Gastrointestinaltrakts

Kohlenhydrate I

Mit der Nahrung werden Kohlenhydrate als Polysaccharide aufgenommen. Von den resorbierenden Zellen des Darmepithels, den Enterozyten können Kohlenhydrate aber nur als Monosaccharide aufgenommen werden. Folgende Tabelle führt die Produkte, Substrate, Bedeutung und die Art der gespaltenen glykosidischen Bindung der intestinalen Zuckerspaltungen auf.

Ordnen Sie jeweils ein Enzym zu und ergänzen Sie die Tabelle!

Enzym	Substrate	Produkte	gespaltene Bindung	Bedeutung
___	Stärke, Glykogen	___	α1→4 im Glucosepolymer	Keine komplette Spaltung. Nur eine Vorverdauung
___	Lactose	Glucose und Galactose	___	Als Dissacharidase im Bürstensaum des Duodenums
___	Maltose	Glucose	α1→4 zwischen zwei Glucoseeinheiten	
___	___	Glucose und Fructose	α1→2 zwischen Glucose und Fructose	
___	Isomaltose	Glucose	___	

Enzym	Substrate	Produkte	gespaltene Bindung	Bedeutung
Amylase	Stärke, Glykogen	Maltose und Isomaltose	α1→4 im Glucosepolymer	Keine komplette Spaltung. Nur eine Vorverdauung
Laktase	Lactose	Glucose und Galactose	β1→4 zwischen Glucose und Galactose	Als Dissacharidase im Bürstensaum des Duodenums
Maltase	Maltose	Glucose	α1→4 zwischen zwei Glucoseeinheiten	
Saccharase	Saccharose	Glucose und Fructose	α1→2 zwischen Glucose und Fructose	
Isomaltase	Isomaltose	Glucose	α1→6 zwischen zwei Glucoseeinheiten	

17 Biochemie des Gastrointestinaltrakts

Kohlenhydrate II

!
!

F3

❶ Beantworten Sie folgende Fragen zu Cellulose!

1. Was ist Cellulose und wie sind die Kohlenhydrate verknüpft?
2. Wie wird Cellulose verdaut?
3. Welche Funktion hat es im Magen-Darm-Trakt?

❷ Beantworten Sie folgende Fragen zur Kohlenhydratresorption!

1. Welche Rolle spielen Na^+-Ionen bei der Glucoseresorption?
2. Wieso hilft Cola bei der Wasserresorption/Rehydratation?
3. Wie wird Fructose aufgenommen?

❶

1. Cellulose ist Strukturbaustein und Glucosepolymer von Pflanzen.
2. Der Mensch kann die $\beta_1 \rightarrow 4$-glykosidische Bindung nicht spalten.
3. Cellulose ist ein Ballaststoff der
   a. unverdaut als osmotisch wirksame Substanz den Darmtrakt durchwandert und den Stuhl eindickt.
   b. von den Dickdarmbakterien zu kurzkettigen Fettsäuren, wie Propionsäure, abgebaut werden kann, die fördernd auf die Darmmotilität einwirken.

❷

1. Der sekundär-aktive Transporter SGLT1 transportiert Glucose im Symport mit Natriumionen in die Enterozyten. Er benötigt einen zuvor von der primär aktiven Na^+/K^+-ATPase aufgebauten Natriumgradienten.
2. Cola ist sehr zuckerhaltig, wobei mit der erhöhten Glucoseresorption eine erhöhte Natriumresorption einhergeht. Der Na^+-Resorption folgt osmotisch Wasser.
3. Fructose wird aus dem Darm über erleichterte Diffusion mittels GLUT5 aufgenommen.

17 Biochemie des Gastrointestinaltrakts

Proteine I

Im Magen werden die Proteine durch den salzsäurebedingten niedrigen pH-Wert denaturiert, d. h. sie verlieren ihre native Konformation. So kann die Peptidase Pepsin besser angreifen. Die Salzsäure wird von den gastrinstimulierten Belegzellen produziert.

F3

❶ Zählen sie stichpunktartig die wichtigsten Aspekte zur Arbeitsweise des Pepsins auf!

❷ In welcher Form werden die Enzyme sezerniert? Nennen Sie ein Beispiel! Kennen Sie Ausnahmen?

❶

Pepsin:

- Ist eine saure **Endopeptidase** und wird von den Hauptzellen des Magens als inaktive Vorstufe, **Pepsinogen,** freigesetzt
- Spaltet bevorzugt hinter den aromatischen Aminosäuren **Tyrosin** und **Phenylalanin**
- Erzeugt dabei **Polypeptide,** keine Aminosäuren
- Wird durch den sauren pH-Wert des Magens aktiviert
- Katalysiert in aktivierter Form seine eigene Aktivierung **(Autoproteolyse).**

❷

Damit die Enzyme das Pankreas nicht schädigen, werden sie als inaktive Vorstufen (Zymogene) sezerniert und erst im Duodenallumen aktiviert. Die Carboxypeptidase A beispielsweise ist eine Exopeptidase, die Aminosäureketten von ihrem C-Terminus aus spaltet und als Procarboxypeptidase sezerniert wird. Folgende Enzyme werden **nicht** als inaktive Vorstufen sezerniert:

- Ribonuklease und Desoxyribonuklease zum DNA/RNA-Abbau
- **Lipase** zur Fettverdauung

17 Biochemie des Gastrointestinaltrakts

Proteine II

❶ Ergänzen Sie den Lückentext zu Trypsin!

Trypsin wird als inaktive Vorstufe __________ freigesetzt. Trypsin spaltet bevorzugt mitten im Protein am Carboxyterminus der basischen Aminosäuren __________ und ______. Es ist eine ___________, d. h. es hat die Aminosäure Serin im aktiven Zentrum. Die ___________ im Bürstensaum der Enterozyten des Duodenums aktiviert Trypsinogen zu Trypsin. Da Trypsinogen von diesem Enzym durch eine gezielte Proteolyse aktiviert wird, nennt man das ______________. Diese kommt auch in der Gerinnungskaskade und im Komplementsystem vor. Das aktivierte __________ wiederum kann weitere Trypsinogene aktivieren.

Arginin, Lysin, Enteropeptidase, limitierte Proteolyse, Serinprotease, Trypsin, Trypsinogen.

F4

❷ Wie unterscheidet sich die Resorption einzelner Aminosäuren von der Resorption der Oligo- und Tripeptide?

❶

Trypsin wird als inaktive Vorstufe Trypsinogen freigesetzt. Trypsin spaltet bevorzugt mitten im Protein am Carboxyterminus der basischen Aminosäuren Lysin und Arginin. Es ist eine Serinprotease, d.h. es hat die Aminosäure Serin im aktiven Zentrum. Die Enteropeptidase im Bürstensaum der Enterozyten des Duodenums aktiviert Trypsinogen zu Trypsin. Da Trypsinogen von diesem Enzym durch eine gezielte Proteolyse aktiviert wird, nennt man das limitierte Proteolyse. Diese kommt auch in der Gerinnungskaskade und im Komplementsystem vor. Das aktivierte Trypsin wiederum kann weitere Trypsinogene aktivieren.

❷

- Einzelne Aminosäuren werden mit Hilfe eines spezifischen Carriers sekundär aktiv abhängig von Na^+ aufgenommen.
- Für **Oligopeptide** (das sind hauptsächlich Di- und Tripeptide) existiert ein tertiär-aktiver Symport mit H^+.

17 Biochemie des Gastrointestinaltrakts

Lipide

❶ **Welche Rolle spielen die Gallensäuren bei der Fettverdauung?**

❷ **Was ist notwendige Voraussetzung der Mizellenbildung? Zählen Sie die Bestandteile einer Mizelle auf!**

F4

❶

Gallensäuren sind amphiphil, d. h. sie haben sowohl hydrophobe als auch hydrophile Anteile. Im Duodenum emulgieren sie die Nahrungsfette und machen sie wasserlöslich (Detergenzwirkung). Dabei lagern sie sich mit ihren hydrophoben Anteilen an die Lipide und mit ihren hydrophilen Anteilen zeigen sie in Richtung Außenmedium.

❷

Aufgrund ihrer schlechten Wasserlöslichkeit werden Lipide in Form von **Mizellen** in die Enterozyten aufgenommen. Mizellen bieten außerdem eine größere Oberfläche für fettspaltende Enzyme.

Voraussetzung ist eine Spaltung der Fette mit Hilfe der **Pankreaslipase.** Mit den Kofaktoren Colipase (von Trypsin aktiviert), Gallensäuren und Calciumionen zerlegt sie TAGs in Glycerin, zwei Fettsäuren und 2-Monoacylglycerin.

Bestandteile der Mizelle sind:

- Gallensäuren
- 2-Monoacylglycerin
- Fettsäuren
- Fettlösliche Vitamine
- Phospholipide
- Cholesterine

17 Biochemie des Gastrointestinaltrakts

Eisen und Vitamin B_{12}

❶ **Entscheiden Sie für jede der folgenden Aussagen zur Eisenaufnahme ob sie wahr oder falsch ist! Kommentieren Sie die Falschaussagen!**

Aussage	w/f
Freies Eisen liegt in der Regel als Fe^{3+} vor und wird so bevorzugt von den Enterozyten aufgenommen	
Eisen wird über den DMT-1 (divalent metal transporter 1) im Symport mit Protonen in die Enterozyten aufgenommen	
Ein niedriger pH-Wert (H^+ ↑) hemmt über die Erhöhung des Protonengradienten die Eisenaufnahme	
Vom mit der Nahrung aufgenommenen Eisen werden ca. 10 % enteral resorbiert, also ca. 1 mg pro Tag	

❷ **Wie wird Vitamin B_{12} resorbiert?**

!

❶

Aussage	w/f
Freies Eisen liegt in der Regel als Fe^{3+} vor und wird so bevorzugt von den Enterozyten aufgenommen	f
Eisen wird über den DMT-1 (divalent metal transporter 1) im Symport mit Protonen in die Enterozyten aufgenommen	w
Ein niedriger pH-Wert ($H^+ \uparrow$) hemmt über die Erhöhung des Protonengradienten die Eisenaufnahme	f
Vom mit der Nahrung aufgenommenen Eisen werden ca. 10 % enteral resorbiert, also ca. 1 mg pro Tag	w

Kommentar: Freies Eisen wird bevorzugt als Fe^{2+} enteral aufgenommen und deshalb wird Fe^{3+} von der enteralen Ferrireduktase zu Fe^{2+} reduziert. Die Erhöhung des Protonengradienten fördert die Eisenaufnahme, genauso wie die Reduktion des Eisens durch gleichzeitige Aufnahme von Vitamin C.

❷

Vitamin B_{12} wird im terminalen Ileum im Komplex mit dem Intrinsic-Faktor aufgenommen, der von den Belegzellen des Magens gebildet wird.

18 Mineralstoffe und Spurenelemente

18.1 Eisen

Allgemeines

F4

1. **Wie hoch ist der Gesamteisenbestand beim Erwachsenen? Wie viel Eisen befindet sich in 1 ml Blut?**

2. **Beschreiben Sie auf welche Proteine sich das Eisen anteilmäßig verteilt!**

3. **Haben Frauen und Männer den gleichen Tagesbedarf?**

4. **Welche Funktionen nimmt Eisen im Körper wahr?**

5. **Nennen Sie drei Arten auf die Eisen an Proteine gebunden werden kann!**

❶

3–5 g; **1 ml Blut** enthält etwa 0,5 mg Eisen

❷

Gesamt-Eisen-Pool	**100 % (~ 3–5 g)**
Hämoglobin	**65 %** (~2/3)
Eisenspeicher (Ferritin, Hämosiderin)	**20 %**
Nicht-Häm-nicht-Schwefel-Eisen	10 %
Myoglobin	4 %
Transferrin	**0,2 %**

❸

Nein – menstruierende **Frauen** haben einen Bedarf von etwa **2 mg/d,** schwangere von bis zu 4 mg/d. **Männer** benötigen nur etwa **0,5–1,0 mg/d.**

❹

Eisen kommt im Körper in **reduzierter** (Fe^{2+}) und **oxidierter** (Fe^{3+}) Form vor. Entsprechend kann es als **Elektronentransporter** fungieren. Da es außerdem Sauerstoff binden kann, übernimmt es hier **Transport- und Speicherfunktion.**

❺

Häm-Eisen: Komplexierung durch **Porphyrinring** (z. B. Cytochrom C); **Eisen-Schwefel-Cluster:** Fixierung über **Sulfidgruppen** (z. B. Acconitase); erfolgt die Fixierung über andere Aminosäuren, spricht man von Nicht-Häm-Nicht-Schwefel-Eisen-Proteinen (z. B. Transferrin).

18 Mineralstoffe und Spurenelemente

18.1 Eisen

Resorption I

Das mit der Nahrung zugeführte Eisen wird von den Enterozyten aufgenommen. Dieser Vorgang ist jedoch relativ ineffektiv.

❶ Beschreiben Sie anhand der Abb. 18.1 Eisenaufnahme und -abgabe des Enterozyten!

❷ Welche Substanzen fördern bzw. hemmen die Aufnahme?

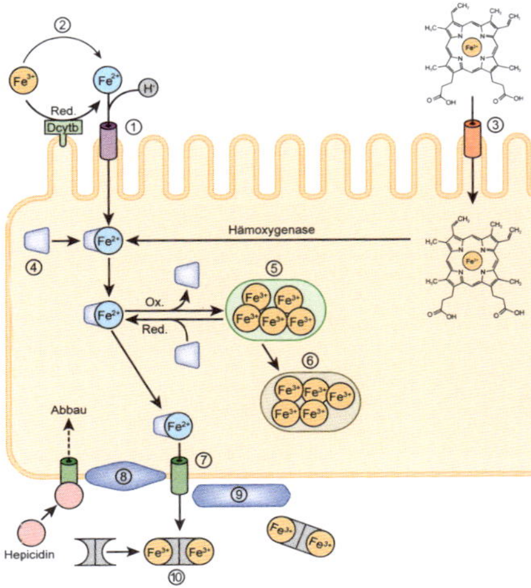

Abb. 18.1 Enterale Eisenaufnahme

❶

- 10 % bis maximal 40 % (bei schwerem Eisenmangel) des **enteral** zugeführten Eisens werden resorbiert
- Die apikale Aufnahme erfolgt als Fe^{2+} über den **DMT1** (1). Reduzierend wirken die Ferrireduktase (Dcytb) sowie **Ascorbinsäure** (2), welche so die Aufnahme fördert. **Oxalate,** Phosphate und Calcium **hemmen** die Resorption (❷).
- Aufnahme von Häm-Eisen über das effektivere **Heme Carrier Protein 1** (HCP1) (3)
- Transport intrazellulär als Fe^{2+} an **Mobilferrin** (4) gebunden
- Speicherung als **Fe^{3+}** in **Ferritin** (5) oder dem schlecht mobilisierbaren **Hämosiderin** (6)
- **Ferroportin** (7) vermittelt den **basolateralen Export** und die Bindung an **Transferrin** (10) im Blut. Beim Export wird Fe^{2+} durch **Hephaestin** (8) oder **Caeruloplasmin** (9) zu Fe^{3+} **oxidiert**

18 Mineralstoffe und Spurenelemente

18.1 Eisen

Resorption II

Wie erfolgt die zelluläre Eisenaufnahme?

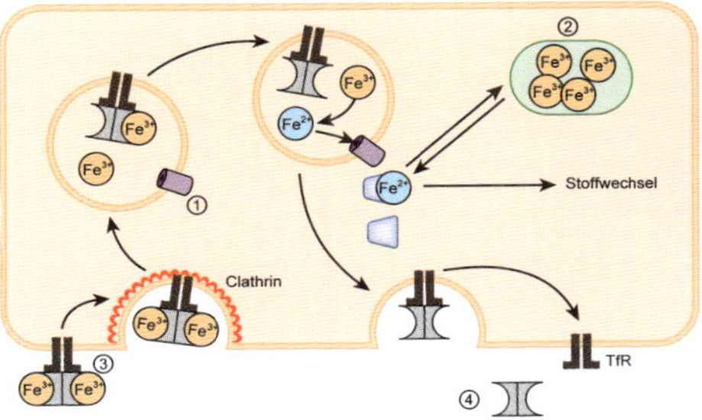

Abb. 18.2 Eisenaufnahme vom Blut in eine Körperzelle

F7

Endozytose von Holo-Transferrin über den Transferrinrezeptor (3). Durch Ansäuerung und Reduktion löst sich Fe^{2+} vom Rezeptor und wird aufgenommen. Der Rezeptor **kehrt zur Membran zurück** wo **Apo-Transferrin** (4) entlassen wird.
(1) DMT1,
(2) Ferritin.

18 Mineralstoffe und Spurenelemente

18.1 Eisen

Regulation

Der Eisenstoffwechsel wird durch die Leber, aber auch auf zellulärer Ebene reguliert. In der Leber gebildetes Hepcidin bindet an **Ferroportin,** das daraufhin **internalisiert** und **abgebaut** wird (→ Abb. 18.1). So wird durch den Enterozyten **weniger** Eisen basal **exportiert** und geht bei der **Desquamation** verloren. Neben hohen Eisenspiegeln wird die Hepcidinbildung z. B. durch IL-6 stimuliert. Bei bakteriellen Infektionen soll so vermieden werden, dass Bakterien für ihren Stoffwechsel auf körpereigenes Eisen zugreifen können. Werden die Hepatozyten nicht ausreichend mit O_2 versorgt, wird weniger Hepcidin gebildet, damit dem Körper mehr Eisen für die Hämsynthese zur Verfügung steht. F2

Wie erfolgt die zelluläre Regulation des Eisenstoffwechsels?

Bei **niedrigen Eisenspiegeln** verliert die zytosolische Aconitase ihr Fe-S-Cluster und erlangt die Funktion eines **Iron Responsive Proteins** (IRP). Dieses kann nun an Iron Responsive Elements (IRE) in der mRNA von Proteinen des Eisenstoffwechsels binden:

- Ein **IRE** in der **3'-UTR** verhindert den Abbau der mRNA, die Proteinsynthese wird **verstärkt.** Beispiel: **Transferrinrezeptor**
- Ein **IRE** in der **5'-UTR** verhindert die Translations-Initiation, die Proteinsynthese wird **gehemmt.** Beispiel: **Ferroportin, Ferritin, δ-Aminolävulinatsynthase**

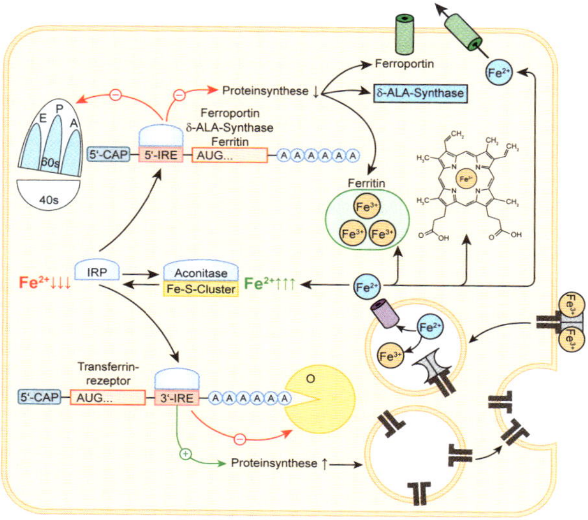

Abb. 18.3 Zelluläre Regulation

18 Mineralstoffe und Spurenelemente

18.1 Eisen

Pathologien

Eine Unterversorgung des Körpers mit Eisen kann zur Ausbildung einer **Eisenmangelanämie** führen, da nicht ausreichend Eisen für die Hämoglobinsynthese zur Verfügung steht.

❶ Wie verändern sich die Erythrozyten bei einer Eisenmangelanämie?

❷ Wie verhalten sich Hb-Wert und Erythrozytenindizes und was sind die jeweiligen Normwerte?

❸ Welche weiteren Laborparameter zur Beurteilung des Eisenstoffwechsels kennen Sie?

❹ Welche hereditäre Erkrankung ist die häufigste Ursache für eine Eisenüberladung des Organismus? Wie kann sie therapiert werden?

❶

Es kommt zur Bildung von kleinen, also mikrozytären und mit nur wenig Hämoglobin gefüllten, also hypochromen Erythrozyten.

❷

Hb ↓ (Norm: ♂ 13–17 g/dl, ♀ 12–15 g/dl), MCV ↓ (Norm: 83–97 fl), MCH ↓ (Norm: 27–33 pg), MCHC →–↓ (Norm: 30–36 g/l).

❸

Neben der direkten Bestimmung der **Plasmaeisenkonzentration,** die großen Schwankungen unterliegt, lässt sich der **Ferritinspiegel** als guter Übersichtsparameter bestimmen. Zusätzlich können Transferrinspiegel und die **Transferrinsättigung** bestimmt werden. Während der Transferrinspiegel bei Eisenmangel erhöht ist (Norm: 2,0–3,6 g/l), zeigt die Transferrinsättigung erniedrigte Werte (Norm: 16–45 %).

❹

Die **Hämochromatose** ist eine meist autosomal vererbte Erkrankung mit einer geschätzten Prävalenz von 1:250. Die Therapie besteht in Gabe von **Chelatbildnern, Aderlässen** und diätetischen Maßnahmen.

Mögliche Ursachen sind Mutationen in den Genen für Hepcidin oder das HFE-Protein, welches an der zellulären Eisenaufnahme beteiligt ist. Das Eisen kumuliert im Körper und führt zu schweren Schäden an Leber, Pankreas und Herz.

18 Mineralstoffe und Spurenelemente

Kupfer und Zink

Kupfer ist Kofaktor vieler Enzyme. Der Kupferhaushalt wird v. a. über die **Ausscheidung in die Galle** reguliert. Der Transport im Blut erfolgt gebunden an **Transcuprein** oder Albumin. Über den Cu^{2+}-Tranporter Ctr1 wird es aus dem Blut in die Hepatozyten aufgenommen. Es kann nun für die Synthese kupferhaltiger Proteine wie der **Ferrooxidase I** verwendet werden und muss dafür in den Golgi-Apparat transportiert werden. Alternativ kann es apikal aktiv in die Galle sezerniert werden.

1. **Welcher Transporter vermittelt diese Transportvorgänge?**
2. **Wie wird der Morbus Wilson noch genannt? Erwarten Sie einen erhöhten Plasmakupferspiegel?**
3. **Nennen Sie Prozesse für die der Organismus Zink benötigt!**

❶

Für die Transportprozesse ist der ATP-abhängige Cu-Transporter ATP7B zuständig.

❷

Beim **Morbus Wilson** ist dieses Transportprotein defekt. Es kommt zu einer massiven Kupferüberladung der Leber mit nachfolgender Zirrhose.

Der Morbus Wilson wird auch **hepatolentikuläre Degeneration** genannt, da es neben der Leber zur Kupferablagerung in den **Basalganglien** kommt. Häufig entwickeln Patienten auch einen sog. **Kayser-Fleischer-Cornealring.**

Der Plasmakupferspiegel ist erniedrigt. Kupferproteine wie die Ferrooxidase I stellen den größten Teil des Gesamtplasmakupfers. Da bei einer ATP7B-Mutation aber auch ihre Synthese vermindert ist, ist der Gesamtplasmaspiegel erniedrigt. Die Konzentration an freiem Kupfer steigt allerdings an.

❸

Zink ist **Kofaktor** vieler Enzyme. Daneben übernimmt es eine wichtige Rolle in der **Speicherung von Insulin** als Zink-Hexamer. Es kommt in den DNA-Bindungsdomänen von Transkriptionsfaktoren, sog. **Zinkfingermotiven** vor und ist an Prozessen der **Wundheilung** und **T-Zelldifferenzierung** beteiligt.

18 Mineralstoffe und Spurenelemente

Spurenelemente als Kofaktoren

❶ Ordnen Sie die folgenden Enzyme ihren Kofaktoren zu! (Mehrfachnennung möglich)

Aldehydoxidase, Alkalische Phosphatase, Carboanhydrase, Cytochrome (Cytochrom c), Cytochrom-c-Oxidase, Dehydrogenasen, Dejodase, Ferrooxidase I, Glutathionperoxidase, Katalase, Lysyl-Oxidase, Matrix-Metalloproteinasen, mitochondriale Superoxid-Dismutase, Monoaminooxidase, Monooxygenasen, NO-Synthase, PEP-Carboxykinase, Prolylhydroxylase, Pyruvat-Carboxylase, Superoxid-Dismutase, Thioredoxin-Reduktase, Tyrosinase, Xanthinoxidase.

Kofaktoren:

1. Kupfer (Cu)
2. Eisen (Fe)
3. Zink (Zn)
4. Mangan (Mn)
5. Selen (Se)
6. Molybdän (Mo)

Kupfer (Cu)	Eisen (Fe)	Zink (Zn)	Mangan (Mn)	Selen (Se)	Molybdän (Mo)
Cytochrom-c-Oxidase	Peroxidase	Carboanhydrase	Mn-Superoxiddismutase (mitochondrial)	Dejodasen	Xanthinoxidase
Superoxiddismutase (Cu und Zn)	Katalase (durch Kupfer hemmbar)	Dehydrogenasen (Alkohol-, Lactat-, Malat-, Glutamat-)	Pyruvatcarboxylase	Gluthathionperoxidase	Aldehydoxidase
Lysyloxidase	Cytochrome (Cytochrom c)	Superoxiddismutase (Cu und Zn)	PEP-Carboxykinase	Thioredoxinreduktase	
Tyrosinase	Monooxygenasen wie Cytochrom und P_{450} Enzyme	Matrixmetalloproteinasen	Arginase		
Dopamin-β-Hydroxylase	Prolylhydroxylase	Carboxypeptidase (Pankreas)	Glykosyltransferasen		
Monoaminooxidase	NO-Synthase	Alkalische Phosphatase			
Ferrooxidase I	Hydroxylasen				

18 Mineralstoffe und Spurenelemente

Mengenelemente

Vervollständigen Sie die Lücken im Text!

____- und Wasserhaushalt sind eng verbunden und werden über das ____, ADH und ANP kontrolliert. Der K^+-Haushalt ist mit dem ____ Haushalt verknüpft. Eine ____ geht meist mit einer Hyperkaliämie einher. K^+ ist das wichtigste intrazelluläre Kation und verantwortlich für das ___. ___ ist wesentliches Anion des EZR und an Sekretionsprozessen beteiligt. Die Konzentration freier Ca^{2+}-Ionen im ____ ist um den Faktor 10^4 höher als im ____. Ca^{2+} ist an der Aktivierung von Zellen beteiligt. Im Knochen sind große Mengen der insgesamt etwa ____ kg in Form von ____ komplexiert. Hier finden sich auch etwa 85 % des Phosphats, welches außerdem ubiquitär im Organismus vorkommt. Auch Mg^{2+} ist wichtiger Bestandteil des Knochens. Im Komplex mit ___ ist es an Enzymkatalysen beteiligt. Schwefel kommt als aktives Sulfat „___" und in den Aminosäuren ____ und ____ vor.

F2

Na^+- und Wasserhaushalt sind eng verbunden und werden über das RAAS, ADH und ANP kontrolliert. Der K^+-Haushalt ist mit dem Säure-Basen-Haushalt verknüpft. Eine Azidose geht meist mit einer Hyperkaliämie einher. K^+ ist das wichtigste intrazelluläre Kation und verantwortlich für das Ruhemembranpotenzial. Cl^- ist wesentliches Anion des EZR und an Sekretionsprozessen beteiligt. Die Konzentration freier Ca^{2+}-Ionen im EZR ist um den Faktor 10^4 höher als im IZR. Ca^{2+} ist an der Aktivierung von Zellen beteiligt. Im Knochen sind große Mengen der insgesamt etwa 1,5 kg in Form von Hydroxylapatit komplexiert. Hier finden sich auch etwa 85 % des Phosphats, welches außerdem ubiquitär im Organismus vorkommt. Auch Mg^{2+} ist wichtiger Bestandteil des Knochens. Im Komplex mit ATP ist es an Enzymkatalysen beteiligt. Schwefel kommt als aktives Sulfat „PAPS“ und in den Aminosäuren Cystein und Methionin vor.

19 Hormone

Endokrines System

Damit ein vielzelliger Organismus wie der menschliche Körper funktioniert, bedarf es einer Spezialisierung und Differenzierung von Zellen und Zellverbänden zu Organsystemen. Ebenso wichtig ist aber auch die **Kommunikation** dieser Zellen untereinander um adäquat auf exogene und endogene **Reize** zu reagieren. Die Interaktion zwischen Zellen über **Signalstoffe,** die auf einen passenden **Rezeptor** der Zielzelle wirken, ist ein phylogenetisch sehr alter Mechanismus der Informationsübertragung. Im Allgemeinen ist die Geschwindigkeit der Signalübertragung im hormonellen System **deutlich langsamer** als im neuronalen System.

❶ Wie nennt man das Prinzip, nach dem ein Signalstoff nur auf Zellen mit einem passenden Rezeptor wirkt?

❷ Erklären Sie die Begriffe endokrine, parakrine und autokrine Signaltransduktion und nennen Sie je ein Beispiel!

1

Man spricht in diesem Zusammenhang auch vom Schlüssel-Schloss-Prinzip. Das Hormon ist sozusagen der Schlüssel um den dazu passenden Rezeptor zu aktivieren.

2

- Endokrin: Der Signalstoff wird in das **Blut** abgegeben und auf diese Weise zur Zielzelle transportiert.
  Beispiele: Insulin, Glukagon, Aldosteron, Cortisol
- **Parakrin:** Der Botenstoff wird an das **umliegende Gewebe** (Interstitium) abgegeben und diffundiert zur Zielzelle.
  Beispiele: Interferone, Histamin, Retinsäure
- **Autokrin:** Abgabe an das umliegende Gewebe. Die Wirkung erfolgt auf die abgebende **Zelle selbst.**
  Beispiele: viele Interleukine

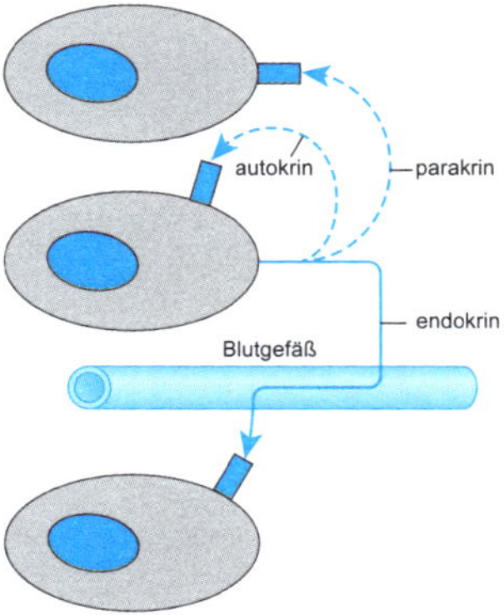

Abb. 19.1 Mechanismen der Signaltransduktion

19 Hormone

Bildungsorte

Es gibt verschiedene Möglichkeiten, Hormone in Gruppen zusammenzufassen. Eine Möglichkeit ist die Einteilung nach dem **Bildungsort.**
Man unterscheidet zwischen **glandulären** und **aglandulären** Hormonen.

!

FO

❶ Erläutern Sie kurz den Unterschied dieser beiden Gruppen! Nennen Sie je drei Beispiele!

❷ Nennen Sie typische Produktionsorte glandulärer Homone!

❶

Glanduläre Hormone werden in **endokrinen Drüsen** produziert. Dies sind als anatomische Strukturen definierte Zellverbände aus spezialisierten hormonproduzierenden Zellen – nicht mit glandotropen Hormonen verwechseln (dies sind Hormone die ihrerseits auf eine solche endokrine Drüse wirken), auch wenn ein Hormon gleichzeitig glandulär und glandotrop sein kann (z. B. TSH). **Aglanduläre Hormone** (Gewebehormone) werden von **einzeln** gelegenen, spezialisierten hormonproduzierenden Zellen produziert, die in einem anderen Gewebe eingestreut sind.

- **Glanduläre Hormone:** z. B. ACTH, LH, FSH, GH, TSH, Parathormon, Cortisol, Insulin, Glukagon
- **Aglanduläre Hormone:** z. B. Histamin, Serotonin, Gastrin, Somatostatin, IGF, Leptin, Prostaglandine

❷

Endokrine Drüsen sind:

- **Hypothalamus** und **Hypophyse**
- **Schilddrüse** und **Nebenschilddrüsen**
- **Nebennierenrinde** und **-mark**
- Endokriner Anteil des **Pankreas**
- **Gonaden**
- **Plazenta**

19 Hormone

!

F1

Struktur I

Nach der Struktur kann man die Hormone in vier Hauptgruppen einteilen. Die Struktur hat Einfluss auf Parameter wie **Halbwertszeit, Transportform im Blut** und **Rezeptorklasse** des Wirkungsangriffs.

Nennen Sie die vier Gruppen und gehen Sie kurz auf besondere Eigenschaften ein!

- **Aminosäurederivate:** Zu ihnen zählen v. a. die biogenen Amine, aber auch T_3 und T_4, die zwar aus zwei Aminosäuren bestehen aber ebenfalls **keine Peptidbindung** besitzen. Im Gegensatz zu den anderen Aminosäurederivaten wirken T_3 und T_4 über nukleäre Rezeptoren.
- **Peptidhormone:** Bestehen aus mehreren, über **Peptidbindungen** verbundenen Aminosäuren. Ein Hormon kann aus mehreren Peptidketten bestehen (z. B. Insulin). Sie wirken über **membranständige Rezeptoren.**
- **Steroidhormone:** Leiten sich vom Cholesterin ab. Allen gemein ist das Sterangerüst (17 C-Atome). Sie können Membranen passieren und wirken über **nukleäre Rezeptoren.** Sie können nicht gespeichert werden.
- **Fettsäurederivate** entstehen typischerweise aus Arachidonsäure, einer vierfach ungesättigten C-20 Fettsäure, weshalb man sie auch **Eikosanoide** nennt. Sie wirken meist über **membranständige,** seltener über **nukleäre Rezeptoren** wie den PPAR-γ.

19 Hormone

Struktur II

Nach der Struktur kann man die Hormone in vier Hauptgruppen einteilen. Die Struktur hat Einfluss auf Parameter wie **Halbwertszeit, Transportform im Blut** und **Rezeptorklasse** des Wirkungsangriffs.

F1

Ordnen Sie die folgenden Hormone einer der Gruppen zu!

ACTH, Aldosteron, Androgene, Angiotensine, Calcitonin, Cholecalciferol, Dopamin, FSH, Gastrin, Glucocorticoide, Growth-Hormon, Leptin, Leukotriene, LH, Melatonin, Noradrenalin, Östrogene, Progesteron, Prostazyklin, Sekretin, Serotonin, TRH, TSH, T_3, T_4.

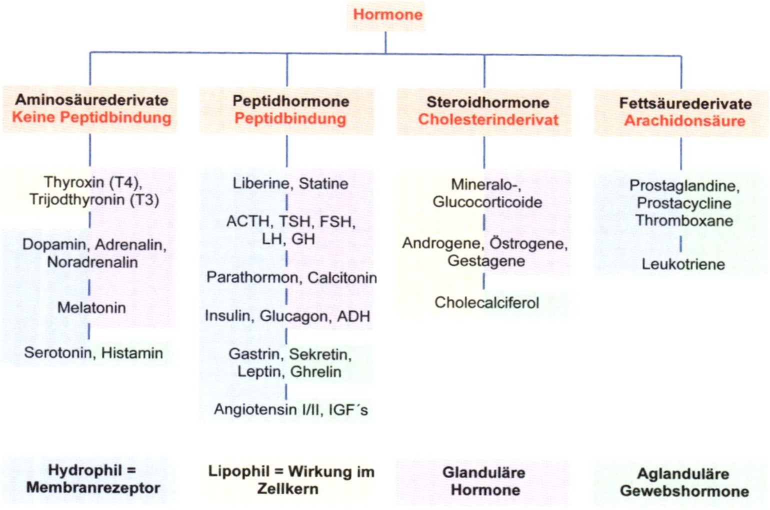

Abb. 19.2 Einteilung der Hormone

19 Hormone

Hormonrezeptoren I

Damit das Hormon in der Zielzelle die gewünschte Wirkung erzielt, benötigt diese einen **passenden Rezeptor.** Pharmakologisch kann man z. B. durch Imitation des Signalstoffes (Agonist) oder das Verhindern einer Bindung des Signalstoffes (Antagonist) Einfluss auf die Hormonwirkung nehmen. Beispiele sind Morphin (Opioidrezeptor-Agonist) und Clonidin (α_2-Rezeptor-Agonist) oder Atropin (Muskarinrezeptor-Antagonist) und Spironolacton (Aldosteronrezeptor-Antagonist). Man unterscheidet drei große Rezeptorklassen:

F2

- **Membranrezeptoren**
- **Ligandengesteuerte Ionenkanäle**
- **Intrazelluläre Rezeptoren**

❶ Beschreiben Sie das Funktionsprinzip eines ligandengesteuerten Ionenkanals!

❷ Nennen Sie Beispiele für Signalstoffe die auf diese Weise wirken!

❸ Beschreiben Sie den Mechanismus der intrazellulären Hormonwirkung und geben Sie drei Beispiele!

❶

Der Rezeptor ist **gleichzeitig Ionenkanal.** Sobald der Signalstoff bindet, ändert sich der Öffnungszustand des Kanals und es kommt zu einem veränderten Ein- oder Ausstrom von Ionen. Die Signalübertragung erfolgt relativ schnell.

❷

Hormone bzw. Neurotransmitter, die auf diese Weise wirken sind GABA, Serotonin, Acetylcholin, Glutamat, aber auch Ca^{2+} über intrazelluläre IP_3- und Ryanodinrezeptoren.

❸

Intrazelluläre, auch nukleäre Rezeptoren genannt, liegen zunächst entweder proteingebunden im **Zytoplasma** oder meist an die DNA gebunden im Nukleus vor. Die primär nukleär lokalisierten Rezeptoren (T_3-, Calcitriol- und Retinsäure-X-Rezeptor) bilden nach der Liganden Bindung **Heterodimere.** Zytosolische Rezeptoren (Steroidhormone) bilden hingegen **Homodimere** und translozieren in den Nukleus. Beide binden über cysteinreiche Zinkfingermotive an die **DNA** und verändern die Transkription von Zielgenen.

19 Hormone

Hormonrezeptoren II

Beschreiben Sie anhand des Bildes die drei dargestellten Arten von Membranrezeptoren!

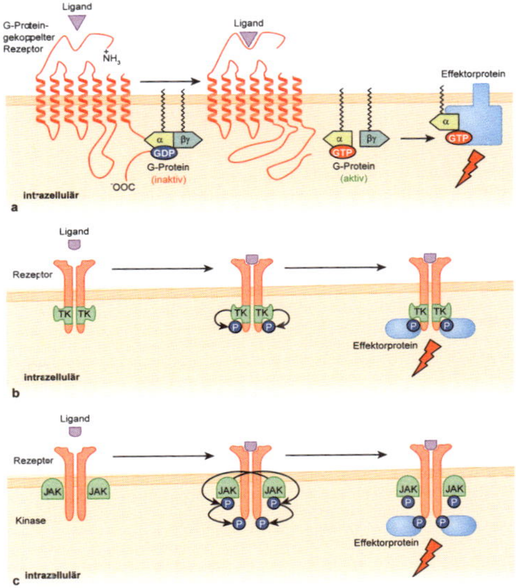

Abb. 19.3 Membranrezeptoren

a. Zeigt einen G-Protein-gekoppelten Rezeptor (GPCR) mit sieben helikalen Transmembrandomänen. Nach der Ligation werden unterschiedliche G-Proteine aktiviert, deren Untereinheiten **Second-Messenger** aktivieren.
b. Zeigt eine **Rezeptor-Tyrosinkinase.** Diese besitzt eine extrazelluläre **Ligandenbindungsdomäne,** eine **Transmembrandomäne** und eine **intrazelluläre Domäne.** Letztere besitzt viele Tyrosinreste und eine **Tyrosinkinaseaktivität,** die durch die Ligation des Rezeptors aktiviert wird. Die Rezeptoren dimerisieren und phosphorylieren wechselseitig ihre Tyrosinreste.
c. Zeigt einen Rezeptor mit assoziierter **Tyrosinkinaseaktivität.** Hier liegt die Kinaseaktivität nicht beim Rezeptor selbst, sondern einem assoziierten Protein. Sie wirken z. B. über den MAP-Kinase-(**M**itogen **A**ctivated **P**rotein) und STAT-Weg (**S**ignal **T**ransducer and **A**ctivator of **T**ranscription).

Neben den drei dargestellten Membranrezeptoren gibt es noch den **membranständigen Guanylatzyklase-Rezeptor.** Diese homodimeren Rezeptoren können verschiedene natriuretische Peptide wie ANP und BNP binden. Die Ligation aktiviert die Zyklaseaktivität und es kommt zur Bildung von cGMP aus GTP. Auch NO wirkt über einen Guanylatzyklase-Rezeptor. Allerdings über den **zytosolischen** Guanylatzyklase-Rezeptor (sGC), der als Heterodimer aktiv ist.

19 Hormone

19.1 Schnelle Stoffwechselregulation

Katecholamine I

F4

❶ **Welche gemeinsame Struktur ist namensgebend für die Katecholamine?**

❷ **Welches Organ gibt Katecholamine als Hormone ins Blut ab? Welches Katecholamin wird hier überwiegend produziert?**

❶
Allen Katecholaminen gemein ist der 1,2-Hydroxybenzolring. Die Katecholamine **Dopamin, Noradrenalin** und **Adrenalin** leiten sich alle von der Aminosäure Tyrosin ab. Tyrosin kann auch aus der Aminosäure Phenylalanin synthetisiert werden.

❷
Katecholamine sind wichtige Neurotransmitter im sympathischen Nervensystem und in Neuronen des Hirnstamms. Die chromaffinen Zellen des **Nebennierenmarks** geben Katecholamine aber auch als Hormone ins Blut ab. Sie produzieren überwiegend (80 %) **Adrenalin** und weniger **Noradrenalin** (20 %).

19 Hormone

19.1 Schnelle Stoffwechselregulation

Katecholamine II

1 Beschreiben Sie die einzelnen Schritte der Katecholaminsynthese! Gehen Sie auch auf die benötigten Kofaktoren ein!

2 Wie erfolgt die Regulation der Katecholaminsynthese und Freisetzung?

❶ ➢ Abb. 19.4

❷ ➢ Abb. 19.5

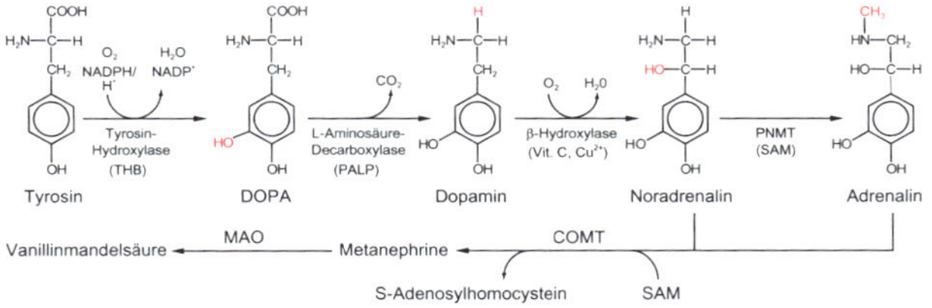

Abb. 19.4 Katecholaminsynthese. THB = Tetrahydrobiopterin; PALP = Pyridoxalphosphat; PNMT = Phenylethanolamin N-Methyltransferase; MAO = Monoaminoxidase; COMT = Catechol-O-Methyltransferase; SAM = S-Adenosylmethionin

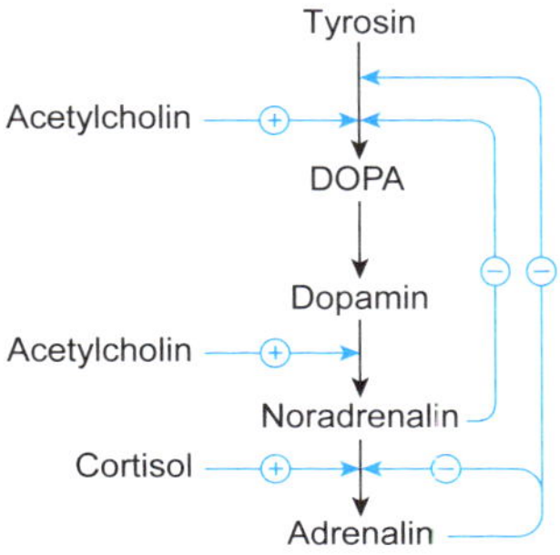

Abb. 19.5 Regulation von Synthese und Freisetzung der Katecholamine

19 Hormone

19.1 Schnelle Stoffwechselregulation

Katecholamine III

! ! !

F5

❶ **Ist es sinnvoll den Morbus Parkinson durch die Gabe von Dopamin zu behandeln?**

Der Katecholaminabbau wurde auf der letzten Karte gezeigt.

❷ **Welche Enzyme sind hieran beteiligt?**

❸ **Was ist ein Phäochromozytom?**

❶

Da **Dopamin** die Blut-Hirn-Schranke nicht überwinden kann gibt man **L-DOPA,** welches nach Passage der BHS im Gehirn in Dopamin umgewandelt wird.

❷

Abbauende Enzyme (➤ Abb. 19.4).

❸

Ein katecholaminproduzierender **Tumor des Nebennierenmarks.** In der Diagnostik wird u. a. die Konzentration an **Vanillinmandelsäure** im Urin bestimmt.

19 Hormone

19.1 Schnelle Stoffwechselregulation

Katecholamine IV

! ! !

F5

1. Welche Adrenorezeptoren kennen Sie? An welchen Signalweg sind sie gebunden?
2. Geben Sie je zwei Beispiele der Wirkung auf verschiedene Organsysteme!

❶, ❷

Die Wirkung der Katecholamine erfolgt über die Adrenorezeptoren **(G-Protein gekoppelt).**

Rezeptor	G-Protein	Signaltransduktion	Effekt
α_1	G_q	PLC ↑ →IP_3 ↑ → Ca^{2+} ↑ und PLC ↑ → DAG ↑ → PKC ↑	• Vasokonstriktion • Uteruskontraktion • Mydriasis (M. dilatator pipillae)
α_2	G_i	AC ↓ → cAMP ↓ → PKA ↓	• Lipolyse ↓ (gynoides Fettgewebe) • Insulinsekretion ↓ • Transmitterfreisetzung ↓
β_1	G_s	AC ↑ → cAMP ↑ → PKA ↑	• Positiv ino-/chronotrop • Glykogenolyse ↑ • Gluconeogenese ↑ • Insulinsekretion ↑ • Reninfreisetzung ↑
β_2			• Vasodilatation (v. a. Herz- und Skelettmuskel) • Bronchodilatation • Lipolyse ↑
β_3			Thermogenese im braunen Fettgewebe ↑

19 Hormone

19.1 Schnelle Stoffwechselregulation

!
!

F4

Insulin I

Insulin ist ein **Peptidhormon** aus 51 Aminosäuren, welches von den β-Zellen der Langerhans-Inseln des endokrinen Pankreas produziert wird. Seine Halbwertszeit im Plasma beträgt etwa 7–15 min.

1. **Beschreiben Sie die Synthese und Struktur von Insulin!**
2. **Was ist der Unterschied zwischen Diabetes mellitus Typ I und II?**
3. **Nennen Sie je eine Behandlungsmöglichkeit!**

❶ > Abb. 19.6

❷, ❸

Dem Diabetes mellitus (DM) Typ I liegt ein **absoluter Insulinmangel** zugrunde. Dieser entsteht durch eine meist autoimmun bedingte Zerstörung der β-Zellen. Eine kausale Therapie ist nicht möglich. Die Patienten sind auf eine lebenslange Insulintherapie angewiesen. Beim DM Typ II kommt es hingegen zu einer **Insulinresistenz** bzw. einem relativen Insulinmangel und einer unterschiedlich ausgeprägten **Insulinsekretionsstörung.** Es besteht eine ausgeprägte genetische Komponente. Er tritt eher im mittleren bis höheren Lebensalter auf und ist häufig mit Adipositas und körperlicher Inaktivität verbunden. Die Therapie kann z. B. mit **Metformin** oder **Sulfonylharnstoffen** erfolgen. Wichtig ist aber v. a. eine Veränderung der **Lebensgewohnheiten.**

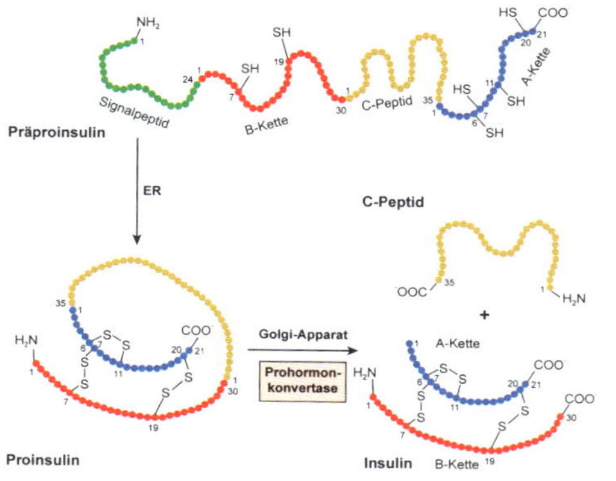

Abb. 19.6 Insulinsynthese. ER = Endoplasmatisches Retikulum

19 Hormone

19.1 Schnelle Stoffwechselregulation

Insulin II

Beschreiben Sie den Mechanismus der Insulinsekretion!

! ! !

F7

Der wichtigste **Stimulator** der Insulinsekretion ist ein hoher Glucosespiegel. Daneben gibt es jedoch eine Reihe anderer Substanzen, welche die Sekretion beeinflussen:

Stimulierung Insulinfreisetzung	Hemmung Insulinfreisetzung
→ Aminosäuren, kurzkettige Fettsäuren, Ketonkörper	→ Somatostatin
→ Acetylcholin, Cholezystokinin, GIP (Glucose-dependent-insulinotropic-peptide), Glucagon Like Peptide1 (GLP1)	→ Adrenalin und Noradrenalin als Insulin-Antagonisten über α_2-Rezeptoren
→ Sulfonylharnstoffe (blockieren ATP-sensitiven Kaliumkanal)	

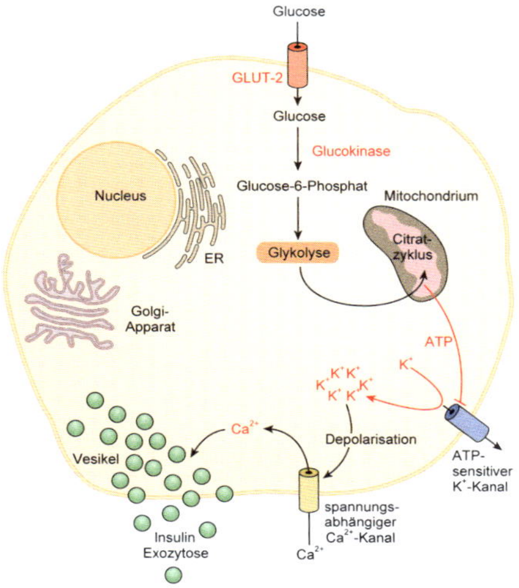

Abb. 19.7 Mechanismus der Insulinsekretion

19 Hormone

19.1 Schnelle Stoffwechselregulation

Insulin III

Seine zellulären Wirkungen erzielt Insulin über die Bindung an den Insulinrezeptor.

!!! F7

Beschreiben Sie Aufbau und die Rezeptorklasse des Insulinrezeptors und gehen Sie auf die Signaltransduktion ein!

- Der **Insulinrezeptor** ist ein **Heterotetramer** ($\alpha_2\beta_2$).
- Die Ligandenbindung erfolgt über die extrazellulären α-UE, die über Disulfidbrücken mit den transmembranären β-UE verbunden sind. Letztere tragen intrazellulär eine **Tyrosinkinaseaktivität.** Der Rezeptor gehört also zu den Tyrosinkinaserezeptoren.
- An den phosphorylierten Rezeptor binden **Insulinrezeptor-Substrate** (IRS) und werden phosphoryliert. Diese aktivieren zum einen den Ras-Raf-MAP-Kinase (**R**et **S**arcoma – **R**apidly **A**ccelerated **F**ibrosarcoma – **M**itogen **A**ctivated **P**rotein **K**inase) Signalweg und beeinflussen die Transkription. Zum anderen wird die PI3K (Phosphatidylinositol-3-Kinase) aktiviert, die über die Bildung von **PIP_3** (Phosphatidylinositol-Triphosphat) aus PIP_2 die PDK (Phosphoinositide Dependent Kinase) aktiviert.
- Schließlich wird die Proteinkinase B (PKB) aktiviert welche wiederum **Phosphofructokinase 2** (PFK2) und die **Phosphodiesterase** (PDE) aktiviert sowie die Glucosetransporter Typ 4-**(GLUT-4)** Translokation fördert. Gleichzeitig wird die Glykogensynthase-Kinase 3 **(GSK3)** gehemmt.
- Die Aktivierung der PDE führt zu **sinkenden cAMP-Spiegeln,** was Ausdruck für den direkten Antagonismus von Insulin und Glukagon ist, da Letzteres den cAMP-Spiegel steigert.

19 Hormone

19.1 Schnelle Stoffwechselregulation

Insulin IV

Die **Insulinwirkungen** lassen sich logisch nachvollziehen, wenn man sich stets vor Augen führt, dass Insulin bei hohen Glucosespiegeln ausgeschüttet wird. Dem Körper steht ausreichend „Brennstoff" für die Energiegewinnung durch Glykolyse zur Verfügung. Gleichzeitig stehen Substrate zur Verfügung um Speicher aufzufüllen (Glykogen, Fettsäuren). Insulin wirkt zudem als Wachstumsfaktor.

Ordnen Sie die Begriffe den Organsystemen zu und entscheiden Sie, ob sie durch Insulin aktiviert oder gehemmt werden (Mehrfachnennung möglich)!

Acetyl-CoA-Carboxylase, Aminosäuretransporter, Fettsäure- und TAG-Synthese, Fru-1,6-Bisphosphatase, Glucokinase, GLUT-4 Translokation, Glykogenolyse, Glykogensynthase, hormonsensitive Lipase, Ketonkörper-Synthese, Lipoproteinlipase, PEP-Carboxykinase, Phosphofructokinase, Pyruvatcarboxylase, Pyruvatdehydrogenase, Pyruvatkinase.

Organ	Aktiviert	Hemmt
Leber		
Muskel		
Fettgewebe		

Organ	Aktiviert:	Hemmt:
Leber	• **Glykolyse** – Glucokinase – Phosphofructokinase – Pyruvatkinase • **Glykogensynthese** – Glykogensynthase • **Fettsäure- und TAG-Synthese** – Acetyl-CoA-Carboxylase – Pyruvatdehydrogenase	• **Gluconeogenese** – Pyruvatcarboxylase – PEP-Carboxykinase – Fru-1,6-Bisphosphatase – Glucose-6-Phosphatase • Glykogenolyse – Glykogenphosphorylase • Ketonkörper-Synthese
Muskel	• **GLUT-4-Translokation** in die Membran • Glykolyse • Glykogensynthese • **Proteinbiosynthese** – Aminosäuretransporter – Ribosomale Untereinheiten	• Glykogenolyse
Fettgewebe	• **GLUT-4 Translokation** • Glykolyse • Fettsäure- und TAG-Synthese • **Lipoproteinlipase** • **Pentosephosphatweg**	• **Lipolyse** – hormonsensitive Lipase

Zusätzlich aktiviert Insulin die **Na^+/K^+-ATPase** in Muskeln und Fettgewebe.

19 Hormone

19.1 Schnelle Stoffwechselregulation

Glukagon

Glukagon ist ein **Peptidhormon** der **α-Zellen** des Pankreas, wo es ähnlich dem Insulin durch Prohormonkonvertasen aus einem größeren **Vorläuferprotein** (Präproglukagon) gebildet wird. Neben Glukagon werden hierbei Glukagon Like Peptides (GLP) gebildet. Glukagon wirkt v. a. auf die Leber. Es beeinflusst die Stoffwechselwege gegensinnig zu Insulin. Gluconeogenese, Glykogenolyse, Ketogenese und β-Oxidation werden aktiviert und Glykolyse und Glykogensynthese gehemmt. Als **„Hungerhormon"** sorgt Glukagon dafür, dass Speicher abgebaut und gleichzeitig nicht unnötig Energie z. B. durch Glykolyse in der Leber verbraucht wird. Der **Plasmaglucosespiegel steigt.** F3

1. **Welches ist der wichtigste Sekretionsreiz für Glukagon?**

2. **Nennen Sie zwei weitere Substanzen, welche die Glukagonfreisetzung stimulieren/hemmen!**

3. **Über welchen Signalstoff werden die meisten Glukagonwirkungen vermittelt?**

!

❶

Wichtigster Sekretionsreiz ist ein niedriger Glucosespiegel.

❷

Glukagonfreisetzung ↑	Glukagonfreisetzung ↓
• Aminosäuren (proteinreiche Mahlzeiten) • Katecholamine (über β-Rezeptoren) • Cholezystokinin	• Glucose • Freie Fettsäuren • Somatostatin • GLP-I

❸

Der Glukagonrezeptor ist ein **G-Protein gekoppelter Rezeptor.** Er kann sowohl mit G_s-, als auch mit G_q-Proteinen interagieren:

G_s → **AC** → **cAMP** ↑ → Aktivierung der **Proteinkinase A** (PKA)

G_q → PLC → IP_3 ↑ → Ca^{2+}-Spiegel ↑

Die meisten zellulären Wirkungen werden über eine Erhöhung des cAMP-Spiegels mit nachfolgender **Aktivierung der PKA** vermittelt. Diese phosphoryliert ihre Zielproteine. Entsprechend sind glukagonaktivierte Enzyme meist phosphoryliert aktiv.

19 Hormone

19.1 Schnelle Stoffwechselregulation

Interkonversion

Interkonversion bezeichnet die physiologischerweise **reversible** kovalente Modifikation von Enzymen. Ein wichtiges Beispiel ist die im Kohlenhydratstoffwechsel weit verbreitete Veränderung der Enzymaktivität durch reversible **Phosphorylierung.** Am Beispiel des Glykogenstoffwechsels lässt sich der Antagonismus von Insulin und Glukagon besonders gut nachvollziehen. F3

Skizzieren Sie die Regulation von Glykogensynthese und -abbau! Ihre Skizze sollte die folgenden Enzyme beinhalten und zeigen, ob sie phosphoryliert oder dephosphoryliert aktiv sind! Integrieren Sie auch die Hormone Glukagon und Insulin sowie das Protein Calmodulin in die Skizze!

Glykogenphosphorylase, Glykogensynthase, Glykogensynthase-Kinase 3, PDE, Phosphorylase-Kinase, PKA.

Die Skizze könnte folgendermaßen aussehen:
Beachten Sie, dass die GSK3, obwohl sie durch Insulin inaktiviert wird, in diesem Zustand phosphoryliert ist.

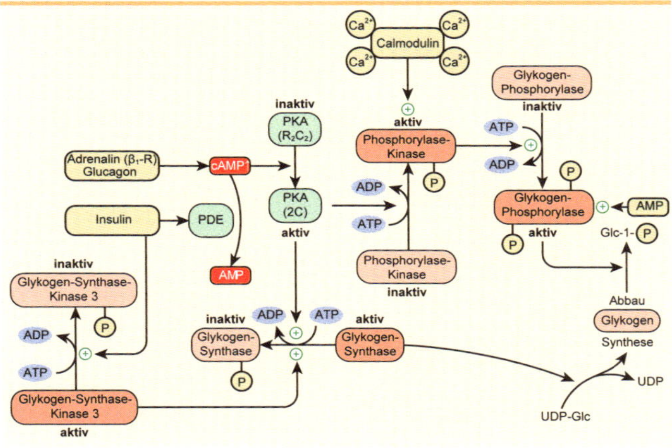

Abb. 19.8 Interkonversion am Beispiel der Regulation des Glykogenstoffwechsels. PKA = Proteinkinase A; PDE = Phosphodiesterase

19 Hormone

Hypothalamisch-hypophysäres System I

Das hypothalamisch-hypophysäre System (HHS) stellt ein äußerst komplexes **neuroendokrines System** dar, welches an der Kontrolle vieler wichtiger Funktionen beteiligt ist. Hierzu zählen Wasserhaushalt, Wachstum, Fortpflanzung, Energiehaushalt und Stressreaktionen.
Der **Hypothalamus** ist hierbei das Bindeglied zwischen Nervensystem und endokrinem System.

1. **Wie heißen die beiden Hauptgruppen hypothalamischer Neurone und welche Hormongruppen werden jeweils synthetisiert?**

2. **Wie erreichen die Hormone die Hypophyse?**

3. **Werden hypothalamische Hormone konstant sezerniert?**

1

In den **magnozellulären** Neuronen, die v. a. den Nuclei **paraventricularis** und **supraopticus** zugeordnet werden, erfolgt die Produktion der hypothalamischen Effektorhormone **ADH** und **Oxytocin.** Von den kleineren **parvozellulären** Neuronen werden die hypothalamischen **Release-** und **Release-Inhibiting-Hormone** produziert.

2

Die Release- und Release-Inhibiting-Hormone werden im Bereich der **Eminentia mediana** an das Blut abgegeben und über das hypothalamisch-hypophysäre Pfortadersystem zur **Adenohyophyse,** dem Hypophysenvorderlappen transportiert. Die Effektorhormone werden über die Nervenendigungen des **Tractus hypothalamico-hypophysialis** in die **Neurohypophyse,** den Hypophysenhinterlappen transportiert, hier gespeichert und bei Bedarf sezerniert.

3

Nein, die Sekretion unterliegt meist einer zirkardianen Rhythmik folgenden tageszeitlichen Schwankungen. Zusätzlich werden viele Releasing-Hormone **pulsatil** sezerniert.

19 Hormone

Hypothalamisch-hypophysäres System II

Das HHS ist Beispiel eines hormonellen Regelkreises. Kommt es zur Veränderung von exogenen Faktoren oder einer Sollwertabweichung, muss der Körper reagieren. Die Freisetzung der hypothalamischen Hormone steht dabei unter hormoneller, neuronaler und über Umwelteinflüsse gesteuerter Kontrolle. Es gibt mehrere Ebenen der Rückkopplung, z. B. über Effektor-Hormonkonzentrationen oder Stoffwechselparameter. Ein niedriger Cortisolspiegel führt z. B. zur Freisetzung von Corticotropin-Releasing-Hormon (CRH), was in der Adenohypophyse die Freisetzung von Adrenocorticotropem Hormon (ACTH) und konsekutiv in der Niere die Cortisolfreisetzung fördert. Hierbei wirken ACTH und Cortisol negativ rückkoppelnd.
Über **Stimulations-Suppressionstests** lassen sich klinisch Störungen im HHS lokalisieren.

❶ **Welche Hormone werden im Hypothalamus gebildet?**

❷ **Wie wirken sie auf die Hypophyse?**

❸ **Welche Hormone werden von der Hypophyse produziert? Welche sind glandotrop?**

❶, ❷, ❸

Die glandotropen Hormone **LH, FSH** und **TSH** sind **heterodimere** Peptidhormone. Sie teilen sich eine gemeinsame α-Untereinheit, die jeweils mit unterschiedlichen β-Untereinheiten assoziiert ist. Auch das plazentäre **humane Choriongonadotropin** (HCG) gehört zu dieser Gruppe. Seine β-Untereinheit ist Grundlage für viele **Schwangerschaftstests. ACTH** ist hingegen ein Monomer.

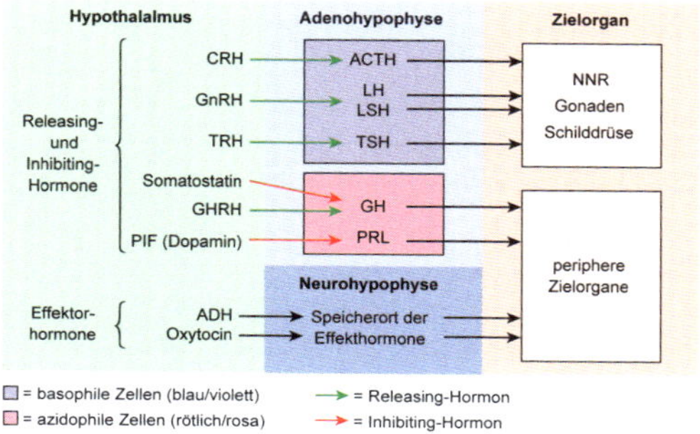

Abb. 19.9 Übersicht über die hypothalamisch-hypophysären Hormone. CRH = Corticotropin-Releasing-Hormon; GnRH = Gonadotropin-Releasing-Hormon; TRH = Thyreotropin-Releasing-Hormon; GHRH = Growth Hormon-Releasing-Hormon; PIF = Prolactin Inhibiting Factor; ADH = Antidiuretisches Hormon/Vasopressin; ACTH = Adrenocorticotropes Hormon; LH = Luteinisierendes Hormon; FSH = Follikelstimulierendes Hormon; TSH = Thyroideastimulierendes Hormon; GH = Growth Hormon/Somatotropin; PRL = Prolactin; NNR = Nebennierenrinde.

19 Hormone

Schilddrüsenhormone I

Die Schilddrüsenaktivität wird durch das HHS reguliert. Hypothalamisches **TRH** bewirkt eine hypophysäre **TSH**-Sekretion. Über den G_s-gekoppelten **TSH-Rezeptor** auf den Follikelepithelzellen wird die Synthese und Freisetzung von Trijodthyronin (T_3) und Tetrajodthyronin (Thyroxin/T_4) gesteuert.

❶ Beschreiben Sie anhand der Abbildung die Synthese der Schilddrüsenhormone von der Jod-Aufnahme bis zur T_4/T_3-Sekretion!

❷ In welchem Verhältnis werden T_4 und T_3 freigesetzt? Welches der Hormone ist das biologisch wirksamere?

❸ Wie entsteht rT_3?

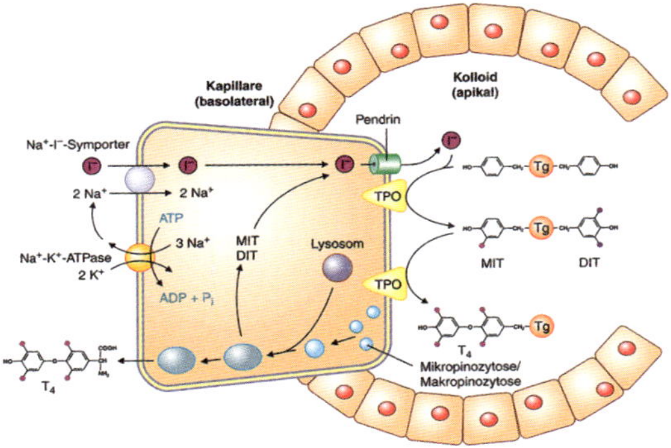

Abb. 19.10 Schilddrüsenhormonsynthese

❶

Über den basalen, sekundär aktiven Na^+-I^--Symptorter wird Iodid in die Zelle aufgenommen (Iodination) und apikal über den Ionenkanal **Pendrin** in das Follikellumen abgegeben. Die **Thyrooxidase** erzeugt NADPH-abhängig H_2O_2, mit welchem das Häm-Enzym Thyreoperoxidase das I^- zum einfach positiv geladenen **Iod-Kation** oxidiert. Ein oder zwei Kationen werden dann durch die Thyreoperoxidase auf Tyrosinreste des Proteins **Thyreoglobulin** (TG) übertragen (Iodisation). Danach werden zwei iodierte Tyrosinreste gekoppelt (Etherbindung), wodurch Iodthyronine entstehen. Zur Freisetzung wird TG apikal **pinozytotisch** aufgenommen und **lysosomal prozessiert,** wobei T_3 und T_4 aus TG freigesetzt und schließlich basal an das Blut abgegeben werden.

❷

Das Verhältnis **T_4/T_3** beträgt bei ausreichender Iodversorgung etwa **10:1,** das wirksamere Hormon ist jedoch T_3.

❸

rT_3 entsteht durch die **5-Deiodase,** die T_4 am inneren Ring deiodiert.

19 Hormone

Schilddrüsenhormone II

! ! !

F6

❶ **Wie erfolgt der Transport von Schilddrüsenhormonen im Blut? Über welche Rezeptorart wirken sie?**

❷ **Welche Wirkung besitzen sie auf die genannten Prozesse?**

Cholesterinhaushalt, Fettstoffwechsel, Grundumsatz, Herzaktivität, Kohlenhydratstoffwechsel, Proteinstoffwechsel, Wachstum.
Klinisch können verschiedene Schilddrüsenpathologien auftreten, die zu hyper- oder hypothyreoten Stoffwechsellagen führen.

❸ **Nennen Sie typische Symptome für Schilddrüsenüber- und Unterfunktionen!**

❶

‹ 1% frei **im Plasma;** Rest: gebunden an **Thyroxinbindendes Globulin** (TBG), **Transthyretin** und **Albumin.** Die HWZ ist entsprechend hoch (T_4: 7d, T_3: 1d).
Nukleäre Rezeptoren die meist Heterodimere mit Retinsäurerezeptoren bilden.

❷

- **Grundumsatz** ↑, Expression der Na^+/K^+-ATPase ↑, ATP- und O_2-Verbrauch ↑, **Wärmeproduktion** ↑
- **Growth-Hormonsynthese** ↑, Skelettwachstum ↑
- Gluconeogenese ↑, Glykogenolyse ↑; **Insulinantagonismus**
- **Lipogenese** ↑, FS-Synthaseaktivität ↑; Aber auch: Fettmobilisation → FS/Glycerin ↑
- Proteinbiosynthese ↑
- **Katecholaminempfindlichkeit** ↑ (β_1-Rezeptorbesatz ↑) pos. chronotrop und inotrop
- **Cholesterinspiegel** ↓; Aber: HMG-CoA-Reduktase-Aktivität ↑

❸

- Überfunktion: Unruhe, Hitzeintoleranz, Tachykardie, gesteigertes HZV, Gewichtsverlust, gesteigerte Stuhlfrequenz, Exophthalmus. Ät.: Schilddrüsenautonomien oder aktivierende Auto-AK gegen TSH-Rezeptor (Morbus Basedow).
- Unterfunktion: Leistungsabfall, Antriebsarmut, Kälteintoleranz, Gewichtszunahme, Hypercholesterinämie, trockene Haut, Obstipation, z.B. bei Hashimoto-Thyreoiditis oder Iodmangel; angeborene Form: Kretinismus mit Wachstumsverzögerung und geistiger Retardierung.

?

19 Hormone

19.2 Nebennierenrinde

!

FO

Allgemeines

Die **Nebennierenrinde** lässt sich anatomisch in **drei Zonen** gliedern, die ihr funktionelles Korrelat in den drei produzierten Hormongruppen finden.

1. **Nennen Sie die drei Zonen und die zugehörige Hormongruppe!**

2. **Nennen Sie einen Hauptvertreter aus jeder Gruppe und nennen Sie dessen Funktion!**

Alle Nebennierenrinden(NNR)-Hormone sind **Steroidhormone** und alle Steroidhormone entstehen aus Cholesterin. Sie besitzen als gemeinsame Grundstruktur das sog. Sterangerüst. Die Zellen der NNR besitzen alle die typischen histologischen Merkmale steroidhormonproduzierender Zellen.

3. **Welche drei Merkmale haben steroidhormonproduzierende Zellen?**

4. **Aus wie vielen C-Atomen besteht das Sterangerüst?**

5. **Wie werden die Hormone gespeichert?**

❶

Zonengliederung der NNR (von außen nach innen):
- Zona **glomerulosa** → **Mineralocorticoide**
- Zona **fasciculata** → **Glucocorticoide**
- Zona **reticularis** → v. a. **Androgene**

❷

- **Aldosteron** → Hauptvertreter der Mineralocorticoide. Wirkung auf Wasser-Elektrolythaushalt
- **Cortisol** → Hauptvertreter der Glucocorticoide. Vielfältige Wirkungen auf Intermediärstoffwechsel, Entzündungsreaktionen und Knochenstoffwechsel
- **Dehydroepiandrosteron** → Hauptvertreter der Androgene in der NNR. Sie produziert nur geringe Mengen Testosteron und Östrogen. Wichtige Rolle bei der Ausbildung der sekundären Geschlechtsmerkmale und anderen geschlechtsspezifischen Unterschieden.

❸

- **Tubuläre Mitochondrien** (1. Schritt der Synthese)
- Viel **glattes ER** (Lokalisation vieler Enzyme)
- Intrazelluläre **Lipidtröpfchen** (Cholesterinester).

❹

Aus 17 C-Atomen.

❺

Sie werden nicht gespeichert, sondern bei Bedarf neu synthetisiert.

19 Hormone

19.2 Nebennierenrinde

Steroidhormonsynthese I

! ! !

F5

❶ Schildern Sie die Syntheseschritte vom Cholesterinester bis zur Bildung von Pregnenolon. Wie viele C-Atome besitzt Pregnenolon?

Durch die 3-β-Hydroxysteroiddehydrogenase (3-β-HSD) wird anschließend die Doppelbindung aus dem B- in den A-Ring verlagert und ein Keton an C3 gebildet.

❷ Wie heißt das Produkt dieser Reaktion? Welche weiteren Hormone können daraus gebildet werden?

❶

Die Synthese der Steroidhormone beginnt mit der Freisetzung von Cholesterin aus Cholesterinestern durch die **Cholesterinester-Hydrolase.** Cholesterin wird mit Hilfe des **StAR-Proteins** (Steroidogenic acute regulatory protein) durch die äußere Mitochondrienmembran transportiert. Dies ist der geschwindigkeitsbestimmende Schritt der Hormonsynthese.
Im nächsten Schritt wird Cholesterin durch die **Cholesterin-Desmolase** (ein Cytochrom-P450-Enzym) über eine **oxidative Verkürzung** in Pregnenolon umgewandelt, die Vorstufe aller Steroidhormone.
Cholesterin (C27) wird um **sechs C-Atome verkürzt.** Pregnenolon besitzt also 21 C-Atome.

❷

Die 3-β-HSD synthetisiert Progesteron (C21). Im Gelbkörper und der Plazenta wäre die Hormonsynthese an dieser Stelle bereits beendet.
Ausgehend von Progesteron können nun weitere Hormone gebildet werden:

- **Glucocorticoide:** Hydroxylierung von Progesteron an C17, C21 und C11 führt zu Cortis**ol,** welches eine Alkoh**ol**gruppe an C11 trägt. Die Oxidation an C11 durch die 11-β-Hydroxysteroid-Dehydrogenase Typ 2 (11-β-HSD-2) führt zum inaktiven Cortis**on,** welches an C11 ein Ket**on** trägt. C21-Gerüst erhalten.
- **Mineralocorticoide:** Hydroxylierung von Progesteron an C21, C11 und C18 sowie Oxidation an C18 führt zu **Ald**osteron, welches eine **Ald**ehydgruppe an C18 trägt. C21-Gerüst erhalten.
- Androgene/Östrogene ➤ Karte 195

19 Hormone

19.2 Nebennierenrinde

Steroidhormonsynthese II

Schildern Sie kurz die Schritte der Androgen- und Östrogensynthese!

F3

Synthese der **Androgene und Östrogene:** Ausgehend von Progesteron Hydroxylierung an C17 und Abspalten von C20 und 21 (Enzym: **17,20-Lyase**) führt zu Androstendion. Durch Hydrierung (Reduktion) an Position 17 entsteht **Testosteron,** welches aus 19 C-Atomen besteht. Wichtigstes Enzym für die Synthese der Östrogene ist die Aromatase. Sie verkürzt die Seitenkette von Testosteron um ein weiteres C-Atom und **aromatisiert den A-Ring.** Auf diese Weise entsteht **Östradiol,** welches aus 18 C-Atomen besteht.

Durch eine andere Kombination der genannten Reaktionen können die Androgene und Glucocorticoide auch aus Pregnenolon gebildet werden, ohne dass dieses zunächst in Progesteron umgewandelt werden muss.

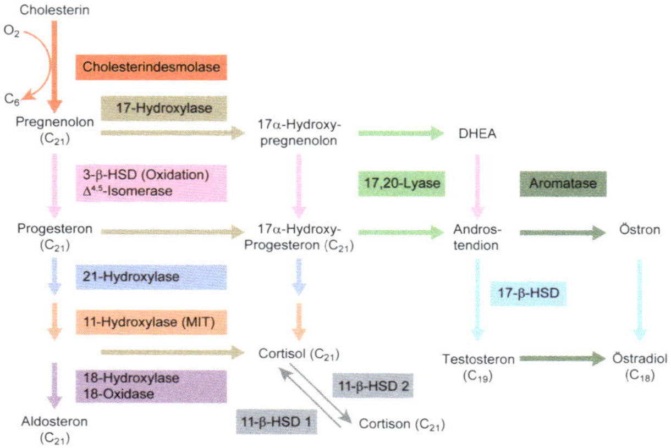

Abb. 19.11 Übersicht über die Steroidhormonsynthese

19 Hormone

19.2 Nebennierenrinde

Steroidhormonsynthese III

❶ **Benennen Sie die in ➤ Abb. 19.12 gezeigten Hormone!**

❷ **Wie erfolgt der Abbau der Steroidhormone?**

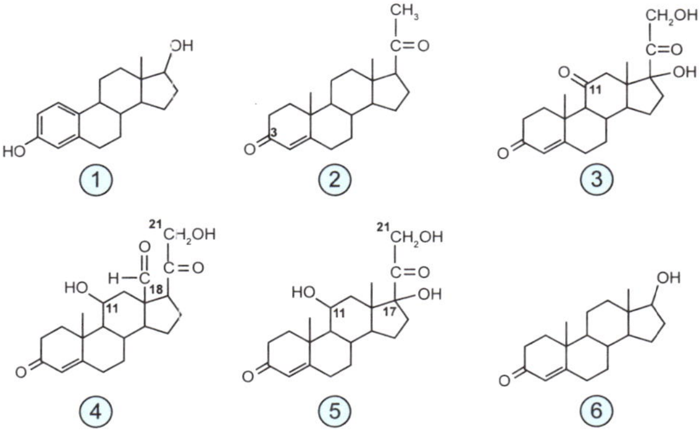

Abb. 19.12 Steroidhormone

F3

1

1 = Östradiol, 2 = Progesteron, 3 = Cortison, 4 = Aldosteron, 5 = Cortisol, 6 = Testosteron.

2

Der **Abbau** erfolgt v. a. in der Leber. Nach der **Konjugation** mit Glucuronsäure oder Sulfat erfolgt die renale Ausscheidung.

19 Hormone

19.2 Nebennierenrinde

Glucocorticoide

Die Glucocorticoidproduktion der NNR steht unter Kontrolle des **Adrenocorticotropen Hormons** (ACTH). Dieses bindet an den G_s-Protein-gekoppelten ACTH-Rezeptor. Die ACTH-Freisetzung wird durch das **hypothalamische Corticotropin-Releasinghormon** (CRH) gesteuert. Zur gesteigerten Synthese führen z.B. Stress, Angst und Schmerz. Auch eine Inflammation führt, vermittelt über Zytokine und Interleukine wie IL-1, IL-6 und TNF-α, zu einer Hormonfreisetzung. Reguliert wird die Freisetzung auch über negative Rückkopplung durch Cortisol.

Die Synthese von ACTH erfolgt durch limitierte Proteolyse des Prohormons Proopiomelanocortin (POMC):

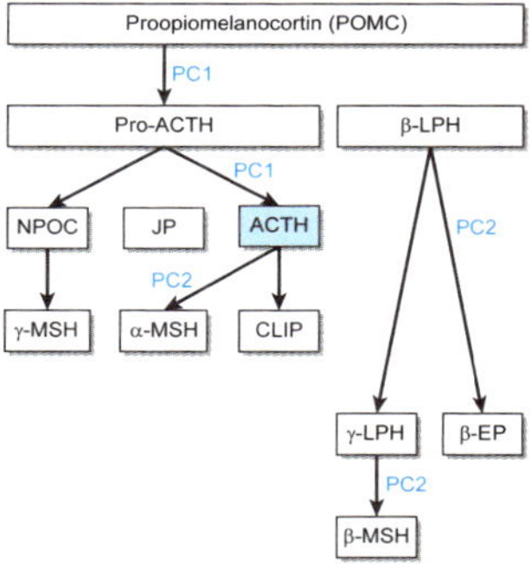

Abb. 19.13 Synthese von ACTH und Nebenprodukten durch Prohormonconvertase (PC) 1 und 2. β-LPH = β-Lipotropin; EP = Endorphin; MSH = Melanozytenstimulierendes Hormon

❶ **Über welche Rezeptorklasse wirkt Cortisol und wie wird es im Blut transportiert?**

❷ **Welche Wirkungen besitzt Cortisol?**

❶

- Als Steroidhormon wirkt Cortisol über nukleäre Rezeptoren. Der Transport erfolgt gebunden an **Transkortin.**

❷

- **Insulinantagonist:** Blutzucker ↑ durch Gluconeogenese ↑; Glykogenolyse ↑; Glucoseaufnahme in Zellen ↓
- **Katecholaminsynergist:** Induktion von Phenyletholamin N-Methyltransferase (PNMT) und Tyrosinhydroxylase
- Lipolyse ↑ → freie Fettsäuren ↑
- **Proteinkatabolismus** ↑, -Synthese ↓ → Aminosäuren im Blut ↑ → negative Stickstoffbilanz
- Induktion von **Lipocortin** → Phospholipase A_2-Aktivität ↓ → Arachidonsäurefreisetzung und Prostaglandinsynthese ↓; zusätzlich COX2-Hemmung → fehlen von Prostaglandin E_2 → Gefahr von **Magenulcera** ↑
- Hohe Dosen → **Immunsuppression** durch zirkulierende Immunzellen ↓, Leukozytendiapedese ↓, Lymphozyten- und Makrophagenfunktion ↓
- **Mineralocorticoide Wirkung** durch die Fähigkeit auch diesen Rezeptor zu binden → **RR** ↑
- Intestinale Ca^{2+}-Aufnahme ↓; Ca^{2+}-Freisetzung aus Knochen ↑ → **Osteoporosegefahr** ↑.

19 Hormone

19.2 Nebennierenrinde

Glucocorticoide – Pathologien

F2

1. Nennen Sie typische Symptome des Cushing-Syndroms!
2. Ist der Cortisolspiegel beim Morbus Addison erhöht oder erniedrigt?
3. Wie wirkt sich der Morbus Addison auf Na^+, K^+, Blutdruck und pH aus?
4. Es gibt ein weiteres, mitunter deutlich sichtbares Symptom. Welches?

1

Der Hypercortisolismus (Cushing-Syndrom) geht mit hohen Cortisolspiegeln im Blut einher.
Typische Symptome:

- **Diabetogene Stoffwechsellage** (Steroiddiabetes)
- Übersteigerte **Proteolyse** mit peripherem Muskelabbau, **Stammfettsucht, Vollmondgesicht** und **Stiernacken**
- **Osteoporose** (Knochenkatabolismus)
- Gesteigerte Infektanfälligkeit und Wundheilungsstörungen
- Mineralocorticoide Wirkung: **Hypertonie,** Ödembildung
- Gesteigerte Androgenproduktion: **Virilisierung** und **Amenorrhö** bei Frauen
- **Atrophie** der NNR aufgrund von ACTH-Suppression (nicht bei Morbus Cushing).

2

Morbus Addison: Hypocortisolismus bei generalisierter NNR-Unterfunktion. Unspezifische Symptome wie Mattigkeit, Gewichtsverlust, Übelkeit, Erbrechen und abdominale Schmerzen.

3

Na^+-Ausscheidung über die Niere ↑ → **Hyponatriämie** und **Hypotonie.** Gleichzeitig **Hyperkaliämie** und **metabolischen Azidose.**

4

Auffällig ist eine **Hyperpigmentierung** der Haut durch vermehrte Melanozytenstimulation, auch an Handflächen und Fußsohlen. Diese kann auch beim Morbus Cushing auftreten.

19 Hormone

19.3 Sexualhormone

Sexualhormone – Mann I

Die männlichen Sexualhormone werden als **Androgene** bezeichnet. Zu ihnen zählen Testosteron, Dihydrotestosteron, welches noch wirksamer ist, und Dehydroepiandrosteron. Hauptproduktionsort sind die **Hoden.** Auch beim Mann werden in geringen Mengen Östrogene gebildet. F2

Vom **Hypothalamus** freigesetztes Gonadotropin-Releasing-Hormon **(GnRH)** fördert die **hypophysäre** Produktion von luteinisierendem Hormon (LH) und Follikelstimulierendem Hormon (FSH).

Die **pulsatile** Sekretion von GnRH ist essenziell. Eine kontinuierliche Gabe von GnRH-Analoga verhindert die Freisetzung von LH und FSH. Sie können zur Therapie des Prostatakarzinoms und der Endometriose eingesetzt werden. Leptin fördert die Freisetzung über das Peptid Kisspeptin.

1. **Aus wie vielen C-Atomen bestehen Androgene, Östrogene, Gestagene?**

2. **Wie erfolgt der Transport der genannten Hormone im Blut?**

3. **Beschreiben Sie die Wirkung von LH und FSH auf die männlichen Gonaden!**

❶

Androgene: C19, Östrogene: C18, Gestagene: **C21.**

❷

Gebunden an die Proteine Albumin und **sexualhormonbindendes Globulin** (SHBG). Progesteron gebunden an **Transkortin.**

❸

Während **LH** vor allem in den **Leydig-Zellen** die Synthese von **Testosteron** fördert, bewirkt **FSH** in den **Sertoli-Zellen** die Synthese von **Inhibin** und **Androgenbindendem Protein** (ABP). Letzteres soll die Androgenkonzentration in den Hodenkanälchen steigern und eine regelrechte Spermatogenese gewährleisten. Testosteron hemmt über negative Rückkopplung v.a. die LH-Synthese, Inhibin die FSH-Synthese.

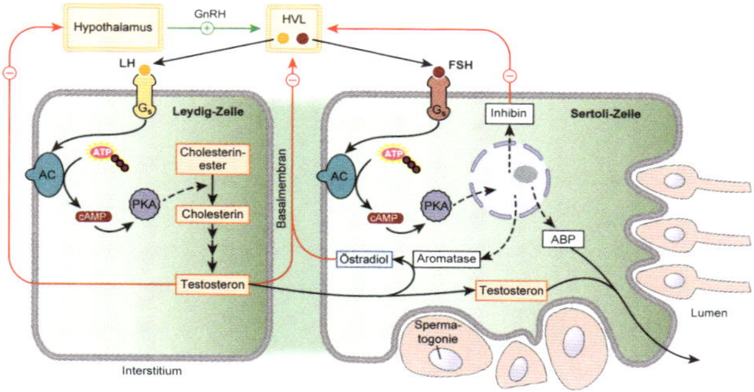

Abb. 19.14 Wirkung von FSH und LH auf die Gonaden beim Mann

19 Hormone

19.3 Sexualhormone

Sexualhormone – Mann II

Welche Wirkungen werden durch Testosteron vermittelt?

F3

- Förderung vom Wachstum der **männlichen Sexualorgane** (Samenleiter, Prostata, Samenbläschen und Penis) bewirkt die Ausbildung der **sekundären Geschlechtsmerkmale** (Bartwuchs, männlicher Behaarungstyp, Kehlkopfvergrößerung in der Pubertät).
- Förderung von männlichem **Knochenbau** sowie Muskelwachstum über eine proteinanabole Wirkung.
- Über die lokale Umwandlung in Östrogene → Calcifizierung des Knochens und Schluss der Epiphysenfuge. Dieser erfolgt später als bei Mädchen.
- Testosteron fördert Libido, Potenz und männliche Verhaltensmuster.
- **Erythropoetinproduktion** ↑ → Erythropoese ↑.

19 Hormone

19.3 Sexualhormone

Sexualhormone – Mann III

Welche Reaktion katalysiert das Enzym 5α-Reduktase?

Die 5α-Reduktase wandelt Testosteron in das wirksamere 5α-Dihydrotestosteron um. Sie wird in vielen Testosteron-Zielgeweben exprimiert, z. B. in der Prostata. Zur Behandlung einer Prostatahyperplasie können daher 5α-Reduktasehemmer eingesetzt werden.

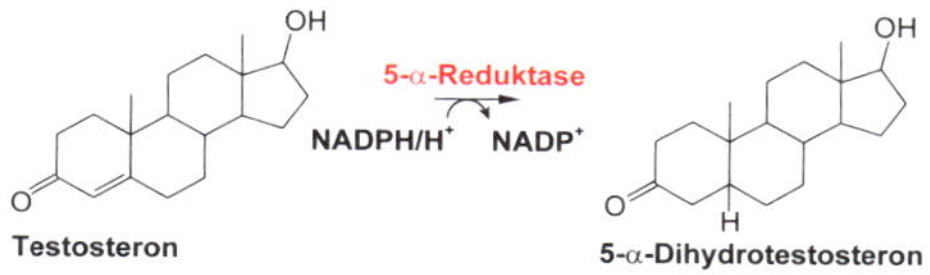

Abb. 19.15 5α-Reduktase-katalysierte Umwandlung von Testosteron.

19 Hormone

19.3 Sexualhormone

!

Sexualhormone – Frau I

Zu den weiblichen Sexualhormonen gehören die **Östrogene,** zu denen Östradiol und Östron zählen, sowie die **Gestagene** mit dem Hauptvertreter Progesteron. Während Östrogene in **Ovarien, Plazenta** und in geringen Mengen auch in NNR und **Fettgewebe** gebildet werden, erfolgt die Bildung von Gestagenen v. a. in den Ovarien und in der Plazenta. F2

❶ **Beschreiben Sie die Synthese der Östrogene im Ovar und wie sie reguliert wird!**

❷ **Sie nehmen bei einer gesunden 63-jährigen Patientin Blut ab. Erwarten Sie erhöhte oder erniedrigte Gonadotropin-Plasmaspiegel?**

❸ **Benennen Sie kurz die Wirkungen von Östrogenen und Progesteron!**

❶

LH bindet einen G-Protein gekoppelten Rezeptor auf den **Theca-interna-Zellen** → Produktion von Androgenen ↑. In den Granulosazellen erfolgt dann die Umwandlung in Östrogene durch die **Aromatase** unter **FSH-Einfluss.** Diese können die GnRH-Freisetzung negativ oder positiv beeinflussen. Die Granulosazellen bilden zudem Inhibin, welches v. a. auf die FSH-Synthese negativ rückkoppelnd wirkt.

❷

Nach der **Menopause** fehlt die negative Rückkopplung auf LH und FSH → **FSH- und LH-Spiegel** ↑↑.

❸

- **Östrogen:**
  - Wachstum und Reifung der **Reproduktionsorgane**
  - Entwicklung **sekundärer Geschlechtsmerkmale**
  - Uterusschleimhaut: Proliferation
  - **Follikelreifung**
  - Zervixsekret: **Produktion** ↑, **Viskosität** ↓, Spinnbarkeit ↑
  - Schluss der **Epiphysenfuge**
  - Schutz vor Osteoporose.
- **Progesteron:**
  - Uterusschleimhaut: **Differenzierung**
  - Uterusmuskulatur: Tonus ↓
  - Aufrechterhaltung der **Schwangerschaft**
  - Hemmung der Ovulation
  - Zervixsekret: **Produktion** ↓, **Viskosität** ↑
  - Ausbildung eines sekretionsfähigen **Milchgangsystems.**

?

!
!
!
F5

19 Hormone

19.3 Sexualhormone

Sexualhormone – Frau II

❶ Benennen Sie die mit (1) bis (4) bezeichneten Hormone und beschreiben Sie den Verlauf des weiblichen Zyklus!

❷ Wie verhält sich die Körpertemperatur während des Zyklus?

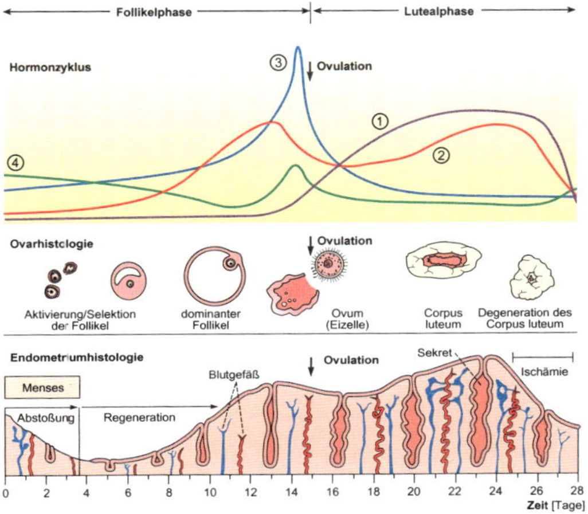

Abb. 19.16 Zyklus der geschlechtsreifen Frau

❶

Beginn mit dem 1. Tag der Regelblutung. Unterteilung in **Follikelphase** (Menses und Proliferationsphase) und **Lutealphase** (sekretorische Phase). **Anstieg** der **FSH-Spiegel** (4) nach der Menses → Östrogensynthese (2) durch mehrere Tertiärfollikel → **Hemmung der FSH-Synthese** durch negative Rückkopplung. Rekrutierung des dominanten Follikels → Steigerung der **Östrogenproduktion.** Umschlagen von negativer in positive Rückkopplung → starker **LH-** (3) und mäßiger **FSH-Peak** (4) → **Ovulation.**

Umwandlung von Graaf-Follikel in Corpus luteum und der Zellen in Theka- und Granulosa-Luteinzellen. Unter LH-Einfluss steigt die **Progesteronsynthese** (1).

Ohne Befruchtung Degeneration des Corpus luteum → Ischämie und Desquamation der Schleimhaut.

Mit Befruchtung Freisetzung von humanem Choriongonadotropin **(hCG)** aus der Blastozyste → **Progesteronsynthese** ⇈. Später übernimmt die Plazenta die Progesteronproduktion.

❷

Steigende **Progesteronspiegel** (1) in der zweiten Zyklushälfte bewirken ein **Ansteigen** der Körpertemperatur um etwa 0,5 °C.

19 Hormone

19.3 Sexualhormone

Somatotropin I

Somatotropin wird auch als **Growth-Hormon** (GH) oder somatotropes Hormon (STH) bezeichnet. Es ist ein Peptidhormon, dessen Freisetzung **pulsatil** erfolgt. Zusätzlich folgt die Freisetzung einem **zirkadianen** Rhythmus mit höheren Spiegeln in der **Nacht.**

Benennen Sie die mit (1) bis (8) gekennzeichneten Begriffe! Wo und in welchen Zellen erfolgt die Bildung von Somatotropin?

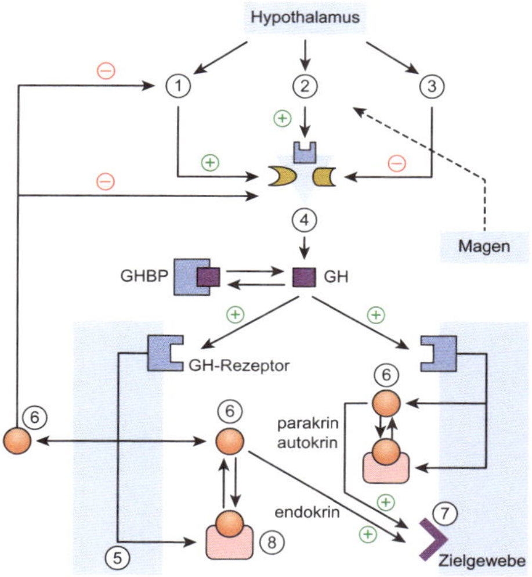

Abb. 19.17 Somatotropinfreisetzung

Somatotropin I

- (1) GHRH, (2) **Ghrelin,** (3) **Somatostatin,** (4) Adenohypophyse, (5) **Leber,** (6) **IGF,** (7) IGF-Rezeptor, (8) IGF-Bindeprotein
- Die Bildung von Somatotropin I erfolgt wie die von Prolaktin in den azidophilen Zellen der Adenohypophyse.

19 Hormone

19.3 Sexualhormone

Somatropin II

! F1

❶ Entscheiden Sie, ob die folgenden Substanzen/Zustände fördernd oder hemmend auf die GH-Synthese wirken!

Hypoglykämie (a), Kälte (b), freie Fettsäuren (c), körperliche Belastung (d), Schilddrüsenhormone (e), Somatostatin (f), IGF (g), GHRH (h), GH (i), Hyperglykämie (j), Ghrelin (k), Katecholamine (β-adrenerg) (l), Katecholamine (α-adrenerg) (m), Hunger (n).

❷ Welche Wirkungen besitzt Somatotropin? Wie werden sie vermittelt?

1

- **Fördernd:** a, d, e, h, k, m, n
- **Hemmend:** b, c, f, g, i, j, l

2

- GH kann seine Wirkungen **direkt** über den GH-Rezeptor oder **indirekt** über die Bildung von Insulin Like-Growth-Faktoren (IGF) vermitteln. IGF1 und 2 können in der Leber gebildet werden und stehen dann systemisch zur Verfügung oder sie werden lokal z. B. in Chondrozyten durch GH-Bindung gebildet.
- **GH** selbst vermittelt eher **metabolische Effekte:**
  - **Lipolyse** ↑ → freie FS ↑
  - **Glucoseaufnahme** in Zellen ↓; **Gluconeogenese** ↑ → Glucosespiegel ↑↑
  - **Aminosäureaufnahme** ↑; **Proteinanabolismus.**
- **IGF** vermitteln eher **Wachstumseffekte:**
  - Knochen- und Knorpelwachstum ↑
  - Aktivierung der Proliferation und Differenzierung von Chondrozyten → Längenwachstum ↑
  - Organwachstum ↑.

19 Hormone

19.3 Sexualhormone

Somatotropin III und Prolaktin

! F2

1. **Beschreiben Sie die Auswirkungen eines Somatotropinmangels und eines Somatotropinüberschusses!**

2. **Wie erfolgt die Regulation der Prolaktinsekretion? Wo wird es gebildet?**

3. **Welche Wirkungen hat Prolaktin?**

4. **Nennen Sie mögliche Symptome eines Prolaktinoms!**

❶

- Somatotropinmangel in der Kindheit führt zum proportionierten, sog. **hypophysären Zwergwuchs.** Therapie: GH-Substitution.
- Somatotropinüberschuss führt in der Kindheit zu **Gigantismus**. Nach dem Schluss der Epiphysenfuge resultiert das Krankheitsbild der Akromegalie.

❷

Die Sekretion wird **inhibitorisch** über Dopamin (Prolactin Inhibiting Factor = PIF) reguliert. **Gefördert** wird sie von TRH, Oxytocin und Östrogenen.
Prolaktin wird von den laktotropen Zellen der **Adenohypophyse** gebildet.

❸

Prolaktin wirkt über einen Rezeptor mit assoziierter Tyrosinkinase und fördert:

- Wachstum und Differenzierung des Brustdrüsenepithels sowie
- Die Milchproduktion (**Pro**laktin = **Pro**duktion).

❹

Ein **Prolaktinom** ist ein Adenom der laktotropen Zellen. Die resultierende Hyperprolaktinämie bewirkt

- bei Frauen: **Amenorrhö, Galaktorrhö** und **Infertilität**
- bei Männern: herabgesetzte **Libido** und **Potenz.**
- Durch die Nähe zum Chiasma opticum können **bitemporale Gesichtsfeldausfälle** auftreten.
- Die Behandlung erfolgt mit Dopaminagonisten.

19 Hormone

19.3 Sexualhormone

Oxytocin

1. **Wo wird Oxytocin synthetisiert? Nennen Sie Stimuli die zu seiner Freisetzung führen!**

2. **Welche Wirkungen hat Oxytocin?**

❶

Oxytocin besteht aus neun Aminosäuren. Die Synthese erfolgt in den magnozellulären Kerngebieten des Hypothalamus. Speicherung und Freisetzung erfolgen in der **Neurohypophyse** (HHL). Gegen Ende der Schwangerschaft kommt es zu steigenden Oxytocinspiegeln der Mutter. Vor allem **während der Geburt** kommt es über **Dehnungsrezeptoren** im Geburtskanal zu einem starken positiven Feedback. Ein weiterer Stimulus ist der Saugreiz des Neugeborenen an der mütterlichen Mamille.

❷

Als Peptidhormon wirkt Oxytocin über einen membranständigen, G-Protein-gekoppelten Rezeptor.

Es fördert die **Kontraktion glatter Muskelzellen.** Am Uterus kommt es hierüber zur Auslösung von Wehen. Durch Kontraktion der Myoepithelzellen der Brustdrüse fördert es zusätzlich die **Milchejektion.** Oxytocin fördert auch die Mutter-Kind- und die Partnerbindung.

Synthetisch hergestelltes Oxytocin kann in der **Geburtshilfe** zur Einleitung der Geburt aber auch im Rahmen eines Oxytocinbelastungstests eingesetzt werden, bei dem die Versorgung des Fetus während der Wehen überprüft wird. Auch bei einer **atonischen Nachblutung** durch eine fehlende postpartale Uteruskontraktion kann Oxytocin eingesetzt werden. Gegenläufig, also wehenhemmend wirken **β_2-Sympathomimetika** wie Fenoterol.

19 Hormone

19.4 Wasser- und Elektrolythaushalt

Adiuretin I

Adiuretin wird auch als **Antidiuretisches Hormon** (ADH) oder **Vasopressin** bezeichnet. Es ist wie Oxytocin ein Nonapeptid, wird im **Hypothalamus** gebildet und gelangt über axonalen Transport in die Neurohypophyse, wo es gespeichert und freigesetzt wird.

Über welche Rezeptoren wirkt Adiuretin und was sind die jeweiligen Effekte?

ADH wirkt über G-Protein-gekoppelte Rezeptoren:

- **V_1-Rezeptor** (Arterien): **Vasokonstriktion** → Blutdrucksteigerung
- **V_2-Rezeptor** (Niere): Einbau von Aquaporin 2 (AQP2) in die apikale Membran der Sammelrohrepithelzellen → Wasserrückresorption
- **V_3-Rezeptor** (Adenohypophyse): u. a. ACTH-Freisetzung → Cortisol (Nebennierenrinde) ↑.

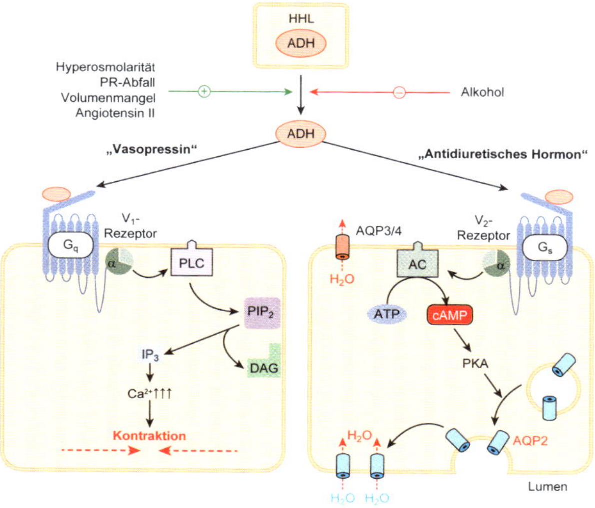

Abb. 19.18 Sekretion und Wirkung von Adiuretin. Links Gefäßmuskelzelle, rechts Epithelzelle im Sammelrohr der Niere. AQP = Aquaporin.

19 Hormone

19.4 Wasser- und Elektrolythaushalt

Adiuretin II

❶ **Welches sind die beiden wichtigsten Sekretionsreize?**

❷ **Erklären Sie das Krankheitsbild Diabetes insipidus!**

!

F2

❶

Die Sekretionsreize entsprechen ziemlich genau den Zuständen, denen Adiuretin letztlich entgegenwirkt.

- **Hyperosmolarität** des Blutes → Zellschrumpfung → AP-Frequenz hypothalamischer Neurone ↑ → ADH-Freisetzung ↑.
- **Volumenmangel** und **Blutdruckabfall** werden über Barorezeptoren registriert → Sekretion ↑.

Zusätzlich fördern **Angiotensin II,** welches synergistisch wirkt, **Acetylcholin** und **Nikotin** die Sekretion.

Alkohol hemmt die Freisetzung von ADH.

❷

Beim Diabetes insipidus werden durch eine nicht ausreichende Harnkonzentrierung täglich bis zu 20 l hypotoner Harn ausgeschieden. Ursache ist entweder eine zentrale **ADH-Sekretionsstörung** (Diabetes insipidus centralis) oder eine Mutation im renalen V_2-Rezeptor oder Aquaporin 2 (Diabetes insipidus renalis). Ohne ausreichende Flüssigkeitszufuhr kommt es zur **hypertonen Dehydratation.**

Beim Schwartz-Bartter-Syndrom (SIADH) kommt es hingegen zu einer inadäquat hohen ADH-Sekretion mit einer **hypotonen Hyperhydratation.**

19.4 Wasser- und Elektrolythaushalt

Renin-Angiotensin-Aldosteron-System (RAAS) I

1 Vervollständigen Sie den Text mit unten stehenden Begriffen!

Das RAAS ist wesentlich an der Regulation des Wasser- und Elektrolythaushalts beteiligt. Die Kaskade beginnt mit ____, einem ____, das in der ____ gebildet und an das Blut abgegeben wird. ____ bewirkt eine ____ von ____, welches in der ____ produziert wird. Es entsteht ____ welches durch das ____, einem in der ____ verankerten Enzym, durch erneute ____ in ____ umgewandelt wird. Über den ____ bewirkt dieses in der ____ die Freisetzung von ____. Über ____ erfolgt der Abbau von ____. F2

Aldosteron, Angiotensin I, Angiotensin II (2×), Angiotensin Converting Enzyme (ACE), Angiotensinasen, Angiotensinogen, AT_1-Rezeptor, Enzym, Leber, luminalen Endothelzellmembran, Nebennierenrinde, Niere, Proteolyse, proteolytische Spaltung, Renin (2×).

2 Nennen Sie weitere Wirkungen von Angiotensin II!

❶

Das RAAS ist wesentlich an der Regulation des Wasser- und Elektrolythaushalts beteiligt. Die Kaskade beginnt mit Renin, einem Enzym, das in der Niere gebildet und an das Blut abgegeben wird. Renin bewirkt eine proteolytische Spaltung von Angiotensinogen, welches in der Leber produziert wird. Es entsteht Angiotensin I welches durch das Angiotensin Converting Enzyme (ACE), einem in der luminalen Endothelzellmembran verankerten Enzym, durch erneute Proteolyse in Angiotensin II umgewandelt wird. Über den AT_1-Rezeptor bewirkt dieses in der Nebennierenrinde die Freisetzung von Aldosteron. Über Angiotensinasen erfolgt der Abbau von Angiotensin II.

❷

Neben der Steigerung der Aldosteronsynthese bewirkt Angiotensin II eine **Vasokonstriktion** mit konsekutiver Steigerung des Blutdrucks. In der Niere werden besonders die **Vasa efferentia** verengt, wodurch es zur **Steigerung** der **GFR** kommt. Es stimuliert die **ADH-Freisetzung** und vermittelt Durstgefühl und Salzhunger. Zusätzlich wird die Natriumrückresorption im proximalen Tubulus gesteigert.

19 Hormone

19.4 Wasser- und Elektrolythaushalt

Renin-Angiotensin-Aldosteron-System II
Neben **Angiotensin II** bewirkt auch ein hohes **Plasma-Kalium** eine gesteigerte **Aldosteronsekretion.** Gehemmt wird sie durch ein hohes Plasma-Natrium, sinkende Kaliumspiegel sowie ein gesteigertes **extrazelluläres Volumen.**

❶ Wie wirkt Aldosteron auf die distalen Nierentubuli?

❷ Warum kommt es bei starker Aktivierung des RAAS zur Hypokaliämie und Alkalose?

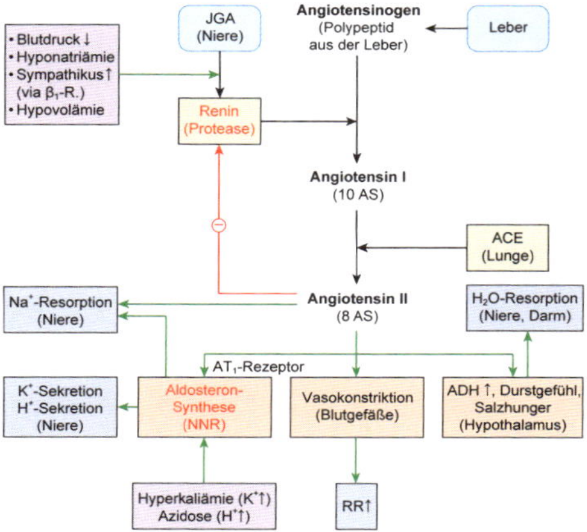

Abb. 19.19 Übersicht über das RAAS

! ! ! F5

❶

Aldosteron verändert über Bindung an **nukleäre Rezeptoren** die Transkription der distalen Tubuluszellen. Es kommt zur gesteigerten **Genexpression** und damit zum Einbau von

- Na^+-Kanälen in die apikale Membran
- Na^+/K^+-ATPase in die basolaterale Membran.

Daraufhin steigen die apikale Na^+-Aufnahme und die basale Abgabe von Natrium in das Blut. Aus osmotischen Gründen folgt dem Natrium parazellulär Wasser. Es kommt also zu einer **gesteigerten** Na^+- und Wasserresorption.

❷

Durch vermehrte Expression der Na^+/K^+-ATPase werden in der Niere verstärkt K^+-Ionen in die Zellen aufgenommen und in der Folge auch apikal abgegeben. Hierdurch kommt es zur **vermehrten K^+-Ausscheidung** mit gesteigerten Kaliumkonzentrationen im Tubuluslumen und intravasaler Hypokaliämie.

Die in der apikalen Membran der Schaltzellen lokalisierte **H^+/K^+-ATPase** nimmt einen Teil der sezernierten K^+-Ionen wieder auf und scheidet dafür vermehrt Protonen aus. Hierdurch kommt es gleichzeitig zu einer **Alkalose.**

19 Hormone

19.4 Wasser- und Elektrolythaushalt

Renin-Angiotensin-Aldosteron-System III

! !

F3

1. Wie wird die Sekretion von Renin reguliert?

2. Was ist das Conn-Syndrom? Nennen Sie seine Auswirkungen auf den Wasser- und Elektrolythaushalt!

1

- **Sekretionsfördernd:** niedrige NaCl-Konzentration an den Macula-Densa-Zellen, RR-Abfall am Vas afferens, gesteigerter Sympathikotonus (über β_1-Rezeptoren)
- **Sekretionshemmend:** Angiotensin II (negative Rückkopplung).

2

Mit dem Cushing-Syndrom und dem Morbus Addison wurden oben bereits zwei Pathologien der Nebennierenrinde besprochen. Ein weiteres Krankheitsbild ist der **primäre Hyperaldosteronismus,** der auch als Conn-Syndrom bezeichnet wird.
Dieses Krankheitsbild kann durch eine Nebennierenrinden-Hyperplasie, Nebennierenrinden-Adenome oder genetische Veränderungen verursacht sein. Die Symptome entstehen durch die übersteigerte Aldosteronsynthese. Die Wirkungen auf den Wasser-Elektrolythaushalt sind gegensätzlich zum Morbus Addison. Es kommt zu **Hypernatriämie, Hypervolämie** mit **Hypertonie, Hypokalämie** und **metabolischer Alkalose** (Erklärung siehe vorherige Karte). Bei Patienten mit einer Hypertonie sollte ein Conn-Syndrom ausgeschlossen werden.

19.4 Wasser- und Elektrolythaushalt

ANP

Das **atriale natriuretische Peptid (ANP)** wird auch atrialer natriuretischer Faktor oder Atriopeptin genannt. Wie der Name vermuten lässt, bewirkt es eine **Natriurese,** also eine Salz- (Na^+) und Wasserausscheidung.

F2

1 Wo und auf welchen Reiz hin wird ANP sekretiert?

2 Wie wirkt ANP?

❶

Das Peptidhormon ANP wird in den atrialen Kardiomyozyten synthetisiert und freigesetzt. Auslöser ist eine **übermäßige Dehnung** dieser Zellen bei Volumenüberlastung des Herzens. Diese tritt z. B. im Rahmen einer Herzinsuffizienz auf.

❷

ANP ist Gegenspieler von ADH und dem RAAS. Es bindet an Natriuretic Peptide Rezeptoren (NPR) die an die membranständige Guanylatzyklase gekoppelt sind. In der Folge kommt es zur Bildung von **cGMP** aus GTP. Die Folgen sind:

- **Relaxation glatter Muskelzellen** → Vasodilatation → RR ↓
- **Dilatation der Vasa afferentia in der Niere** → GFR ↑ → Na^+- und Wasserausscheidung ↑
- **Natrium-Reabsorption** im Tubulussystem ↓
- Aldosteron, Renin und ADH-Freisetzung ↓.

Dem ANP sehr ähnlich ist das **Brain Natriuretic Peptide (BNP),** welches zusätzlich auch in den Herzventrikeln synthetisiert wird. Ein inaktives Spaltprodukt, das **NT-proBNP** wird in der Labordiagnostik der Herzinsuffizienz bestimmt.

19 Hormone

Calciumhaushalt I

Calcium und Phosphat kommen nicht nur im Knochen in Form von Hydroxylapatit gemeinsam vor, sondern stehen im Blutplasma in einem chemischen Gleichgewicht. Die Ca^{2+}-Konzentration wird in sehr engen Grenzen konstant gehalten. Dies geschieht auf drei Arten:

1. Kontrolle der **renale Ausscheidung** bzw. Rückresorption
2. Kontrolle der **enteralen Aufnahme**
3. Kontrolle der **Knochen**mineralisierung und -demineralisierung

❶ Welche drei Hormone sind wesentlich an der Regulation des Calciumhaushalts beteiligt?

❷ Wo wird Parathormon (PTH) gebildet und wann wird es sezerniert?

❸ Welches sind seine Wirkungen auf die drei genannten Systeme? Was ist eine weitere wichtige Wirkung von PTH?

❹ Beschreiben Sie die Folgen eines Hyperparathyreoidismus (HPT)! Was sind mögliche Ursachen?

❶

Parathormon, Calcitonin und Calcitriol.

❷

Parathormon ist ein in den **Glandulae parathyroideae** (Nebenschilddrüsen, Epithelkörperchen) gebildetes Peptidhormon. Niedrige Ca^{2+}- und **hohe Phosphatspiegel** fördern die Sekretion. Ca^{2+} bindet an einen Ca^{2+}-sensitiven G_q-PCR und hemmt die Sekretion durch cAMP-Senkung.

❸

- **Niere:** Ca^{2+}-Rückresorption ↑, PO_4^{3-}-Rückresorption ↓
- **Darm:** Resorption von Ca^{2+} und Mg^{2+} ↑
- **Knochen:** indirekte Aktivierung von Osteoklasten → Ca^{2+}- und PO_4^{3-}-Freisetzung ↑.

Ein weiterer wichtiger Effekt von PTH ist die Stimulation der Calcitriolsynthese in der Niere durch Induktion der 1α-Hydroxylase.

❹

Durch eine erhöhte PTH-Sekretion kommt es zur osteolytischen Ca^{2+}-Freisetzung. Eine etwaige Hypercalciämie führt u. a. zu Schwäche, Lethargie, Polydipsie und Polyurie. Durch die verstärkte Calciumausscheidung über den Urin kann es zur Entstehung von Nierensteinen kommen. Viele Patienten sind jedoch auch asymptomatisch.

Beim **primären HPT** kommt es durch Adenome oder Hyperplasien zur gesteigerten Sekretion von PTH. Der **sekundäre HPT** ist reaktiv infolge niedriger Blut-Ca^{2+}-Spiegel. Mögliche Ursachen sind **Vitamin D-Mangel** oder chronische **Niereninsuffizienz**.

19 Hormone

Calciumhaushalt II

❶ **Wo erfolgt die Bildung von Calcitonin?**

❷ **Wann wird es sezerniert und wie wirkt es?**

! ! !

F8

❶

Das Peptidhormon Calcitonin wird in den parafollikulären Zellen der Schilddrüse gebildet.

❷

Erhöhte Ca^{2+}-Spiegel bewirken die vermehrte Freisetzung von Calcitonin. Es wirkt über GP-CR:

- **Niere:** Ca^{2+}- und PO_4^{3-}-Rückresorption ↓
- **Darm:** Verlangsamung der Verdauung und damit der Ca^{2+}-Resorption
- **Knochen:** Hemmung der Osteoklastenaktivität, Aktivierung von Osteoblasten.

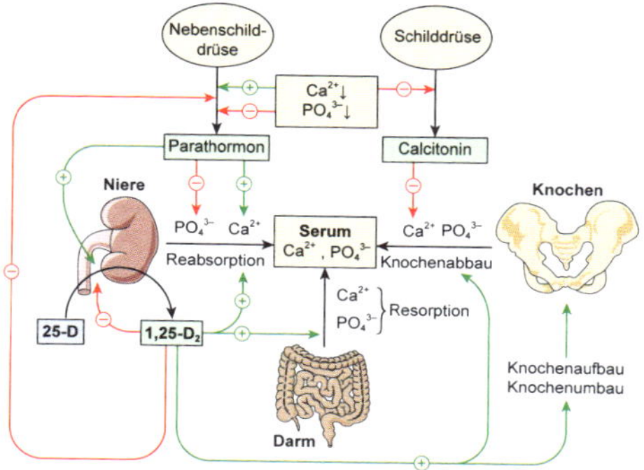

Abb. 19.20 Übersicht der Regulation des Calciumhaushalts. 25-D = 25-Hydroxycholecalciferol, 1,25-D = 1,25-Dihydroxycholecalciferol

Calciumhaushalt III

Abbildung 19.21 zeigt die Synthese von Calcitriol. Prägen Sie sich diese gut ein!

Wann wird Calcitriol vermehrt gebildet? Was sind seine Wirkungen?

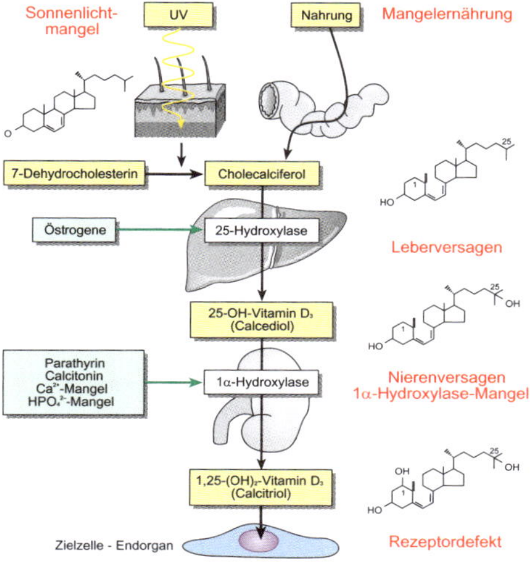

Abb. 19.21 Calcitriolsynthese

Erniedrigte Ca^{2+}-und PO_4^{3-}-Spiegel fördern die **Calcitriolsynthese.** Dieses ist die physiologisch aktive Form des Prohormons Vitamin D_3. Es wird im Blut gebunden an Vitamin D-bindende Proteine (DBP) transportiert.

Die Wirkung erfolgt über **nukleäre Rezeptoren:**

- **Niere:** Ca^{2+}- und PO_4^{3-}-Rückresorption ↑
- **Darm:** Ca^{2+}- und PO_4^{3-}-Resorption ↑ durch Expression von Ca^{2+}-Kanälen, Ca^{2+}-ATPasen und Calbindin
- **Knochen:** Komplexe Wirkung; Synthese von **Matrixproteinen,** indirekte **Osteoklastenaktivierung** und Ca^{2+}-Freisetzung. Für einen regelrechten Knochenstoffwechsel von großer Bedeutung, da ein Calcitriolmangel zu den Krankheitsbildern Rachitis und Osteomalazie führt.

19 Hormone

19.5 Gewebehormone

Eicosanoide I

❶ **Vervollständigen Sie die folgende Abbildung!**

❷ **Wie viele Doppelbindungen besitzt Arachidonsäure? An welchen Positionen sind diese?**

❸ **Ist Arachidonsäure eine essenzielle Fettsäure?**

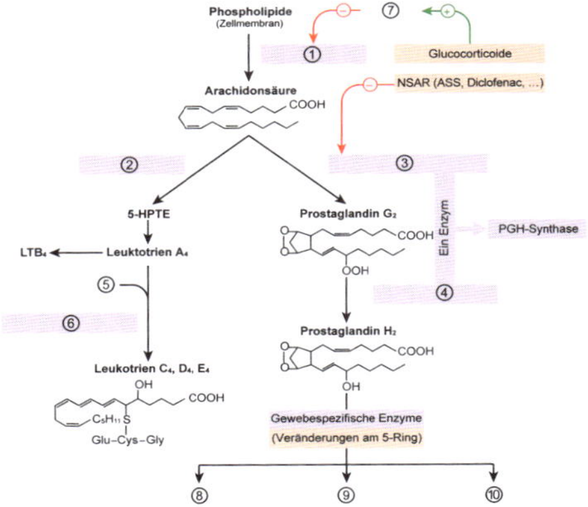

Abb. 19.22 Eicosanoidsynthese. 5-HPTE = 5-Hydroxyperoxy-Eicosatetraensäure, LT = Leukotrien, NSAR = Nichtsteroidale Antirheumatika

! ! !

F5

1

(1) **Phospholipase A_2,** (2) **5-Lipoxygenase,** (3) **Zyklooxygenase,** (4) Peroxidase, (5) Glutathion, (6) Gluthathion-S-Transferase, (7) Lipocortin, (8)+(9)+(10) Thromboxane, Prostaglandine, Prostazyklin.

2

Arachidonsäure trägt vier Doppelbindungen, ist also eine vierfach ungesättigte C-20-Fettsäure ($\Delta^{5,8,11,14}$-Eicosatetraensäure).

3

Nein, sie kann aus **Linolsäure** synthetisiert werden.

Zur Eicosanoidsynthese wird Arachidonsäure durch die PLA_2 aus Membran-Phospholipiden freigesetzt. Danach können unterschiedliche Synthesewege eingeschlagen werden (→ Abb. 19.22):

- **Bildung von Leukotrienen:** Die 5-Lipoxygenase bildet LTA_4. Aus diesen entstehen entweder LTB_4 oder durch das Anheften von **Glutathion** LTC_4 und durch Abspaltung von Glu und Gly LTD_4 und LTE_4.
- **Bildung von Prostanoiden: Prostaglandinsynthase** mit den Aktivitäten: Zyklooxygenase und **Peroxidase.** Die O_2-verbrauchende Dioxygenase COX bildet eine zyklische C-Fünfringstruktur. Es entsteht PGG_2. Dieses wird zu PGH_2 reduziert. Durch gewebespezifische Enzyme werden die Prostaglandine D_2, E_2, F_2, I_2 (Prostazyklin) und TXA_2 gebildet. Prostaglandine spielen eine Rolle bei der Schmerzvermittlung, Entzündungsreaktionen und der Blutgerinnung.

19 Hormone

19.5 Gewebehormone

Eicosanoide II

1. **Wie unterscheiden sich COX1 und COX2?**

2. **Welche Wirkungen hat PGE_2 am Magen?**

3. **Beschreiben Sie die Wirkungen von Thromboxan A_2 (TXA_2) und Prostazyklin (PGI_2) auf den Gefäßtonus und die Thrombozytenfunktion!**

4. **Welche Wirkungen besitzen Leukotriene?**

5. **Warum kann Acetylsalicylsäure (ASS) das Herzinfarktrisiko senken?**

❶

Während die COX1 **konstitutiv** exprimiert wird, ist die COX2 ein **induzierbares Enzym.**

❷

Wirkung: Säureproduktion der Belegzellen ↓, Muzin- und HCO_3^--Produktion ↑, Durchblutung ↑. COX1-Hemmung führt zu sinkenden PGE_2-Spiegeln. Die magenprotektive Wirkung entfällt und begünstigt die Entstehung von Magenulcera.

PGE_2 kann **Vaso- und Bronchiodilatation** hervorrufen und wirkt als endogenes **Pyrogen.**

❸

- TXA_2 → **Vasokonstriktion,** Thrombozytenaggregation ↑↑
- PGI_2 → **Vasodilatation, Thrombozytenaggregation** ↓↓.

Prostaglandine sind an **Schmerzvermittlung** und **Entzündungsreaktionen** beteiligt. Sie steigern **Kapillarpermeabilität, Nierenperfusion** und Diurese und hemmen die **Lipolyse.** Über PGF_2 kommt es zu **Kontraktion des Myometriums** und **Konstriktion** von **Gefäßen und Bronchiolen.**

❹

Leukotriene sind wichtige Vermittler von **Entzündungsprozessen** und **anaphylaktischen Reaktionen.** LTB_4 wirkt chemotaktisch auf Leukozyten; LTC_4 wirkt **bronchiokonstriktorisch,** steigert die **Kapillarpemeabilität** und fördert die Muzinproduktion.

❺

ASS: irreversibler Inhibitor der COX1; hemmt über verminderte TXA_2-Synthese die **Thrombozytenaggregation.**

19 Hormone

19.5 Gewebehormone

Serotonin/Kinine

1. **Zu welcher Hormonklasse gehört Serotonin? Woraus wird es gebildet?**

2. **Nennen Sie einige Wirkungen von Serotonin!**
   Wie erfolgt der Abbau von Serotonin?

3. **Wie werden Kinine gebildet?**

4. **Wie erfolgt der Abbau von Kininen und welche klinische Konsequenz hat dies?**

❶

Als Aminosäurederivat wird das biogene Amin Serotonin aus Tryptophan gebildet.

❷

Es gibt sieben **Serotoninrezeptoren.** Der 5-HT_3-Rezeptor ist ein ligandenaktivierter Ionenkanal, die anderen sind G Protein-gekoppelte Rezeptoren.

- 5-HT_1: Vasodilatation im Skelettmuskel und GI-Trakt; **Konstriktion von Meningeal- und Koronararterien**
- 5-HT_2: GI-Motilität ↑, Kontraktion glatter Muskulatur u. a. Gefäß- und Bronchialmuskulatur; **Plättchenaggregation** ↑
- 5-HT_3: ZNS: **Übelkeit und Erbrechen;** Angstentstehung; Steigerung der Darmmotilität.

Durch die **MAO** wird Serotonin zu **5-Hydroxyindolacetat** abgebaut und renal ausgeschieden.

❸

Spezifische Serinproteasen (Kallikreine) spalten Kinine aus im Plasma zirkulierenden Kininogenen ab. Kallidin und Bradykinin bewirken eine Aktivierung der NO-Synthase, Leukozyten-Chemotaxis, Bronchokonstriktion, PLA2-Stimulation und Schmerzvermittlung über Nozizeptoren.

❹

Die Inaktivierung erfolgt über **Kininasen.** Kininase II ist identisch mit **ACE.** Erhöhte Bradykininspiegel können bei Therapie mit ACE-Hemmern zu trockenem Husten führen.

19 Hormone

19.5 Gewebehormone

Histamin/NO

Das biogene Amin Histamin entsteht durch PALP-abhängige **Decarboxylierung** aus **Histidin** in Mastzellen, basophilen Granulozyten, **ECL-Zellen** des Magens und im ZNS. Die Freisetzung aus Mastzellen erfolgt bei **allergischen Reaktionen** vom Typ I über eine **IgE-vermittelte** und Ca^{2+}-abhängige Degranulation. Im Magen wird die Freisetzung durch Acetylcholin bzw. Somatostatin kontrolliert. F4

1. **Beschreiben Sie die Wirkung von Histamin!**
2. **Beschreiben Sie kurz die Synthese von Stickstoffmonoxid (NO)?**
3. **Wie wirkt NO?**

❶

Histamin wirkt über G Protein-gekoppelte Rezeptoren:

- **H_1-Rezeptor (G_q):**
  - Vermittlung von allergischen Reaktionen
  - Konstriktion der **Bronchialmuskulatur** → Asthma
  - **Gefäßpermeabilität** ↑ → Ödem- und Quaddelbildung
  - In Endothelzellen: NO-Bildung ↑ → **Vasodilatation** der Arteriolen mit **Blutdruckabfall.**
- **H_2-Rezeptor (G_s):**
  - Belegzellen des Magens → HCl-Sekretion ↑
  - Relaxation glatter Muskelzellen.

H_1-Blocker werden als Antihistaminika, **H_2-Blocker** zur Therapie von Reflux und Magenulcera eingesetzt. Der Abbau erfolgt über die Diaminoxidase zu Imidazolazetat.

❷

NO wird durch die **NO-Synthase (NOS)** aus **Arginin** und **O_2** gebildet, wobei **Citrullin** entsteht. NADPH ist Elektronendonor. Die Monooxygenase benötigt THB, FAD und FMN und trägt eine Häm-Gruppe. Man unterscheidet endotheliale, neuronale und induzierbare NOS.

❸

Relaxation glatter Muskelzellen, Thrombozytenaggregation ↓, Leukozytenadhäsion ↓.
Als Radikal reagiert NO in Sekunden zu Nitrat, Peroxinitrit (ONOO-) oder mit Hämoglobin zu Methämoglobin.

? ! F0

20 Immunsystem

Einteilung

Tragen Sie die unten stehenden Begriffe in die korrekte Spalte der Tabelle ein!

Immunsystem			
Unspezifisch (angeboren)		Spezifisch (erworben)	
Zellulär	**Humoral**	**Zellulär**	**Humoral**

Antikörper, B-Lymphozyten, CRP, Defensine, Eosinophile Granulozyten, Interdigitierende dendritische Zellen, Komplementsystem, Lysozym, Makrophagen, Mastzellen, Neutrophile Granulozyten, NK-Zellen, T-Lymphozyten.

Immunsystem			
Unspezifisch (angeboren)		Spezifisch (erworben)	
Zellulär	**Humoral**	**Zellulär**	**Humoral**
Makrophagen	Lysozym	T-Lymphozyten	Antikörper
Neutrophile Granulozyten	Defensine	B-Lymphozyten	
Mastzellen	CRP		
Eosinophile Granulozyten	Komplementsystem		
NK-Zellen			
Interdigitierende dendritische Zellen			

Erklärung: „Humoral" bedeutet „die Körperflüssigkeiten betreffend", bezeichnet also lösliche Komponenten des Immunsystems wie Komplementfaktoren oder Antikörper.

20 Immunsystem

Grundbegriffe der Immunologie

Erklären Sie folgende Grundbegriffe!

- Antigen
- Epitop
- Hapten
- Kreuzreaktivität

F1

- Antigen: Ein Antigen ist definiert als **Oberflächenstruktur,** die zur Bildung von Antikörpern führt.
- Epitop: Die exakte **molekulare Struktur** des Antigens, welche vom Antikörper gebunden wird, bezeichnet man als Epitop. Ein Antigen kann durchaus mehrere Epitope (Antikörperbindungsstellen) aufweisen.
- Hapten: Haptene sind **kleine Moleküle,** die nicht allein von Antikörpern gebunden werden können (z. B. Medikamente). Binden diese Moleküle jedoch an körpereigene Proteine oder Lipide (Trägermoleküle), können sie antigene Eigenschaften gewinnen.
- Kreuzreaktivität: Bindet ein bestimmter Antikörper zwei verschiedene Antigene, die ähnliche Epitope besitzen, bezeichnet man dies als Kreuzreaktivität.

20 Immunsystem

Antiinfektive Moleküle

❶ Wo kommen die folgenden vier antiinfektiven Moleküle des unspezifischen Abwehrsystems im Körper vor?

- **Lysozym**
- **Defensine**
- **CRP**
- **Surfactantproteine A/D**

❷ Welche Wirkungen besitzen sie?

❶

- **Lysozym:** Speichel, Tränenflüssigkeit, Schweiß, Blut, Phagozyten → enzymatische Spaltung von Peptidoglykan der bakteriellen Zellwand
- **Defensine:** Paneth-Körnerzellen des Dünndarms, Phagozyten wie neutrophile Granulozyten → Interaktion mit bakterieller Zellmembran und Nukleinsäuren
- **C-reaktives Protein** (CRP): Leber → plasmatisches Opsonin, bindet an bakterielle Zellmembran und aktiviert Komplement und Phagozyten
- **Surfactantproteine A/D:** v. a. Pneumozyten Typ II, Blut → Opsonierung.

❷

Diese Moleküle verdauen oder markieren die Eindringlinge sofort. Die Markierung von Fremdorganismen wird als **Opsonierung** bezeichnet.

20 Immunsystem

Zytokine

Die Signalstoffe des Immunsystems werden als Zytokine bezeichnet. Zytokine zählen zu den **Glykoproteinen.** Sie bewirken über eine Bindung an spezifische **Membranrezeptoren** diverse Effekte in ihren Zielzellen.

Füllen Sie folgende Tabelle zu Zytokinen aus!

Zytokin	Produziert von ...	Effekte
IL-1	• Makrophagen • Monozyten • Endothel- und Epithelzellen	
IL-2		• Proliferation von B-/T-Lymphozyten • Makrophagenaktivierung • NK-Zell-Aktivierung
IL-8	• Makrophagen • Monozyten • Fibroblasten • Keratinozyten	
INF-γ		

Zytokin	Produziert von ...	Effekte
IL-1	• Makrophagen • Monozyten • Endothel- und Epithelzellen	• Endogenes Pyrogen (Fieberinduktion im Hypothalamus) • Akute-Phase-Reaktion • Neutrophilenmobilisation; Gefäßpermeabilität ↑ • Vaskuläre Adhäsionsmoleküle ↑ • Fibroblastenproliferation • Megakaryopoese ↑ • Chemokininduktion • T-/B-Zell-Aktivierung
IL-2	T_H-Zellen („T-Zell-Wachstumsfaktor“)	• Proliferation von B-/T-Lymphozyten • Makrophagenaktivierung • NK-Zell-Aktivierung
IL-8	• Makrophagen • Monozyten • Fibroblasten, Keratinozyten	• Chemotaxis: Rekrutiert T-Zellen und Neutrophile ins Entzündungsgebiet
INF-γ	• T_H-Zellen • T_C-Zellen • NK-Zellen	• Makrophagenaktivierung • Expression von MHC-I und -II ↑

20 Immunsystem

Komplementsystem

Zum Komplementsystem gehören über 30 verschiedene Plasmaproteine, die in der Leber produziert werden. Die meisten dieser Faktoren besitzen Serinproteaseaktivität. Das Komplementsystem wird bei Antigenkontakt kaskadenartig – ähnlich dem plasmatischen Gerinnungssystem – durch limitierte Proteolyse der Einzelkomponenten aktiviert.

F5

❶ Erklären Sie die drei Aktivierungswege des Komplementsystems!

Nach Spaltung des Faktors C3 in C3a und C3b werden drei unterschiedliche Effektorwege eingeschlagen.

❷ Erklären Sie die drei wichtigsten Effekte des Komplementsystems anhand der ablaufenden proteolytischen Kaskaden und nennen Sie jeweils die Schlüsselkomponenten!

❶

1. **Klassischer (antikörpervermittelter) Weg:** durch IgM oder IgG nach Bindung an ein Antigen
2. **Alternativer Weg:** durch spontanen Zerfall von C3 auf der Oberfläche von Bakterien
3. **Lektinweg:** durch Kontakt von Mannosebindendem Lektin (MBL) an Saccharidstrukturen der Glykokalyx von Bakterien.

Als zentrale Komponente der Komplementkaskade wird C3 zu C3a und C3b aktiviert.

❷

1. Über die Komponenten C3a und C5a werden Leukozyten, v. a. Neutrophile, angelockt (Chemotaxis); diese Komplementfaktoren bedingen zudem eine Schrankenöffnung der Endothelien im Infektionsgebiet und somit eine **lokale Entzündungsreaktion.**
2. Über die Komponente C3b, die als reaktiver Thioester an der Bakterienoberfläche gebunden bleibt, können Komplementrezeptoren auf Phagozyten stimuliert werden → **Phagozytose** der Bakterienzelle.
3. Über die Endstreckenkomponenten C5b, C6, C7, C8 und C9 wird als Pore der sog. **Membrane-Attack-Complex (MAC)** gebildet → Lyse der Bakterienzelle.

20 Immunsystem

Phagozyten

Phagozyten stehen meist am Anfang der Immunreaktion gegen einen Krankheitserreger. Sie fressen Bakterien und andere Mikroorganismen auf und initiieren durch Präsentation der Antigene auf ihrer Oberfläche eine spezifische Immunantwort. Hierzu wandern sie nach Antigenkontakt und **Phagozytose** über die Lymphgefäße in regionale Lymphknoten ein.

! ! !

F6

1. **Wie werden Phagozyten aktiviert?**

2. **Wie unterscheiden sie zwischen „fremd" und „selbst"?**

3. **Wie tragen Phagozyten zur Elimination von Erregern bei?**

❶

Phagozyten werden aktiviert durch:

- Fremde Pathogenoberflächen
- Fc-Teile von Antikörpern
- Komplementfaktoren
- Opsonine (z. B. CRP)
- Zytokine (z. B. γ-INF, TNF-α, IL-2).

❷

Phagozyten erkennen sog. **PAMPs** (Pathogen associated molecular patterns), also fremde Molekülanordnungen auf Bakterien mit Hilfe ihrer **PR-Rezeptoren** (Pattern recognition receptors). Zu den PRRs zählen z. B. die Toll-Like-Rezeptoren (TLRs).

❸

Hauptfunktion von Makrophagen ist die **Phagozytose** von Fremdpartikeln und Zellschrott, mit anschließendem **lysosomalem Abbau** und **Präsentation** von Antigenfragmenten auf **MHC-II-Komplexen** zur Aktivierung der spezifischen Immunantwort. Durch **Zytokinsekretion** wird die Immunreaktion initiiert. Neutrophile Granulozyten sind außerdem zum **Respiratory Burst** befähigt. Ablauf:

1. NADPH-Oxidase: Reduktion von O_2 mittels NADPH zu O_2^- (Superoxidanion)
2. Superoxiddismutase (SOD): Disproportionierung von O_2^- zu H_2O_2 (Wasserstoffperoxid)
3. Myeloperoxidase (MPO): Bildung von hypochloriger Säure (HOCl) mit Hilfe von H_2O_2

?

20 Immunsystem

20.1 Spezifische Immunantwort

Grundlagen

Erläutern Sie die Vorteile eines spezifischen Immunsystems für den Organismus! Nach welchen Grundprinzipien funktioniert das spezifische Immunsystem?

!

F0

Spezifische Immunität erlaubt erregerspezifische Abwehrmechanismen und besitzt ein **Gedächtnis,** das lebenslangen Schutz vor bestimmten Infektionserregern gewährleistet. Sie wird erst nach Antigenkontakt erworben **(adaptive Immunität).** Sie zeichnet sich durch ein unerschöpfliches Reservoir von Antikörpern und T-Zellen gegen nahezu alle erdenklichen Antigenstrukturen aus. Diese enorme Vielfalt wird durch Genrearrangements in den Rezeptorgenen der Vorläufer-B- und -T-Zellen bereits vor Antigenkontakt erreicht **(primäre Diversität).** Bei der primären Immunantwort werden die gegen ein Antigen gerichteten präformierten B- bzw. T-Zellen aktiviert und proliferieren nach Stimulation durch Zytokine **(klonale Selektion).** Bei einer erneuten Infektion (sekundäre Immunantwort) sind die Antikörper und T-Zellen aus sog. **Gedächtniszellen** viel rascher gebildet und die Immunantwort erfolgt schneller und effektiver.

20 Immunsystem

20.1 Spezifische Immunantwort

Reifung von Lymphoyzten

❶ Erklären Sie die Unterschiede der Reifung zwischen B- und T-Lymphozyten!

❷ Wie wird molekularbiologisch die primäre Diversität von Lymphozytenrezeptoren erreicht?

1

Die Vorstufen der B- und T-Lymphozyten werden im **Knochenmark** aus lymphatischen Stammzellen gebildet. Für **B-Zellen** ist das Knochenmark das primäre lymphatische Organ, ihre Vorstufen exprimieren hier bereits nach Rearrangement der Rezeptorgene ihren B-Zell-Rezeptor. Das **primäre lymphatische Organ** der T-Zellen ist der **Thymus.** Hier erfahren sie wichtige Reifungsschritte und exprimieren schließlich ihren spezifischen T-Zell-Rezeptor. Weitere Reifungsschritte finden nach Antigenkontakt in den **sekundären lymphatischen Organen** statt.

2

Grundlage der Rezeptorvielfalt von B- und T-Zellen ist die **somatische Rekombination,** welche auf Gen-Rearrangements in den primären lymphatischen Organen beruht. Hieran sind spezifische Rekombinasen beteiligt.

20 Immunsystem

20.1 Spezifische Immunantwort

T-Lymphozyten

1. **Welche Populationen von T-Lymphozyten werden unterschieden?**

2. **Welche Hauptfunktionen besitzen sie?**

3. **Wie unterscheiden sie sich in ihrer Antigenbindung?**

❶, ❷, ❸

Es werden folgende (reife) T-Lymphozytenpopulationen unterschieden:

- **CD4-positive T-Helferzellen** (T_H-Zellen): Erkennung von Fremdantigenen, welche über MHC-II-Komplexe präsentiert werden.
  - T_{H1}-Zellen: aktivieren v. a. Makrophagen (unspezifisches Immunsystem)
  - T_{H2}-Zellen: aktivieren v. a. B-Zellen (spezifisches Immunsystem)
- **CD8-positive zytotoxische T-Zellen** (T_c-Zellen): Abtöten virusinfizierter und entarteter körpereigener Zellen, welche Fremdantigene auf MHC-I-Komplexen präsentieren
- **Regulatorische T-Zellen** (T_{reg}, $CD4^+$ oder $CD8^+$): Zügelung der Immunantwort
- **T-Gedächtniszellen** ($CD4^+$ oder $CD8^+$): Immunologisches Gedächtnis.

20 Immunsystem

20.1 Spezifische Immunantwort

T-Helferzellen

Erläutern Sie die Funktion von T-Helferzellen anhand ➤ Abb. 20.1

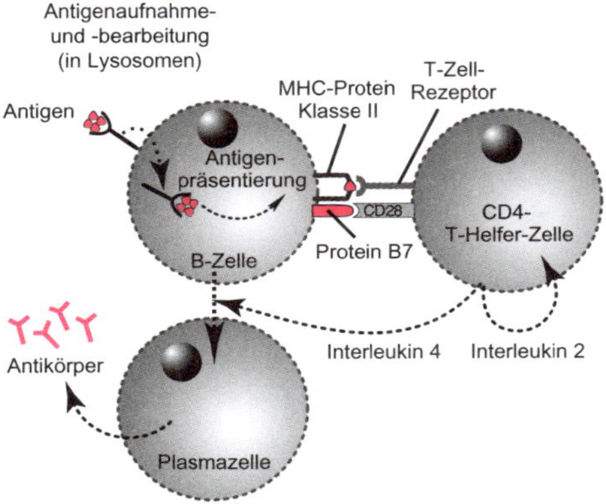

Abb. 20.1 Interaktion zwischen T-Helferzelle und B-Zelle

! F2

T-Helferzellen können mit ihrem T-Zell-Rezeptor nur Antigene binden, welche ihnen über **MHC-II-Komplexe** präsentiert werden. Nur **professionelle antigenpräsentierende Zellen** (**APC:** B-Zellen, interdigitierende dendritische Zellen, Makrophagen) exprimieren MHC-II-Komplexe auf ihrer Oberfläche. Gezeigt ist die Interaktion einer B-Zelle, welche nach Antigenkontakt das exogene Antigen mitsamt des B-Zell-Rezeptors internalisiert, lysosomal abgebaut und auf ihren MHC-II-Komplexen präsentiert hat. Der Rezeptor wird auf die Plasmamembran recycelt. Über MHC-II-gebundenes Antigen wird eine T-Helferzelle mit **derselben Antigenspezifität** aktiviert. Sie differenziert zu einer TH_2-Zelle und schüttet Zytokine wie IL-2 und IL-4 aus, welche die B-Zelle zur Proliferation und Reifung in eine **antikörperproduzierende Plasmazelle** stimulieren. Diese sezerniert daraufhin Antikörper mit derselben Antigenspezifität in großer Menge.

20 Immunsystem

20.1 Spezifische Immunantwort

Zytotoxische T-Zellen

❶ **Welche Zellen werden durch zytotoxische T-Zellen eliminiert?**

❷ **Wie wird zwischen „gesunden“ und „kranken“ Körperzellen unterschieden?**

❸ **Welche Tötungsmechanismen besitzen T_c-Zellen?**

! F1

❶

Zytotoxische T-Zellen eliminieren virusinfizierte und entartete körpereigene Zellen, welche „fremde" Antigenfragmente auf ihren **MHC-I-Komplexen** präsentieren. Sie überwachen folglich das innere Milieu der Körperzellen.

❷

Kranke Zellen bauen fremde Proteine in ihren zytosolischen Proteasomen in kleine Antigenbruchstücke ab, welche im **ER** auf MHC-I-Komplexe geladen und auf die Zellmembran transportiert werden. Gesunde Körperzellen präsentieren nur körpereigene Peptidfragmente. Diese rufen keine Reaktion hervor, da nur solche T-Zellen die Reifung im Thymus überleben, welche nicht selbstreaktiv sind **(positive Selektion).**

❸

T_c-Zellen töten Zielzellen über folgende Mechanismen:

- **Perforine:** Einbau als Pore in die Zielzellmembran (→ Lyse)
- **Granzyme:** Auslösung von Apoptose in der Zielzelle (extrinsischer Pathway)
- Expression von **Fas-Ligand** (CD95L): Auslösung von Apoptose in der Zielzelle.

20 Immunsystem

20.1 Spezifische Immunantwort

MHC-Restriktion

1. **Was versteht man unter der MHC-Restriktion des T-Zell-Rezeptors?**

2. **Was bedeutet „MHC"?**

3. **Füllen Sie die folgende Tabelle aus („+": Bindung; „–": keine Bindung)!**

MHC-Restriktion von T-Lymphozyten	MHC-I	MHC-II
$CD4^+$		
$CD8^+$		

❶, ❷
„MHC-Restriktion" bedeutet, dass der T-Zell-Rezeptor keine Antigene binden kann, ohne dass sie auf MHC-Komplexen präsentiert werden. „MHC" steht für engl. **„Major Histocompatibility Complex"** (Hauptgewebsverträglichkeitskomplex). Der MHC-Genlocus des Menschen auf Chromosom 6 ist hoch polymorph, was eine wichtige Rolle bei der Verträglichkeit von Geweben im Rahmen von Transplantationen spielt. Ein Synonym ist „HLA" (engl. Human leukocyte antigen).

❸

MHC-Restriktion von T-Lymphozyten	MHC-I	MHC-II
$CD4^+$	–	+
$CD8^+$	+	–

?

!

F0

20 Immunsystem

20.1 Spezifische Immunantwort

Antikörper

Beschriften Sie den Antikörper in ➤ Abb. 20.2!

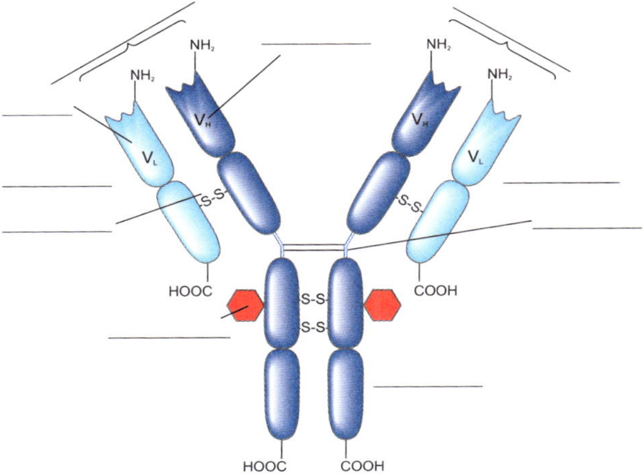

Abb. 20.2 Struktur eines Antikörpers am Beispiel des IgG

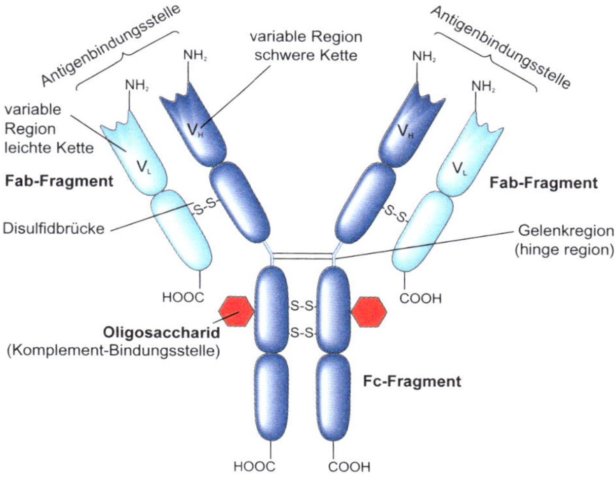

Abb. 20.3: Struktur eines Antikörpers am Beispiel des IgG

20 Immunsystem

20.1 Spezifische Immunantwort

Antikörperklassen

Die verschiedenen Antikörperklassen unterscheiden sich anhand der schweren Kette und werden abhängig vom sog. **Klassenwechsel** (class switch), bei der B-Zell-Reifung gebildet.

Füllen Sie folgende Tabelle aus!

Ig-Klasse	Struktur	Funktion und Eigenschaften
IgG		
IgM		
IgA		
IgE		
IgD		

Antikörperklassen

Ig-Klasse	Struktur	Funktion und Eigenschaften
IgG	Monomer Schwere Kette: γ Leichte Ketten: κ/λ	• Opsonierung • Komplementaktivierung • Rhesus-Ig, häufigstes Ig im Blut • Späte Abwehrphase • Plazentagängig
IgM	Pentamer (Joining chain); Schwere Kette: μ Leichte Ketten: κ/λ	• Neutralisierung, Agglutination durch 10 Antigenbindungsstellen • Membranständig als BCR • Stärkster Komplementaktivator • Frühe Abwehrphase: Primärantikörper • AB0-Ig, nicht plazentagängig
IgA	Plasma: Monomer; Sekrete: Dimer (Joining chain); Schwere Kette: α Leichte Ketten: κ/λ	• Neutralisierung • Schleimhaut-Ig, auch in Muttermilch, nach epithelialer Transzytose • Dimer auf Schleimhäuten (J-Kette)
IgE	Monomer Schwere Kette: ε Leichte Ketten: κ/λ	• Bindung an Tc_{ε}-Rezeptoren von Mastzellen und Basophilen • Allergische Sofortreaktion vom Typ I, Parasitenabwehr
IgD	Monomer; Schwere Kette: δ Leichte Ketten: κ/λ	• Membranständig als BCR

21 Blut

21.1 Bestandteile und Aufgaben

Grundlagen I

Im Durchschnitt befinden sich im Körper 6–8 Liter Blut. Man unterscheidet die zellulären Bestandteile vom Blutplasma, in dem Proteine und Elektrolyte gelöst sind.

❶ Wann spricht man von einer Thrombozytose und wann von einer Leukozytose?

❷ Ordnen Sie folgende Aussagen und Konzentrationen in mmol/l im Blut einem im Blut gelösten Elektrolyt zu (K^+, Na^+, Bicarbonat, Ca^{2+}!)

- 2,2–2,6, 3,5–5,0, 20–27, 136–145
- Größte Konzentration intrazellulär
- Hängt eng mit Wasseraufnahme zusammen
- Steht im Gleichgewicht mit CO_2-Aufnahme
- Anstieg bei Zellzerfall
- Herzerregungsfunktion ist davon abhängig
- Wichtige Rolle im Säure-Basenhaushalt
- Bei Mangel Störungen der neuromuskulären Erregbarkeit

❸ Was ist der Hämatokrit?

❹ Wie unterscheiden sich Blutplasma und Blutserum?

❶

- **Leukozytose:** Leukozytenzahl größer als 4–10.000/µl
- **Thrombozytose:** Thrombozytenzahl größer als 150.000–400.000/µl

❷

- **K^+:** 3,5–5,0; größte Konzentration intrazellulär, Anstieg bei Zellzerfall, Herzerregungsfunktion ist davon abhängig
- **Na^+:** 136–145; hängt eng mit Wasseraufnahme zusammen
- **Ca^{2+}:** 2,2–2,6; bei Mangel Störungen der neuromuskulären Erregbarkeit
- **Bicarbonat:** 20–27; wichtige Rolle im Säure-Basen-Haushalt; steht im Gleichgewicht mit CO_2-Aufnahme.

❸

Der Hämatokrit beschreibt den Anteil der zellulären Blutbestandteile am gesamten Blutvolumen, bestimmt durch Zentrifugation. Der Normalwert liegt bei ca. 44 %.

❹

Zentrifugiert man das geronnene Blut, so erhält man im Überstand Blutplasma, dem nun die Gerinnungsproteine fehlen, darunter ganz besonders **Fibrinogen.** Blutserum ist also Blutplasma ohne Fibrinogen.

21 Blut

21.1 Bestandteile und Aufgaben

Grundlagen II

❶ Was ist die Gefahr des EPO-Dopings? Wie verändert sich der Hämatokrit?

Eine frisch entnommene Blutprobe gerinnt sehr schnell. Aus diesem Grund sind in den Entnahmeröhrchen gerinnungshemmende Substanzen vorgelegt. F3

❷ Geben Sie für jede Substanz den Wirkmechanismus an!

Antikoagulanz	Wirkmechanismus
Citrat	
EDTA	
Heparin	

❸ Wie hoch ist der Proteingehalt des Blutplasmas? Aus welchem Protein besteht es hauptsächlich?

❶
Beim Doping mit Erythropoetin (EPO) kommt es durch die stimulierte Erythropoese zur starken Vermehrung der Erythrozytenzahl. Dadurch steigen der Hämatokrit und die Viskosität des Blutes. Die veränderte Hämodynamik kann gefährliche Konsequenzen haben, wie z. B. Thrombosen.

❷

Antikoagulanz	Wirkmechanismus
Citrat	Komplexierung der für die Gerinnung notwendigen Calciumionen
EDTA	Komplexierung der für die Gerinnung notwendigen Claciumionen
Heparin	Verstärkung der hemmenden Wirkung von Antithrombin III auf Thrombin

❸
Das Blutplasma besitzt einen **Gesamtproteingehalt** von 6,8–8,0 g/dl oder 68–80 g/l, deren Hauptanteil die Albumine darstellen.

21 Blut

21.1 Bestandteile und Aufgaben

!
!

F4

Plasmaproteine I

Um Aufschluss über die Zusammensetzung der Proteine des Blutes zu bekommen, kann man sie elektrophoretisch nach Größe und Ladung auftrennen.

Ordnen Sie folgende Plasmaproteine tabellarisch anhand ihrer Fraktion und Funktion!

α_1-Antitrypsin, Albumin, Haptoglobin, IgG, LDL.

Plasmaprotein	Fraktion	Funktionshinweis
Albumin	Albuminfraktion	• Albumin ist hauptverantwortlich für den kolloidosmotischen Druck in den Gefäßen und hält die Flüssigkeit in den Gefäßen
α_1-Antitrypsin	α_1-Globuline	• Fungiert als Serinprotease-Inhibitor (Serpin) und hemmt die im Blut und an Entzündungsstellen vorkommenden Serinproteasen • Substanzen im Tabakrauch können Methionin im aktiven Zentrum des α_1-Antitrypsins oxidieren. Proteasen (z. B. Elastase) können dann ungehindert Lungengewebe abbauen und es kommt zum Lungenemphysem
Haptoglobin	α_2-Globuline	• Bindet freies Hämoglobin im Blut und verhindert so den Verlust von Eisen bei Hämolyse
LDL	β-Globuline	• Lipoprotein: Lipidtransport im Blut, vorwiegend Cholesterin
IgG	γ-Globuline	• Stellt den Hauptanteil aller Immunglobuline. Von Plasmazellen gebildet. Diese Fraktion ist beim Plasmozytom erhöht.

21 Blut

21.1 Bestandteile und Aufgaben

Plasmaproteine II

Wo werden die Plasmaproteine gebildet und was bedeutet...

a. ein Absinken der Albuminfraktion?
b. das für den Abbau der Plasmaproteine?

F3

Bis auf die Immunglobuline (Ig) werden fast alle Plasmaproteine in der Leber synthetisiert.

a. Da Albumin den Hauptanteil aller Plasmaproteine stellt und hauptsächlich in der Leber gebildet wird, ist sein Spiegel ein guter **Indikator für die Syntheseleistung** und den Funktionszustand der Leber. Bei einer **Leberzirrhose** zum Beispiel ist die Albuminfraktion vermindert.
b. Albumin ist kein Glykoprotein und wird nicht über Glykoproteinrezeptoren der Leber abgebaut. Die meisten Plasmaproteine sind Glykoproteine mit endständigen Sialinsäuren, die mit zunehmender Alterung abgespalten wird, woraufhin Galactose frei wird. Mit Hilfe ihrer **Asialoglykoprotein-Rezeptoren** erkennt das die Leber und baut sie ab.

21 Blut

21.1 Bestandteile und Aufgaben

! ! F4

Erythrozyten

Erythrozyten besitzen weder Zellkern, noch Zellorganellen wie z. B. Mitochondrien. Es findet hauptsächlich anaerobe Glykolyse statt. Weil sie Hämoglobin und Sauerstoff transportieren weisen sie Stoffwechselbesonderheiten auf, die sie vor **oxidativem Stress** schützen.

❶ Entscheiden Sie für jede der folgenden Aussagen ob sie zutrifft (w) oder nicht (f)!

Aussage	Wahr/Falsch
In einem Umweg der Glykolyse kann aus 1,3-Bisphosphoglycerat das 2,3-Bisphosphoglycerat (2,3-BPG) gebildet werden	
2,3-BPG bindet an die β-Kette des Hämoglobins und erhöht dessen Sauerstoffaffinität damit er im Gewebe leichter aufgenommen wird	
Das 2,3-BPG kann zu 3-Phosphoglycerat abgebaut werden, wobei die ATP-Ausbeute der Glykolyse sinkt.	

❷ Was ist die Folge eines Mangels der Glucose-6-Phosphatdehydrogenase?

❶

Aussage	Wahr/Falsch
In einem Umweg der Glykolyse kann aus 1,3-Bisphosphoglycerat das 2,3-Bisphosphoglycerat (2,3-BPG) gebildet werden	**w**
2,3-BPG bindet an die β-Kette des Hämoglobins und erhöht dessen Sauerstoffaffinität damit er im Gewebe leichter aufgenommen wird	**f**
Das 2,3-BPG kann zu 3-Phosphoglycerat abgebaut werden, wobei die ATP-Ausbeute der Glykolyse sinkt.	**w**

2,3-BPG bindet zwar an die β-Kette des Hämoglobins, senkt dadurch aber die Sauerstoffaffinität.

❷

Bei einem Mangel können im oxidativen Zweig des Pentosephosphatzyklus nicht mehr 2 NADPH gebildet werden, die der Regeneration von verbrauchtem Glutathion (GSH) dienen und es kommt zur Hämolyse. Glutathion wird ATP-abhängig extraribosomal gebildet. Es ist ein starkes Reduktionsmittel und kann unter Ausbildung von **Disulfidbrücken** zwischen zwei GSH, katalysiert durch die Glutathionperoxidase, Sauerstoffradikale reduzieren und unschädlich machen.

?

!

F2

21 Blut

21.2 Hämoglobin und Sauerstofftransport

Aufbau des Hämoglobins I

❶ **Beenden Sie folgende Aussagen zum Aufbau des Hämoglobins mit unten stehenden Begriffen!**

- Häm basiert stukturell auf einem __________.
- Es bindet Eisen und Sauerstoff und bildet zusammen mit Globulinproteinen das ________.
- Ein Hämoglobin besteht aus mehreren Untereinheiten. Es ist ein _________.
- Jede dieser Untereinheiten bindet ___ Hämgruppe, die je __ Sauerstoffmolekül(e) bindet.
- Somit transportiert ein Hämoglobinmolekül ___ Sauerstoffmoleküle.
- Die relative Molekülmasse eines Hämoglobins beträgt __.000 Da.

1, 1, 4, 64, Hämoglobin, Porphyrinring, Tetramer.

❷ **Wie viel Sauerstoff (in mmol/l) kann bei einer Hämoglobinkonzentration im Blut von 110 g/l maximal transportiert werden?**

1

- Häm basiert stukturell auf einem Porphyrinring.
- Es bindet Eisen und Sauerstoff und bildet zusammen mit Globulinproteinen das Hämoglobin.
- Ein Hämoglobin besteht aus mehreren Untereinheiten. Es ist ein Tetramer.
- Jede dieser Untereinheiten bindet 1 Hämgruppe, die je 1 Sauerstoffmolekül(e) bindet.
- Somit transportiert ein Hämoglobinmolekül 4 Sauerstoffmolekül(e).
- Die relative Molekülmasse eines Hämoglobins beträgt 64.000 Da.

2

Man muss dafür die relative Molekülmasse von Hämoglobin (64 kDa) kennen. Bei einer Konzentration von 110 g/l gilt folgende Rechnung:

$110\,g/l \div 64.000\,g/mol \approx 0{,}0017\,mol/l \approx 1{,}7\,mmol/l$

Da aber pro mmol Hämoglobin vier Sauerstoffmoleküle transportiert werden, muss das Ganze noch mit 4 multipliziert werden: $1{,}7\,mmol/l \times 4 \approx$ **6,8 mmol Sauerstoff/Liter Blut.**

21 Blut

21.2 Hämoglobin und Sauerstofftransport

Aufbau des Hämoglobins II

❶ Ordnen Sie in der Tabelle die Hämoglobinsubtypen (HbF, HbA_2, HbA_1) zu!

Subtyp	Untereinheiten	Bedeutung
	2α und 2β Ketten	Fast 99 % des Erwachsenen-Hämoglobins sind diesen Typs
	2α und 2δ Ketten	Kommt nur in geringen Mengen vor
	2α und 2γ Ketten	Fetales Hämoglobin, wird erst postnatal ersetzt

❷ Ordnen Sie in der Tabelle zu fetalem Hämoglobin (HbF) die Pfeile zu! (↑: erhöht, ↓: verringert)

Verhalten	Im Unterschied zu HbA_1 bei HbF ...
Sauerstoffaffinität	
Bindung von 2,3-Biphosphoglycerat	
Sauerstofftransport vom maternalen zum fetalen Blut	
Sauerstofftransport vom fetalen zum maternalen Blut	

❶

Subtyp	Untereinheiten	Bedeutung
HbA_1	2α und 2β Ketten	Fast 99 % des Erwachsenen-Hämoglobins sind diesen Typs
HbA_2	2α und 2δ Ketten	Kommt nur in geringen Mengen vor
HbF	2α und 2γ Ketten	Fetales Hämoglobin, wird erst postnatal ersetzt

❷ (↑: erhöht, ↓: verringert)

Verhalten	Im Unterschied zu HbA_1 bei HbF ...
Sauerstoffaffinität	↑
Bindung von 2,3-Biphosphoglycerat	↓
Sauerstofftransport vom maternalen zum fetalen Blut	↑
Sauerstofftransport vom fetalen zum maternalen Blut	↓

21 Blut

21.2 Hämoglobin und Sauerstofftransport

Sauerstofftransport I

Häm bildet einen Chelatkomplex mit Eisen. Nur zweiwertiges (Fe^{2+}) Eisen kann Sauerstoff transportieren. Das Eisen im Häm kann 6 koordinative Bindungen eingehen.

❶ **Wie verteilen sich die koordinativen Bindungen im Häm-Eisen?**

❷ **Finden Sie die vier Fehler im Text zur Sauerstoffbindung!**

Die Sauerstoffbindungskurve von Hämoglobin verläuft sigmoidal. Im mittleren Partialdruckbereich ist der Anstieg der Sättigung flacher als im niedrigen Bereich, d. h. die Bindung von Sauerstoff an Hämoglobin wird durch den steigenden Partialdruck erschwert. Die Oxygenierung einer Hämoglobinuntereinheit löst eine Konformationsänderung in den anderen Untereinheiten aus und erleichtert so die Bindung des Sauerstoffs. Bei niedrigen O_2-Partialdrücken kann der Sauerstoff schwerer abgegeben werden. Das monomere Myoglobin im Muskel weist auch Kooperativität auf.

❶

- Vier Koordinationsstellen sind von den N-Atomen der Pyrrolringe des Häms besetzt.
- Eine Koordinationsstelle verknüpft das Häm mit einem Histidinrest des Proteinanteils Globin.
- Die letzte Koordinationsstelle bindet O_2. Dieser Prozess ist eine **Oxygenierung,** und die Oxidationsstufe des Eisens verändert sich nicht.

❷

Die Sauerstoffbindungskurve von Hämoglobin verläuft sigmoidal. Im mittleren Partialdruckbereich ist der Anstieg der Sättigung steiler als im niedrigen Bereich, d. h. die Bindung von Sauerstoff an Hämoglobin wird durch den steigenden Partialdruck erleichtert. Die Oxygenierung einer Hämoglobinuntereinheit löst eine Konformationsänderung in den anderen Untereinheiten aus und erleichtert so die Bindung des Sauerstoffs. Bei niedrigen O_2-Partialdrücken kann der Sauerstoff leichter abgegeben werden. Das monomere Myoglobin im Muskel weist keine Kooperativität auf.

21 Blut

21.2 Hämoglobin und Sauerstofftransport

Sauerstofftransport II

! F1

❶ Ergänzen Sie!

- Eine Rechtsverschiebung der Sauerstoffbindungskurve bedeutet bei gleichem O_2-Partialdruck eine niedrigere O_2-Sättigung des Hämoglobins, also eine ___________.
- Eine Linksverschiebung ist dann eine ___________.

Affinitätsabnahme, Affinitätszunahme.

❷ Erklären Sie den Bohr-Effekt!

❸ Welchen Effekt haben folgende Parameter auf die Sauerstoffbindungskurve?

Parameter	←/→ Links-/Rechtsverschiebung
2,3-BPG Konzentration steigt	
pH-Wert sinkt	
Temperatur steigt	
CO_2-Partialdruck sinkt	

!

❶

- Eine Rechtsverschiebung bedeutet bei gleichem O_2-Partialdruck eine niedrigere O_2-Sättigung des Hämoglobins, also eine Affinitätsabnahme.
- Eine Linksverschiebung ist dann eine Affinitätszunahme.

❷

Ein erhöhter pCO_2 und der damit einhergehende niedrigere pH-Wert stabilisieren durch die Bindung von Protonen an Hämoglobin das Desoxyhämoglobin, also das Hämoglobin, das nicht mit Sauerstoff beladen ist. Dieser Zustand wird auch Tensed(T)-Form genannt, da das Fe^{2+} aus der Ebene des Prophyrinrings gezogen ist.

❸

(Linksverschiebung: ←, Rechtsverschiebung: →)

Parameter	←/→
2,3-BPG Konzentration steigt	→
pH-Wert sinkt	→
Temperatur sinkt	←
CO_2-Partialdruck sinkt	←

21 Blut

21.2 Hämoglobin und Sauerstofftransport

Klinik

Erklären und nennen Sie die wichtigsten Punkte zu folgenden Fragen:

1. Was passiert bei der Sichelzellanämie?
2. Was ist der Unterschied zwischen einer Glykierung und einer Glykosylierung? Warum bestimmt man beim Diabetiker den HbA_{1c}?
3. Was ist eine Methämoglobinämie?

1. **Sichelzellanämie:**
- Punktmutation in der β-Kette des Hämoglobins (normal: β^a, mutiert: β^s)
- Im desoxygenierten Zustand fällt HbS aus und polymerisiert
- Sichelzellartige Verformung der Erythrozyten und Verstopfung der Mikrozirkulation.
2. Bei erhöhtem Blutzucker kommt es zur nichtenzymatischen Glykierung des N-terminalen Endes der β-Kette des Hämoglobins. Normalerweise liegen 5–6,5 % des Hämoglobins glykiert vor, als HbA_{1c}. Es wird als Langzeitparameter der Diabetiker bestimmt. HbA_{1c} kann Sauerstoff transportieren. Eine Glykosylierung hingegen ist eine enzymvermittelte posttranslationale Modifikation.
3. Wenn das Eisen im Hämoglobin zu Fe^{3+} wird, z. B. durch Radikale, ist es **nicht** mehr in der Lage Sauerstoff zu transportieren. Das ist braunes Methämoglobin, das mit Hilfe der NADH-abhängigen Methämoglobinreduktase wieder reduziert werden kann.

21.2 Hämoglobin und Sauerstofftransport

Hämsynthese

Die Schlüsselreaktion der Hämsynthese findet im Mitochondrium statt.

F4

1. **Nennen Sie Enzym, Edukte, Produkte und Kofaktoren der Schlüsselreaktion!**

2. **Was ist eine Porphyrie und welches Enzym ist häufig betroffen?**

❶

Enzym	Edukte	Produkte	Kofaktoren
δ-Aminolävulinat (ALA)-Synthetase	Succinyl-CoA, Glycin	δ-Aminolävulinat, CO_2 und CoA	PALP

❷

Im Zytosol wird aus zwei Aminolävulinatmolekülen ein **Porphobilinogen,** das die charakteristische **Pyrrolring**struktur enthält. Nach weiteren Schritten entsteht der Porphyrinring mit vier Pyrrolringen, ein zyklisches Tetrapyrrol. Schließlich greift die **Uroporphyrinogen-Decarboxylase** an. Das Zwischenprodukt gelangt wieder ins Mitochondrium. Im letzten Schritt baut die **Ferrochelatase** Fe^{2+} in das Häm ein. Das Produkt Häm übt ein negatives Feedback auf die δ-Aminolävulinat-Synthetase aus. Bei der Porphyrie ist häufig die **Uroporphyrinogen-Decarboxylase** defekt. Dadurch fällt die Feedbackhemmung des Häms weg und es akkumulieren toxische Zwischenprodukte, die Porphyrine, die Lichtscheu und Photosensibilität verursachen.

21 Blut

21.3 Hämostase und Fibrinolyse

Thrombozyten

Die **primäre Hämostase** führt zu einem initialen sistieren einer Blutung und basiert auf der vaskulären Reaktion und der Thrombozytenaggregation. **Sekundäre Hämostase** bezeichnet die Blutgerinnung, bei der es unter Mithilfe von Gerinnungsfaktoren zur Ausbildung eines **stabilen Fibrinnetzes** kommt. F3

Welche Rolle spielen folgende Faktoren/Rezeptoren bei der Thrombozytenaggregation, bzw. welcher Faktor wird beschrieben?

Faktor/Rezeptor	Funktion
vWF (Von-Willebrand-Faktor)	___________
ADP	___________
___________	Wird von Endothelzellen und Thrombozyten mit Hilfe der Zyklooxygenase-1 (COX-1) aus Arachidonsäure produziert. Es aktiviert Thrombozyten und fördert über eine Vasokonstriktion die Aggregation. Der Gegenspieler Prostazyklin wird auch von COX-1 in Endothelzellen produziert und hemmt die Thrombozytenaktivierung und sorgt für eine Vasodilatation

Faktor/Rezeptor	Funktion
vWF (Von-Willebrand-Faktor)	Von Endothelzellen sezerniert, bindet an Kollagen und den GPIb/IX-Rezeptor der Thrombozyten und vermittelt die Adhäsion, ebenso bindet und stabilisiert er den Faktor VIII der Gerinnungskaskade
ADP	Bindet an den P2Y12-Rezeptor der Thrombozyten und löst über eine intrazelluläre Signalkaskade die Aktivierung des GPIIb/IIIa-Rezeptors aus, der Fibrinogen bindet und so die Thrombozyten quervernetzt
Thromboxan A_2	Wird von Endothelzellen und Thrombozyten mit Hilfe der Zyklooxygenase-1 (COX-1) aus Arachidonsäure produziert. Es aktiviert Thrombozyten und fördert über eine Vasokonstriktion die Aggregation. Der Gegenspieler Prostazyklin wird auch von COX-1 in Endothelzellen produziert und hemmt die Thrombozytenaktivierung und sorgt für eine Vasodilatation

21 Blut

21.3 Hämostase und Fibrinolyse

! ! !

F7

Thrombozyten und Gerinnung

ASS (Acetylsalicylsäure) ist ein **COX-1-Hemmer.** Es hemmt sowohl die Synthese vonThromboxan A_2, als auch die Synthese des Gegenspielers Prostazyklin.

❶ Wie kommt es dennoch zur einer Hemmung der primären Hämostase?

❷ Beantworten Sie folgende Fragen zur plasmatischen Gerinnung!

1. Wo werden die Gerinnungsfaktoren gebildet?
2. Welche Rolle spielt Vitamin K dabei?

❶

Da ASS die COX irreversibel hemmt und die Thrombozyten keine COX nachbilden können, wird in den Thrombozyten die Thromboxan-A_2-Synthese bis zur Bildung neuer Thrombozyten gehemmt. Die Endothelzellen hingegen können neue COX und damit auch Prostazyklin nachbilden. Bitte auch für die Klinik merken: ASS ist ein Thrombozytenaggregationshemmer.

❷

1. Sie werden in der Leber gebildet und sind Serinproteasen, die als Kofaktoren negativ geladene Phospholipide und Calciumionen benötigen.
2. Damit sie Ca^{2+} besser komplexieren können, werden die Glutamatreste der Gerinnungsfaktoren **II, VII, IX** und **X,** sowie Protein C und S posttranslational mit Hilfe von Vitamin K γ-carboxyliert. Aus diesem Grund kann man Vitamin K-Antagonisten (Cumarinderivate, wie Phenprocoumon), die diesen Prozess hemmen, zur Langzeitthromboseprophylaxe einsetzen.

21.3 Hämostase und Fibrinolyse

Gerinnung I

Am Ende der Gerinnungskaskaden wird stets Thrombin gebildet, das die Bildung von unlöslichem Fibrin aus Fibrinogen katalysiert. Es gibt den intrinsischen und extrinsischen Aktivierungsweg, die in eine gemeinsame Endstrecke münden.

❶ Was passiert in der gemeinsamen Endstrecke?

Kritisch für die gemeinsame Endstrecke ist die Aktivierung des Faktor X. Komplexe, die Faktor X aktivieren bezeichnet man als Tenasekomplexe.

❷ Nennen Sie die Bestandteile der Tenasekomplexe der extrinsischen und intrinsischen Gerinnungsaktivierung!

extrinsische Tenase	intrinsische Tenase

❶

- Faktor Xa aktiviert seinen Kofaktor V, der keine Serinprotease ist.
- Faktor Xa, Faktor Va, Ca^{2+} und Phospholipide sind zusammen eine Prothrombinase, die Prothrombin zu Thrombin spaltet.
- Thrombin wiederum spaltet Fibrinogen und aktiviert Faktor XIII.
- Faktor XIII führt mit seiner Transglutaminaseaktivität zur kovalenten Quervernetzung des Fibrinnetzwerks.

❷

extrinsische Tenase	intrinsische Tenase
Faktor IIIa (Gewebefaktor)	Faktor IXa
Faktor Va	Faktor VIIIa
Ca^{2+} und Phospholipide	

! ! ! F10

21 Blut

21.3 Hämostase und Fibrinolyse

Gerinnung II

Es gibt Systeme, welche die Blutgerinnung **hemmen.**

❶ Ergänzen sie den Lückentext zum Thrombomodulin/Protein C-System mit unten stehenden Begriffen!

Bindet Thrombin an __________ der Endothelzellen, kann dieser Komplex ________ aktivieren. Zusammen mit seinem Kofaktor _____ inaktiviert aPC die Faktoren V und ___. Unabhängig von seiner antikoagulatorischen Funktion hat aPC auch ________ Effekte. Menschen mit einer __________ haben eine erhöhte Thromboseneigung. Die Mutationen des ______ können dazu führen, dass aPC nicht mehr an ihn binden und ihn nicht hemmen kann. Man spricht von aPC-Resistenz. Auch ein Mangel an Protein C erhöht die ___________.

antiapoptotische, Faktor V, Faktor-V-Leiden-Mutation, Faktor VIII, Protein C (PC), Protein S, Thrombomodulin, Thrombosegefahr.

❷ Beschreiben Sie, wie Heparine in dieses System eingreifen!

❶

Bindet Thrombin an Thrombomodulin der Endothelzellen, kann dieser Komplex Protein C aktivieren. Zusammen mit seinem Kofaktor Protein S inaktiviert aPC die Faktoren V und VIII. Unabhängig von seiner antikoagulatorischen Funktion hat aPC auch antiapoptotische Effekte. Menschen mit einer Faktor-V-Leiden-Mutation, haben eine erhöhte Thromboseneigung. Die Mutationen des Faktor V können dazu führen, dass aPC nicht mehr an ihn binden und ihn nicht hemmen kann. Man spricht von aPC-Resistenz. Auch ein Mangel an Protein C erhöht die Thrombosegefahr.

❷

Antithrombin III inaktiviert Faktor Xa und Thrombin. Heparin verstärkt die Wirkung von Antithrombin III. Heparine sind sulfatierte Glykosaminoglykane. Bei einem Mangel an Antithrombin III sind sie nicht wirksam.

21 Blut

21.3 Hämostase und Fibrinolyse

Gerinnung – Klinik I

!

F2

Ergänzen Sie folgende Tabelle zu den klinischen Gerinnungstests!

Test	Wie wird gemessen?	Was erfasst der Test?
Quick (Thromboplastinzeit)		
PTT (Partielle Thromboplastinzeit)		
Thrombinzeit		
Blutungszeit nach Ivy		

Test	Wie wird gemessen?	Was erfasst der Test?
Quick (Thromboplastinzeit)	• Zugabe Gewebefaktor • Zeit bis zur Bildung eines Fibrinnetzes	• Erfasst extrinsisches System (und gemeinsame Endstrecke) • Niedriger Quick bedeutet lange Thromboplastinzeit, also schlechte Gerinnung, bzw. Mangel an Gerinnungsfaktoren
PTT (Partielle Thromboplastinzeit)	Zugabe oberflächenaktiver Substanz	Erfasst intrinsisches System (und gemeinsame Endstrecke)
Thrombinzeit	Zugabe von Thrombin	• Erfasst die thrombininduzierte Umwandlung von Fibrinogen zu Fibrin • Bei Fibrinogenmangel verlängert
Blutungszeit nach Ivy	Zeit bis zum Sistieren der Blutung einer definiert gesetzten Wunde	• Primäre Hämostase • Thrombozytenaggregation

21 Blut

21.3 Hämostase und Fibrinolyse

Gerinnung – Klinik II

!
!
!
F5

❶ **Geben Sie an, wie sich der Wert bei den angegebenen Krankheiten/Konditionen verhält!**

Test	Hämophilie A (Mutation Faktor VIII)	Von-Willebrand-Faktor-Syndrom (Defekt des vWF)	Cumarintherapie
Quick (Thromboplastinzeit)			
PTT (Partielle Thromboplastinzeit)			
Thrombinzeit			
Blutungszeit nach Ivy			

↔: Keine Veränderung, ↑: steigt, ↓: sinkt

❷ **Was ist der Unterschied zwischen einer Thrombozytopathie und Thromzytopenie?**

!

❶

Test	Hämophilie A (Mutation Faktor VIII)	Von-Willebrand-Faktor-Syndrom (Defekt des vWF)	Cumarintherapie
Quick (Thromboplastinzeit)	↔	↔	↓
PTT (Partielle Thromboplastinzeit)	↑	↑	↑
Thrombinzeit	↔	↔	↔
Blutungszeit nach Ivy	↔	↑	↔

↔: Keine Veränderung, ↑: steigt, ↓: sinkt

❷

Eine Thrombozytopenie, also eine verminderte Thrombozytenzahl, beeinflusst in der Regel nur die primäre Hämostase. Nur die Blutungszeit ist verändert. Eine **Thrombozytopathie,** also eine Funktionsminderung der Thrombozyten bei gleicher Thrombozytenzahl, beeinflusst ebenfalls nur die Blutungszeit. Die Thrombozytenzahl ist normal.

21 Blut

21.3 Hämostase und Fibrinolyse

Fibrinolyse

Mit jeder Gerinnungsaktivierung geht auch eine Fibrinolyseaktivierung einher. Bei der Fibrinolyse werden die Fibrinnetze wieder aufgelöst. Zentral für die Fibrinolyse ist die Plasmaserinprotease Plasminogen, die von **Plasminogenaktivatoren** zu Plasmin aktiviert wird und so an Fibrin bindet und es spaltet. Dabei entstehen sogenannte D-Dimere, die man klinisch messen kann. Solche Aktivatoren kommen u. a. im Menstrualblut vor und sorgen dafür, dass es nicht gerinnt. F7

❶ **Nennen Sie drei Aktivatoren des Plasminogens!**

❷ **Wie lässt sich die Fibrinolyse hemmen? Nennen Sie zwei Inhibitoren mit Mechanismus!**

❶

- Tissue-Plasminogenaktivator (t-PA): von Endothelzellen gebildet, kommt in der rekombinanten Form auch klinisch beim Auflösen eines Gerinnsels zum Einsatz
- **Streptokinase:** aus Streptokokken, spielt therapeutisch eine geringe Rolle
- **Urokinase:** von Nieren gebildet, im Urin, Bedeutung unklar.

❷

- α_2-Antiplasmin ist ein Plasmininhibitor. Ein Mangel an α_2-Antiplasmin hat eine überschießende Fibrinolyse mit erhöhter Blutungsgefahr zur Folge.
- PAI-1 ist ein Plasminogenaktivator-Inhibitor. Er bindet t-PA und hemmt die Fibrinolyse indirekt.

21 Blut

Blutgruppen

❶ Ergänzen Sie den Steckbrief zu den Blutgruppensystemen!

Blutgruppensystem	AB0	Rhesus
Auf welchen Zellen vorhanden?		
Chemische Struktur der Antigene		
Ausgelöste Immunreaktion, Antikörpertyp?		

❷ Was ist der Morbus haemolyticus neonatorum?

F3

❶

Blutgruppensystem	AB0	Rhesus
Auf welchen Zellen vorhanden?	Erythrozyten, Endothelzellen und evtl. andere	**nur Erythrozyten**
Chemische Struktur der Antigene	Ganglioside, also Glykolipide, Glykosyltransferasen	Proteine, D-Antigen ist weit verbreitet (Rhesus-positiv)
Ausgelöste Immunreaktion, Antikörpertyp	Gegen Nichtproteinantigene, also Antikörper vom Typ IgM	Antikörper gegen Proteinantigene mit Klassenwechsel zu den plazentagängigen IgG

❷

Bekommt eine Mutter, die bereits während der Geburt ihres ersten Kindes gegen das D-Antigen sensibilisiert wurde und IgG gebildet hat, ein **zweites Rhesus-positives Kind,** können die Antikörper die Plazentaschranke überqueren und die fetalen Erythrozyten angreifen. Mit Hilfe von medikamentös verabreichten Anti-D-Antikörpern lassen sich fetale Erythrozyten im maternalen Blut während der ersten Geburt zerstören bevor es zur Sensibilisierung kommt.

22 Leber

Die Rolle der Leber im Stoffwechsel

Als zentrales Stoffwechselorgan erfüllt die Leber zahlreiche Aufgaben. Sie verwertet den größten Teil der Blutglucose und ist wichtiges Ausscheidungs- und Entgiftungsorgan. Obendrein versorgt die Leber den Körper mit Lipiden und hält den Aminosäurespiegel konstant. Sie ist der Hauptproduzent des Cholesterins. Bei dem Abbau von Proteinen und Aminosäuren spielt sie außerdem eine wichtige Rolle, da sie das **einzige Organ** ist, **welches Harnstoff synthetisieren kann.**

!

F1

Die Leber enthält sowohl arterielles als auch venöses Blut. Welchen Sinn hat diese „Doppelversorgung“?

Nennen Sie beim Beantworten dieser Frage die Organe, welche in den Portalkreislauf eingebunden sind und versuchen Sie so die biochemische Funktion der Leber zu erläutern.

Der Sauerstoff aus der **A. hepatica propria** wird für die energieaufwendigen Stoffwechselreaktionen benötigt.
Das venöse Blut aus allen unpaaren Bauchorganen gelangt im sogenannten **Portalkreislauf** in die Leber:

- **Magen-Darmtrakt:** Das Blut aus dem Gastrointestinaltrakt enthält zahlreiche aufgenommene Nährstoffe. Die Leber ist als erste Zwischenstation eingebettet um die Serumkonzentration von Glucose und Aminosäuren konstant zu halten. Gifte aus der Nahrung können durch die Leber abgefangen werden.
- **Milz:** In der Milz werden alte Erythrozyten aussortiert. Hierbei fällt Bilirubin an, welches von Hepatozyten über die Galle ausgeschieden wird.
- **Pankreas:** Die Hormone der Bauchspeicheldrüse zur Regulation des Blutzuckerspiegels Glukagon und Insulin gelangen auf direktem Weg zur Leber, die für das Konstanthalten des Blutzuckerspiegels verantwortlich ist.

22 Leber

!

F2

Plasmaproteinsynthese

Die Leber ist der Hauptsyntheseort der Plasmaproteine. Ihre Synthesekapazität beträgt etwa 15–50 Gramm pro Tag.

❶ **Welches Plasmaprotein aus der Leber ist mengenmäßig am meisten im Serum vertreten?**

❷ **Warum dient der „Quick-Wert" in der Klinik zur Kontrolle der Leber?**

❸ **Nenne mindestens ein beispielhaftes Plasmaprotein, welches nicht in der Leber synthetisiert wird!**

❶

Mit 35 –53 g/l im Serum ist Albumin das mengenmäßig am meisten vorkommende Plasmaprotein. Es ist zur Aufrechterhaltung des **onkotischen Drucks** verantwortlich. Ein **Mangel** führt daher zu **Aszites.** Weiterhin dient Albumin als Transport von wasserunlöslichen Substanzen sowie als Puffer im Blut.

❷

Die **Quick-Wert** gibt Aufschluss über das extrinsische Blutgerinnungssystem. Vor allem über die **Vitamin K-abhängigen Gerinnungsfaktoren,** welche in der Leber synthetisiert werden. Sowohl ein Vitamin K-Mangel wie auch eine Lebererkrankung kann zu pathologischen Werten führen. Die **Partielle Thromboplastinzeit (PTT)** gibt Aufschluss über das intrinsische Blutgerinnungssystem und ist ebenfalls von der Leberfunktion abhängig.

❸

Nicht hepatische Plasmaproteine:

- Von von Willebrand-Faktor (Endothelzellen)
- Gammaglobuline (Plasmazellen).

22 Leber

22.1 Biotransformation

Übersicht

Die **Biotransformation** ist ein Vorgang im Stoffwechsel, bei welchem nicht ausscheidbare hydrophobe Stoffe durch chemische Prozesse in ausscheidbare hydrophile Stoffe umgewandelt werden. Sie lässt sich in zwei Phasen gliedern:

1. **Wozu dient Phase I der Biotransformation?**

2. **Wozu dient Phase II der Biotransformation?**

❶

Phase I dient der Einführung von funktionellen Gruppen (-OH; -SH) in die unpolaren hyrophoben Moleküle.

❷

In der **Phase II** werden sie anschließend durch Konjugation an Glucuronsäure, Sulfat oder Gluthation in hydrophile Moleküle umgewandelt. Diese können nun über die Niere oder Galle ausgeschieden werden.

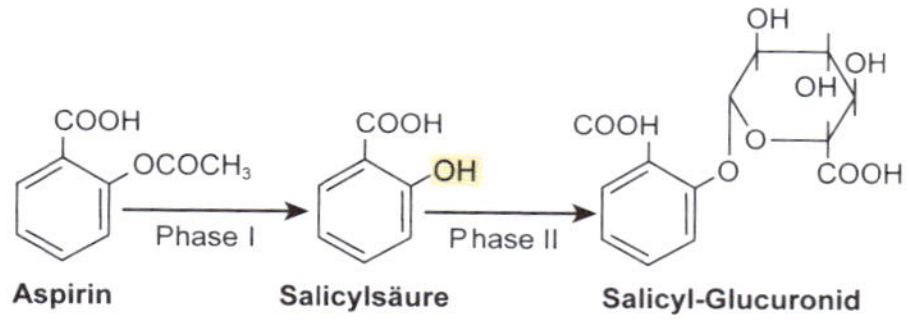

Abb. 22.1 Biotransformation am Beispiel von Aspirin

22 Leber

22.1 Biotransformation

Phase I

Ergänzen Sie folgenden Text mit unten stehenden Begriffen!

! ! !

In Phase I der Biotransformation spielen vor allem die sogenannten ______________ eine wichtige Rolle. Sie reagieren fast ausschließlich als ______________ und führen meist zur ______________ ihres Substrats: F5

$R\text{-}H + O_2 + NADPH{+}H \rightarrow R\text{-}OH + H_2O + NADP^+$

Diese Enzyme sind meist ______________, besitzen ______________ als prosthetische Gruppe und katalysieren den Einbau eines Sauerstoffatoms aus O_2 in ihr Substrat. Das zweite Sauerstoffatom wird zu H_2O reduziert. Als **Elektronendonator** dient in der Regel ______________.
Sie spielen häufig auch bei ______________ eine Rolle.

Arzneimittelinteraktionen, CYPs (Cytochrome P450), Flavoproteine, Häm b, Hydroxylierung, Monooxygenasen (Ein-Sauerstoffatom-Überträger), NADPH.

In Phase I der Biotransformation spielen vor allem die sogenannten CYPs (Cytochrome P450) eine wichtige Rolle. Sie reagieren fast ausschließlich als Monooxygenasen (Ein-Sauerstoff-atom-Überträger) und führen häufig zur Hydroxylierung des Substrats:

$R\text{-}H + O_2 + NADPH{+}H \rightarrow R\text{-}OH + H_2O + NADP^+$

Diese Enzyme sind meist Flavoproteine, besitzen Häm b als prosthetische Gruppe und katalysieren den Einbau eines Sauerstoffatoms aus O_2 in ihr Substrat. Das zweite Sauerstoffatom wird zu H_2O reduziert. Als **Elektronendonator** dient in der Regel NADPH.

Sie spielen häufig auch bei Arzneimittelinteraktionen eine Rolle.

! ! F4

22 Leber

22.1 Biotransformation

Alkoholstoffwechsel I

1. Wozu synthetisieren Hefen Alkohol?
2. Wie erfolgt enzymatisch die Alkoholsynthese in Hefen?

1

Kann das **NADH,** welches durch die **Glycerinaldehyd-3-Phosphatdehydrogenase** in der Glykolyse gewonnen wurde, nicht oxidativ in der Atmungskette weiter verwendet werden, muss es zu NAD^+ regeneriert werden, sonst würde die Glykolyse ins Stocken kommen. Beim Menschen geschieht dies mittels der Lactatdehydrogenase (siehe anaerobe Glykolyse), bei Hefen hingegen mittels der Alkoholdehydrogenase.

2

- **Pyruvatdecarboxylase:** Dieses Enzym katalysiert die Reaktion von dem C3-Körper Pyruvat zu dem C2-Körper Acetaldehyd unter Abspaltung von CO_2. Kofaktoren sind Magnesiumionen sowie Thiaminpyrophosphat (Vitamin B_1).
- **Alkoholdehydrogenase:** Sie reduziert Acetaldehyd zu dem Alkohol Ethanol. Dabei wird NADH zu NAD^+ regeneriert. Die Alkoholdehydrogenase enthält ein Zinkion (Zn^{2+}).

22 Leber

22.1 Biotransformation

Alkoholstoffwechsel II

! ! !

F5

❶ **Wie erfolgt der Alkoholabbau beim Menschen?**

❷ **Warum wird eine Methanolvergiftung mit Ethanol-Infusionen behandelt?**

❶

- **Alkoholdehydrogenase:** Ethanol wird im ersten Schritt NAD^+-abhängig oxidiert. Dabei entsteht **Acetaldehyd** sowie NADH+H. Dieses Enzym enthält Zink als Kofaktor.
- **Aldehyddehydrogenase:** Im nächsten Schritt wird Acetaldehyd ebenfalls NAD^+-abhängig oxidiert. Dabei wird aus dem Aldehyd die Carbonsäure **Acetat.**
- **Acetyl-CoA-Synthetase:** Im letzten Schritt reagiert Acetat zu **Acetyl-CoA** unter Verbrauch von CoA-SH und ATP.

❷

Methanol selbst ist nur von geringer Toxizität. Das beim Abbau gebildete Formiat (Ameisensäure) ist hochgiftig, führt zur Azidose und zur **Sehnervschädigung** bis hin zu Erblindung.
Eine Methanolvergiftung wird mittels Ethanol-Infusionen behandelt, da die Alkoholdehydrogenase eine höhere Affinität für Ethanol als für Methanol besitzt und so den Methanolabbau kompetitiv hemmt.

22 Leber

22.2 Galle und Gallensäuren

Grundlagen

Die sogenannten **Gallensäuren (Gallensalze)** sind ein wichtiges Endprodukt des Cholesterinstoffwechsels und dienen der **Fettverdauung** und **Fettresorption.**

❶ **Welche Reaktion ist der geschwindigkeitsbestimmende Schritt bei der Synthese der Gallensäuren?**

❷ **Womit können die Gallensäuren konjugiert werden?**

❸ **Wozu dient diese Konjugation?**

❶
Der geschwindigkeitsbestimmende Schritt der Synthese von Gallensäuren ist die 7α-Hydroxylase. Diese führt am 7 C-Atom des Cholesterins im B-Ring NADPH/H^+-abhängig unter Verbrauch von O_2 eine Hydroxylgruppe ein.

❷
Die mit CoA aktivierten Gallensäuren Cholyl-CoA und Chenodesoxycholyl-CoA können mit Taurin oder Glycin konjugiert werden. Dabei entsteht im Fall von Cholyl-CoA **Taurocholat** oder **Glykocholat.** Im Fall von Chenodeoxycholyl-CoA entsteht analog Taurochenodesoxycholat oder Glykochenodesoxycholat.

❸
Durch die Konjugation wird die Wasserlöslichkeit erhöht und der pK_s-Wert erniedrigt. Die Gallensäuren sind unerlässlich bei der Digestion von Lipiden. Wie Tenside und Emulgatoren besitzen sie die Fähigkeit Fette zu lösen.

22 Leber

22.2 Galle und Gallensäuren

Sekundäre Gallensäuren und enterohepatischer Kreislauf

❶ Was versteht man unter sekundären Gallensäuren?

❷ Was ist der enterohepatische Kreislauf und wozu dient dieser?

Sekundäre Gallensäuren und enterohepatischer Kreislauf

❶

Durch Bakterien im Darm wird von manchen Gallensäuren Glycin bzw. Taurin wieder abgespalten. Dabei werden die sekundäre Gallensäuren wie **Desoxycholat** oder **Lithocholsäure** gebildet, welche zum Teil karzinogen sind. Fettreichere Ernährung, welche zu erhöter Sekretion von Gallensäuren führt, ist daher ein Risikofaktor für ein Kolonkarzinom.

❷

Gallensäuren unterliegen bis zu 95 % dieser Rezirkulation, sodass die tägliche **Neusynthese** von Gallensäuren nur ein Bruchteil der täglich benötigten Menge an Gallensäuren ist.
Sie werden im terminalen Ileum wieder resorbiert und gelangen über die Pfortader zurück zur Leber. Dieser Vorgang wird dem Begriff enterohepatischer Kreislauf oder auch porto-biliärer Kreislauf zusammengefasst.

22 Leber

Bilirubinstoffwechsel

Erythrozyten haben eine durchschnittliche Lebensdauer von **120 Tagen.** Mit dem Alter werden sie unflexibler, sodass die Passage durch die Endothelschlitze in der Milz erschwert ist und sie durch Zellen des **retikuloendothelialen Systems** (RES) phagozytiert werden.

! !

F4

❶ Welche Reaktionen des Hämoglobinabbaus geschehen innerhalb von Makrophagen?

❷ Wie wird Hämoglobin ausgeschieden?

❶

- **Hämoxygenase:** Spaltet oxidativ unter Verbrauch von 3 NADPH+H und 3 O_2 das rote Häm (Ringstruktur) zu **grünem Biliverdin** (lineares Tetrapyrrol). Bei dieser Reaktion werden Fe^{2+}, 3 H_2O, 3 $NADP^+$ und die Noxe **Kohlenmonoxid** (CO) frei.
- **Biliverdinreduktase:** Biliverdin wird NADPH-abhängig zum orange-roten **Bilirubin** (indirekten Bilirubin) reduziert. Dieses ist schlecht **wasserlöslich** und muss deshalb an Albumin gebunden zur Leber transportiert werden.

❷

In der Leber wird Bilirubin mittels UDP-Glucuronosyltransferase glucuronidiert und anschließend in Form von **Bilirubindiglucuronid** (direktes Bilirubin) ATP-abhängig in die Galle ausgeschieden.
Durch Bakterien in Darm wird ein Großteil zu Stercobilin verstoffwechselt welches die Farbe des Stuhls beeinflusst. Die Häm-Abbauprodukte nennt man deshalb auch Gallenfarbstoffe.

22 Leber

!

F2

Typische mündliche Prüfungsfragen

1. Wo ist der Unterschied zwischen Gallenfarbstoffen und Gallensalzen?

2. Erklären Sie grob die Ursache für die Entstehung von Gallensteinen!

3. Bei Patienten mit einem Ikterus (Gelbsucht) wird oft im Labor das indirekte und direkte Bilirubin untersucht. Welche Informationen lassen sich so gewinnen?

1

Grundsätzlich haben Gallenfarbstoffe und Gallensalze nichts miteinander zu tun. Bei den **Gallenfarbstoffen** handelt es sich um Abbauprodukte von **Hämoglobin.** Die **Gallensalze** werden hingegen aus **Cholesterin** synthetisiert und dienen der Fettverdauung. Die einzige Gemeinsamkeit ist, dass sowohl Gallenfarbstoffe als auch die Gallensalze über die Galle sezerniert werden.

2

Cholesterinsteine sind mit einem Anteil von fast 75 % die häufigsten Steine. Sie entstehen bei einem **Überschuss an Cholesterin** oder einem relativen Mangel an Gallensäuren oder Phospholipiden.

3

Ist in erster Linie das **indirekte (unkonjugierte) Bilirubin** erhöht handelt es sich wahrscheinlich um einen **prähepatischen Ikterus** z. B. durch starke **Hämolyse.** Erhöhung des **direkten (konjugierten) Bilirubins** spricht eher für eine **hepatische** oder **posthepatische** Ursache des Ikterus.

23 Fettgewebe

Fettspeicher und Lipidhaushalt

❶ Was ist der wichtigste funktionelle Unterschied zwischen dem weißen und dem braunen Fettgewebe?

Zur Synthese und Speicherung von Triacylglyceriden benötigt man Glycerin-3-Phosphat als aktiviertes Ausgangsprodukt!

❷ Wie wird das Glycerin-3-Phosphat in der Leber und wie im Fettgewebe gebildet?

F1

❶

Braunes Fettgewebe:

- Dient v. a. der Wärmeproduktion beim Neugeborenen
- Mit Hilfe des Transmembranproteins Thermogenin entkoppelt es die Atmungskette in den Mitochondrien von der ATP-Synthese.
- Es wurde aber auch bei Erwachsenen entdeckt; genaue Funktion noch unklar.

Weißes Fettgewebe:

- Vorwiegend Fettspeicher
- Nimmt Glucose insulinabhängig über GLUT4 auf und speichert es in Triacylglyceriden.

❷

Bildung Glycerin-3-Phosphat:

Fettgewebe	Leber
Reduktion von Dihydroxyacetonphosphat aus der Glykolyse	Phosphorylierung von Glycerin mit Hilfe der Glycerinkinase

23 Fettgewebe

Fettgewebe und Hormone

Ordnen Sie jeder Wirkung auf das Fettgewebe ein Hormon aus der Liste zu!

Hormone: Insulin, Katecholamine, Leptin.

- Wirkt über den JAK/STAT-Signalweg
- Steigert über eine Senkung des cAMP-Spiegels die Acetyl-CoA-Carboxylaseaktivität und damit die Fettsäuresynthese
- Wird bei Zunahme des TAG-Gehalts in den Adipozyten vom Fettgewebe freigesetzt
- Steigern über β_2-Rezeptoren die Lipolyse im weißen Fettgewebe
- Hemmt im Hypothalamus die stimulierende Wirkung von Neuropeptid Y auf die Nahrungsaufnahme
- Hemmt über eine cAMP-Aktivierung und Dephosphorylierung der hormonsensitiven Lipase die Triacylglyceridspaltung
- Steigert über β_3-Rezeptoren Lipolyse und Thermogenese im braunen Fettgewebe
- Induziert in den Kapillaren des Fettgewebes die Lipoproteinlipase, die TAGs aus den Chylomikronen herausspaltet.

- **Leptin** → Wirkt über den JAK/STAT-Signalweg
- **Insulin** → Steigert über eine Senkung des cAMP-Spiegels die Acetyl-CoA-Carboxylaseaktivität und damit die Fettsäuresynthese
- **Leptin** → Wird bei Zunahme des TAG-Gehalts in den Adipozyten vom Fettgewebe freigesetzt
- **Katecholamine** → Steigert über β_2-Rezeptoren die Lipolyse im weißen Fettgewebe
- **Leptin** → Hemmt im Hypothalamus die stimulierende Wirkung von Neuropeptid Y auf die Nahrungsaufnahme
- **Insulin** → Hemmt über eine cAMP-Aktivierung und Dephosphorylierung der hormonsensitiven Lipase die Triacylglyceridspaltung
- **Katecholamine** → Steigert über β_3-Rezeptoren Lipolyse und Thermogenese im braunen Fettgewebe
- **Insulin** → Induziert in den Kapillaren des Fettgewebes die Lipoproteinlipase, die TAGs aus den Chylomikronen herausspaltet.

24 Niere

Filtration und endokrine Funktion

Aus 180 l Primärharn/24 h, der einem Ultrafiltrat des Blutplasmas ohne Proteine › 60 kDa entspricht werden etwa **1,5 l Endharn** gebildet. Dabei spielen aktive und passive Resorptions- und Sekretionsprozesse eine Rolle. Die im proximalen Tubulussystem ablaufende Resorption ist sehr **energieaufwendig.**

F6

1. **Wie gewinnen die beteiligten Zellen überwiegend ihre Energie?**
2. **Was versteht man unter der „Nierenschwelle" für Glucose?**
3. **Was passiert mit den im Primärharn erscheinenden Aminosäuren und der Harnsäure?**
4. **Nennen sie vier endokrine Funktionen der Niere!**

❶

Die Zellen des **proximalen Tubulus** decken ihren Energiebedarf v. a. über **Ketonkörper** und **Fettsäureoxidation.** Die Zellen des **Nierenmarks** decken ihren Energiebedarf vorwiegend über **anaerobe Glykolyse.**

❷

Die sog. Nierenschwelle ist ab einer **Plasmaglucosekonzentration von › 180 mg/dl** (10 mmol/l) erreicht. Die Menge an primär frei filtrierter Glucose übersteigt dann die Kapazität des Rückresorptionssystems, bestehend aus den Transportern **SGLT1 und 2.** Als Folge erscheint Glucose dann auch im Endharn.

❸

- **Aminosäuren** werden durch **Na^+-Symport** hoch effektiv resorbiert. Bei der Cystinurie ist ein Na^+-unabhängiger Transporter für Cystin, Arginin, Ornithin und Lysin defekt → **Cystinsteine.** Proteine können über den Megalinrezeptor, Peptide über Endozytose resorbiert werden.
- **Harnsäure** wird zu einem großen Teil aus dem Primärfiltrat **resorbiert,** teilweise aber auch **aktiv sezerniert.** Verminderte Sekretion oder erhöhte Resorption → **Hyperurikämie.**

❹

Über die Sekretion von **Renin** ist die Niere in das RAAS eingebunden. Die renale 1α-Hydroxylase ist für den letzten Schritt der **Calcitriolsynthese** zuständig. In der Niere bei Hypoxie gebildetes **Erythropoetin** ist der wichtigste humorale Stimulator der Erythropoese. Renales **Thrombopoetin** fördert die Bildung von Thrombozyten aus Megakaryozyten.

24 Niere

Glutaminstoffwechsel

Die **proximalen Tubuluszellen** leisten durch Gluconeogenese einen nicht unerheblichen Beitrag zur Glucosehomöostase des Organismus. Substrat sind hierbei entweder **Glutamin** oder **Lactat.**

1. **Beschreiben Sie kurz die Gluconeogenese aus Glutamin!**

2. **Wie erfolgt die Ausscheidung der hierbei entstehenden Ammoniumionen (NH_4^+) in den Urin?**

3. **Erklären Sie die Aussage: Die Protonen wurden in der Leber dem Stoffwechsel entzogen!**

4. **Wie wirkt sich eine azidotische Stoffwechsellage auf die renale Glutaminase aus?**

❶

Die Glutaminase und die **Glutamatdehydrogenase** desaminieren Glutamin zu Glutamat und dieses zu α-Ketoglutarat. Bei diesen Reaktionsschritten werden **Ammoniumionen** (NH_4^+) frei. Über den Citratzyklus erfolgt die Bildung von Oxalacetat (→ Succinyl-CoA → Succinat → Fumarat → Malat → Oxalacetat). Über die PEP-CK wird dieses in Phosphoenolpyruvat umgewandelt. Aus zwei Molekülen Phosphoenolpyruvat entsteht ein Molekül **Glucose.**

❷

NH_4^+ dissoziiert zu **Ammoniak** (NH_3) und H^+. NH_3 diffundiert über die apikale Plasmamembran und verbindet sich harnseitig wieder mit H^+ zum nicht membrangängigen NH_4^+.

❸

Über den genannten Mechanismus wird **Stickstoff** ausgeschieden. Entsprechend muss die Leber weniger Harnstoff bilden. Da bei der Harnstoffsynthese HCO_3^- verbraucht würde, werden also **Basen eingespart.** Gleichzeitig werden für die Synthese von Glutamin aus Glutamat bzw. α-Ketoglutarat in der Leber Protonen gebunden.

❹

Azidose aktiviert die **renale** und **hemmt** die **hepatische** Glutaminase.

25 Binde- und Stützgewebe

Extrazelluläre Matrix I

Binde- und Stützgewebe bestehen aus einer **zellulären Komponente** und der **extrazellulären Matrix (EZM).** Letztere wird je nach Gewebe von verschiedenen Zellen gebildet:

- **Fibroblasten** bilden unter anderem die EZM von Sehnen und Bändern
- **Osteoblasten** bilden die EZM des Knochens
- **Chondroblasten** bilden die EZM des Knorpels
- **Epithelzellen** und **Endothelzellen** bilden Komponenten der Basallamina
- **Glatte Muskelzellen** bilden u. a. elastische Fasern der Gefäßwände.

Die EZM besteht aus einer heterogenen Gruppe von Proteinen, die sich vor allem nach ihrem **Kohlenhydratanteil** in **Proteoglykane** (hoher Anteil), **Glykoproteine** (geringer Anteil) und **nicht glykosylierte** Proteine gliedern lassen.

Ordnen Sie die folgenden Proteine der EZM einer der genannten Gruppen zu und erläutern Sie kurz die Funktion!

Aggrecan, Elastin, Fibronektin, Glykosaminoglykane (GAG), Kollagen, Laminin.

- **Aggrecan** ist Bestandteil des Knorpels. Es ist ein Proteoglykan, bestehend aus einem **Core-Protein** an das kovalent **Kohlenhydratseitenketten** aus GAG gebunden sind.
- **Elastin** ist **nicht glykosyliert.** Es kommt in elastischen Fasern vor in denen ein Elastinkern von **Fibrillin-Fibrillen** umgeben ist. Ähnlich dem Kollagen wird das hydrophobe Protein extrazellulär quervernetzt.
- **Fibronektin,** ein **Glykoprotein,** verankert Zellen über Integrine an der **EZM.**
- **GAG** besitzen **keinen eigenen Proteinanteil,** werden aber in Form der Proteoglykane an ein Core-Protein gebunden.
- **Kollagen** zählt zu den **Glykoproteinen** und ist das häufigste Protein des Körpers. Man unterscheidet **fibrilläre** und **nicht fibrilläre** Kollagene, die in verschiedenen Geweben vorkommen.
- **Laminin** kommt in der **Basallamina** vor und verankert Zellen über Integrine an Kollagen IV oder Perlecan. Laminin gehört zu den **Glykoproteinen.**

25 Binde- und Stützgewebe

Extrazelluläre Matrix II

Proteoglykane sind wichtige Bestandteile der EZM des **Knorpels** (Aggrecan), der **Basallamina** (Perlecan), der **Cornea** (Lumican) oder der **Bindegewebe** (Decorin). Sie bestehen aus einer Art Proteinfaden (Core-Protein) an den kovalent Seitenketten aus Glykosaminoglykanen (GAG) gekoppelt sind.

1 Beschreiben Sie den Aufbau von Aggrecan und dessen Bedeutung für die mechanischen Eigenschaften von Knorpel!

2 Welche Glykosaminoglykane kennen Sie?

3 Beschreiben Sie kurz deren allgemeinen Aufbau!

Aufgrund ihres polyanionischen Charakters werden die GAG auch **saure Mukopolysaccharide** genannt. Während die meisten Glykosaminoglykane an ein Core-Protein gebunden werden und so Proteoglykane bilden, besitzt Hyaluronat kein Kernprotein und ist nicht sulfatiert.

4 Welche weiteren Unterschiede zwischen Hyaluronat und den anderen GAG kennen Sie?

❶

Aggrecan ist ein Core-Protein an das kovalent etwa 130 Chondroitin- und Keratansulfat-Seitenketten binden. Im **Knorpel** bindet Aggrecan **nicht kovalent an Hyluronat** → Bildung riesiger Komplexe. Die negativ geladenen Sulfat- und Carboxylatreste ziehen **Kationen** an, denen osmotisch **Wasser** folgt. Es entsteht ein prall-elastisches „Gelkissen".

❷

Z. B.: Hyaluronat, Heparan-, Chondroitin-, Dermatan-, Keratansulfat.

❸

GAG bilden lange Ketten aus repetitiven, meist β-, selten α-glykosidisch verknüpften **Disaccharideinheiten,** bestehend aus einer **Uronsäure** oder Galactose und einem **Aminozucker,** die sulfatiert oder N-acetyliert sein können.

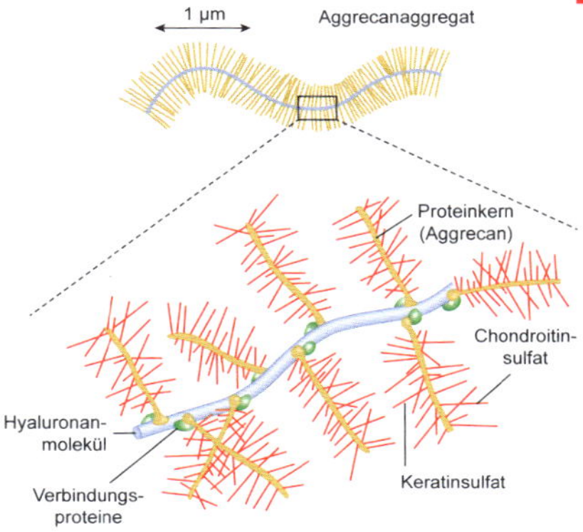

Abb. 25.1 Aggrecan-Hyluronan-Aggregat

❹

Hyaluronat ist mit bis zu 25.000 Disaccharideinheiten **länger** als die anderen GAG. Während diese im Golgiapparat, bereits an das Proteoglykan-Core-Protein gebunden synthetisiert werden, synthetisiert die **Hyaluronatsynthase** die Hyaluronsäure **direkt in den Extrazellulärraum.**

25 Binde- und Stützgewebe

Kollagenstoffwechsel I

Kollagen besteht aus einer rechtsgängigen Tripelhelix und diese wiederum aus linksgängigen Kollagen-α-Ketten. Eine solche α-Kette hat eine typische Aminosäuresequenz.

❶ **Welches sind die häufigsten Aminosäuren in Kollagen?**

N- und C-terminal der tripelhelikalen Bereiche finden sich sog. **Telopeptide** an die sich wiederum **Propeptide** anschließen.

❷ **Welche Funktion haben Telo- bzw Propeptide?**

❸ **Welches sind die wichtigsten fibrillären und nicht fibrillären Kollagene? Wo kommen sie vor?**

❶

Die Aminosäuresequenz ist $(Gly\text{-}X\text{-}Y)_n$. Glycin ist mit ⅓ also die **häufigste** in Kollagen vorkommende Aminosäure. X steht für Prolin- oder Hydroxyprolin, Y steht für „andere" Aminosäuren, häufig Lysin.

❷

Die Propeptide verhindern die **intrazelluläre** Zusammenlagerung mehrerer **Prokollagenmoleküle.** Die Telopeptide dienen der **extrazellulären** Quervernetzung der **Tropokollagenmoleküle.**

❸

Kollagen	Eigenschaft	Vorkommen
Kollagen I	Fibrillär	• Knochen • Sehnen • Bänder • Faserknorpel • Haut
Kollagen II	Fibrillär	Hyaliner und elastischer Knorpel
Kollagen III	Fibrillär	• Haut (zusammen mit Typ I) • Gefäßwand
Kollagen IV	Nicht fibrillär	Basalmembranen

25 Binde- und Stützgewebe

Kollagenstoffwechsel II

❶ **Beschreiben Sie kurz die intrazellulären und extrazellulären Schritte der Kollagensynthese!**

❷ **Wie erfolgt der Abbau von Kollagen?**

F4

1

- Synthese der Kollagen-α-Kette in das ER-Lumen und Abspaltung des Signalpeptids
- Vitamin C-abhängige Hydroxylierung von Prolin und Lysin durch **Prolyl- und Lysylhydroxylasen** mit Hilfe von O_2, α-Ketoglutarat und Fe^{2+}
- **Glykosylierung** der **Hydroxylysine**
- C- nach N-terminale Zusammenlagerung dreier α-Ketten zur **Tripelhelix.** Stabilisierung über **Disulfidbrücken**
- **Sekretion** des Prokollagenmoleküls
- Extrazelluläre Abspaltung der **Propeptide** durch Propeptidasen. Jetzt: **Tropokollagen**
- Zusammenlagerung der Monomere zur **Kollagenfibrille.** Diese ist noch löslich
- **Oxidative Desaminierung** von Lysinresten durch die Cu^{2+}-haltige **Lysyloxidase.** Quervernetzung der Tropokollagene v. a. im Bereich der Telopeptide über Aldehydgruppen.

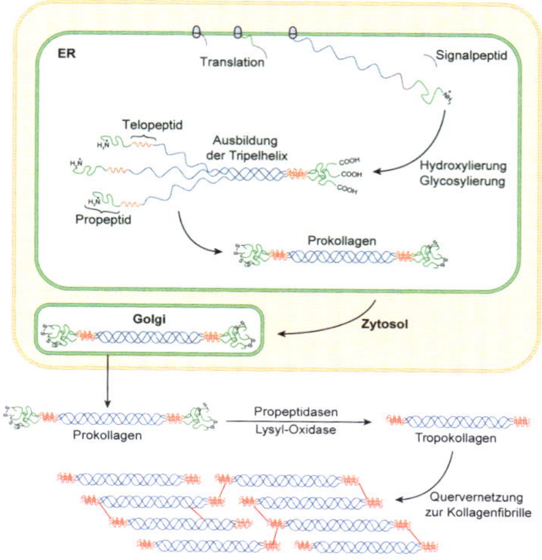

Abb. 25.2 Kollagensynthese

2

- Der Abbau erfolgt über **Kollagenasen** (Zn^{2+}-abhängige Matrix-Metalloproteinasen [MMPs]).

25 Binde- und Stützgewebe

Knochen

! ! F4

❶ **Durch welche Zellen wird die Extrazellulärmatrix (EZM) des Knochens gebildet und wie lässt sich ihre Aktivität laborchemisch bestimmen?**

❷ **Wie werden Osteoklasten aktiviert und wie erfolgt der Knochenabbau?**

❸ **Welche Zahnhartsubstanz ist die härteste, welche gleicht in ihrer Zusammensetzung am ehesten der von Knochen?**

❶

Osteoblasten bilden die EZM des Knochens. Sie hat mit rund **10 %** einen geringen **Wasseranteil.** Der Rest besteht überwiegend aus anorganischen Calciumverbindungen wie **Hydroxylapatit** ($3Ca_3(PO_4)_2 \cdot Ca(OH)_2$) und anderen Mineralien. Nur rund **25 %** der EZM werden von **organischen Verbindungen** wie Kollagen I, Osteocalcin und weiteren Proteinen gebildet. Als Marker für die Osteoblastenaktivität gilt das Enzym **alkalische Phosphatase** (AP), welches im Serum gemessen werden kann.

❷

Der Knochenabbau erfolgt durch mehrkernige Riesenzellen, die Osteoklasten. („**Kl**asten **kl**auen Knochen"). Ihre Aktivierung erfolgt indirekt über den osteoblastären **RANK-Liganden** (Receptor Activator of NF-κB-Ligand), der RANK auf der Oberfläche von Osteoklasten bindet. Zudem können Osteoklasten durch M-CSF (Monozytenkolonie-stimulierender Faktor) stimuliert werden. Die **monozytären Vorläuferzellen** wandeln sich durch die Stimulation in **mehrkernige Riesenzellen** um, die ein abgeschlossenes extrazelluläres Kompartiment **(Howship-Lakune)** an der Knochenoberfläche bilden. Durch eine **ATP-abhängige apikale** Protonenpumpe und **Cl^--Sekretion** wird dieses angesäuert und die anorganische Matrix aufgelöst. Die organischen Bestandteile werden enzymatisch durch Proteinasen wie **Kathepsin K** und **MMPs** abgebaut.

❸

Schmelz (Enamelum) ist die härteste Substanz des Körpers. Cementum besitzt eine knochenähnliche Zusammensetzung.

25 Binde- und Stützgewebe

Pathologien

Beschreiben Sie die folgenden Erkrankungen kurz mit eigenen Worten!

- Achondroplasie
- Skorbut
- Ehlers-Danlos-Syndrom
- Osteogenesis imperfecta
- Mucopolysaccharidosen
- Marfansyndrom

! F1

- **Achondroplasie:** Mutation eines **Wachstumsfaktor-Rezeptors** → verfrühte Chondroblastendifferenzierung mit vorzeitigem Schluss der Epiphysenfuge
- **Skorbut:** Durch Vitamin C-Mangel ausgelöste Kollagenbildungsstörung
- **Ehlers-Danlos-Syndrom:** Hyperelastizität von Haut und Gelenken durch unterschiedliche Gendefekte mit **veränderten Kollagenen**
- **Osteogenesis imperfecta:** Durch massiv erhöhte Frakturgefahr auch Glasknochenkrankheit genannt. Häufig kleinste **Mutationen** (z. B. eines Glycinrests) im **Kollagen I-Gen**
- **Mucopolysaccharidosen:** Lysosomale Speicherkrankheit. Durch **Enzymdefekte** werden Glykosaminoglykane nicht korrekt abgebaut und häufen sich intrazellulär an → Variable Symptome, meist Skelettdeformitäten
- **Marfansyndrom:** Mutation im **Fibrillin 1-Gen,** die zu Veränderungen in der Bildung elastischer Fasern mit einer abnormen Dehnbarkeit führt → ausgeprägtes Risiko für die Bildung von **Aortenaneurysmen.**

26 Muskelgewebe

26.1 Skelettmuskulatur

!

F1

Grundlagen
Bei der Skelettmuskulatur liegt genauso wie bei der Herzmuskulatur eine Querstreifung vor. Das Sarkomer ist die kleinste funktionelle Einheit einer Muskelfaser.

Ergänzen Sie den Lückentext zum Aufbau des Sarkomers mit unten stehenden Begriffen!

Die ________ bilden die Grenzen des Sarkomers. Hier enden die dünnen Filamente, welche hauptsächlich aus ________ bestehen.
Zwischen den dünnen Filamenten liegen die dicken Filamente, welche aus dem Motorprotein ________ bestehen. Es besteht aus sechs Untereinheiten (zwei schwere und vier leichte Ketten) und lässt sich strukturell in Kopf-, Hals- und Schwanzteil untergliedern. Der Kopfteil besitzt die ________. Das elastische Protein ______ zentriert die Myosinköpfe zwischen den Aktinfilamenten. Als molekulare Feder hat es einen begrenzenden Einfluss auf die ________ des Muskels.
Aktin, ATPase-Aktivität, Dehnbarkeit, Myosin-II, Titin, Z-Scheiben (Z-Streifen).

Die Z-Scheiben (Z-Streifen) bilden die Grenzen des Sarkomers. Hier enden die dünnen Filamente, welche hauptsächlich aus Aktin bestehen.
Zwischen den dünnen Filamenten liegen die dicken Filamente, welche aus dem Motorprotein Myosin-II bestehen. Es besteht aus sechs Untereinheiten (zwei schwere und vier leichte Ketten) und lässt sich strukturell in Kopf-, Hals- und Schwanzteil untergliedern. Der Kopfteil besitzt die ATPase-Aktivität. Das elastische Protein Titin zentriert die Myosinköpfe zwischen den Aktinfilamenten. Als molekulare Feder hat es einen begrenzenden Einfluss auf die Dehnbarkeit des Muskels.

26 Muskelgewebe

26.1 Skelettmuskulatur

Elektromechanische Kopplung
Folgende Ereignisse führen zur Erhöhung der intrazellulären Calciumkonzentration, die für die Kontraktion notwendig ist.

F3

❶ Bringen Sie die Ereignisse in die richtige Reihenfolge!

- Über nikotinische Acetylcholinrezeptoren wird eine Depolarisation ausgelöst
- Starker Anstieg der intrazellulären Calciumkonzentration
- Geringer Anstieg der intrazellulären Calciumkonzentration
- Ein spannungsabhängiger L-Typ-Calciumkanal (Dihydropyridinrezeptor) wird aktiviert
- Eine von den Dihydropyridinrezeptoren mechanisch ausgelöste Konformationsänderung und Öffnung der Ryanodinrezeptoren Typ 1 (RYR1) des sarcoplasmatischen Retikulums.

❷ Worin besteht die regulatorische Funktion des Troponin/Tropomyosin-Komplexes?

❶

- Über nikotinische Acetylcholinrezeptoren wird eine Depolarisation ausgelöst
- Ein spannungsabhängiger L-Typ-Calciumkanal (Dihydropyridinrezeptor) wird aktiviert
- Geringer Anstieg der intrazellulären Calciumkonzentration
- Eine von den Dihydropyridinrezeptoren mechanisch ausgelöste Konformationsänderung und Öffnung der Ryanodinrezeptoren Typ 1 (RYR1) des sarcoplasmatischen Retikulums
- Starker Anstieg der intrazellulären Calciumkonzentration.

❷

- Der Troponin/Tropomyosin(T/T)-Komplex blockiert im Ruhezustand die Myosinbindungsstellen entlang der Aktinfilamente.
- Die **C-Untereinheit** ist der **Calciumsensor** und kann bis zu vier Ca^{2+} Ionen binden. Die T-Untereinheit ist für die Bindung mit dem Tropomyosin verantwortlich.
- Calciumkonzentration ↑ → Konformationsänderung des T/T-Komplexes → Myosinbindungsstellen der Aktinfilamente werden frei.

26 Muskelgewebe

26.1 Skelettmuskulatur

Querbrückenzyklus

❶ **Bringen Sie die Ereignisse des Querbrückenzyklus in die richtige Reihenfolge!**

- Unter Abgabe von Phosphat schlägt der Myosinkopf aus der 90°-Position zurück auf etwa 45° und zieht sich so am Aktin entlang.
- ATP bindet am Myosinkopf, wodurch sich dieser vom Aktin löst.
- Der Myosinkopf kippt in die 90°-Position und bindet an einer der freien Myosinbindungsstellen des Aktins.
- ATP wird durch die ATPase-Aktivität des Myosinkopfs zu ADP und Phosphat gespalten, mit **Mg^{2+}** als Kofaktor.

❷ **Was ist mit dem „Weichermachereffekt von ATP" gemeint?**

❶

- ATP wird durch die ATPase-Aktivität des Myosinkopfs zu ADP und Phosphat gespalten, mit **Mg^{2+}** als Kofaktor.
- Der Myosinkopf kippt in die 90° Position und bindet an einer der freien Myosinbindungsstellen des Aktins.
- Unter Abgabe von Phosphat schlägt der Myosinkopf aus der 90° Position zurück auf etwa 45° und zieht sich so am Aktin entlang.
- ATP bindet am Myosinkopf, wodurch sich dieser vom Aktin löst.

❷

In Abwesenheit von ATP bildet das Myosin mit dem Aktin eine starre Bindung aus, die nur durch das Binden von ATP an den Myosinkopf gelöst werden kann. Aufgrund des ATP-Mangels nach Einsetzen des Todes bilden die Myosinköpfe starre Rigorkomplexe mit den Aktinfilamenten aus und führen so zur Totenstarre.

26 Muskelgewebe

26.1 Skelettmuskulatur

!

Energiestoffwechsel
Der Großteil der Energie wird im Muskel durch Glykogenolyse und Glykolyse gewonnen. Unter anaeroben Bedingungen entsteht dabei Lactat, das der Muskel nicht über die Gluconeogenese, zu der er nicht fähig ist, regenerieren kann. Lactat geht in den Cori-Zyklus. Im Gegensatz dazu ist der Herzmuskel ein „Lactatfresser". F2

❶ **Beschreiben Sie den Cori-Zyklus!**

Kreatinphosphat ist für den Muskel ein wichtiger kurzfristiger Speicher von Energie. Es deckt bei hohen Belastungen den Energiebedarf für die ersten 10 Sekunden.

❷ **Wie entsteht Kreatinphosphat? Was ist der Unterschied zu Kreatinin?**

❶

Der Muskel gibt das Lactat in den Blutkreislauf ab. Das Lactat gelangt zur Leber. Dort werden **zwei Moleküle Lactat** unter Verbrauch von 6 ATP wieder in **ein Molekül Glucose** umgewandelt. Dabei werden auch 2 NADH+H gewonnen. Glucose gelangt anschießend über den Blutkreislauf wieder zurück zur Muskulatur.

❷

Zuerst wird die Amidinogruppe von Arginin auf Glycin übertragen. Dabei entsteht Ornithin sowie **Guanidinoacetat.** Eine **Methyltransferase** überträgt im nächsten Schritt unter Verbrauch von S-Adenosylmethionin (SAM) als Methylgruppendonor eine Methylgruppe auf Guanidinoacetat. Es entsteht Kreatin, das mit Hilfe von ATP zu Kreatinphosphat phosphoryliert wird. Kommt es bei der Dephosphorylierung von Kreatinphosphat zum **Ringschluss,** entsteht Kreatinin, das nicht mehr in Kreatin umgewandelt werden kann und über die Niere ausgeschieden wird.

26 Muskelgewebe

Glatte Muskulatur I

Entscheiden Sie bei jeder der folgenden Aussagen zur Kontraktionsregulation im glatten Muskel ob sie zutrifft (w) oder nicht (f)!

Aussage	w/f
Im glatten Muskel findet sich die MLC_{20}, die regulatorische leichte Kette des Myosins.	
Das Myosin ist als Motorprotein nur dann aktiv, wenn die MLC_{20} dephosphoryliert ist.	
Die Myosin-leichte-Ketten-Kinase (MLCK) kann die leichte Kette des Myosins phosphorylieren und so zur Kontraktion führen.	
Mit Hilfe des Troponins erfolgt eine Freilegung der Aktinbindungsstellen am Myosin bei intrazellulärem Ca^{2+}-Anstieg.	
Bei intrazellulärem Ca^{2+}-Anstieg binden vier **Ca^{2+}**-Ionen an **Calmodulin** (CaM), welches anschließend an die MLCK bindet und diese aktiviert.	
Ein intrazellulärer cAMP-Anstieg führt zur Aktivierung der Proteinkinase A (PKA), welche die MLCK durch Phosphorylierung deaktiviert und damit den Muskel relaxiert.	

! ! F4

Aussage	w/f
Im glatten Muskel findet sich die MLC_{20}, die regulatorische leichte Kette des Myosins.	**w**
Das Myosin ist als Motorprotein nur dann aktiv, wenn die MLC_{20} dephosphoryliert ist.	**f**
Die Myosin-leichte-Ketten-Kinase (MLCK) kann die leicht Kette des Myosins phosphorylieren und so zur Kontraktion führen.	**w**
Mit Hilfe des Troponins erfolgt eine Freilegung der Aktinbindungsstellen am Myosin bei intrazellulärem Ca^{2+}-Anstieg.	**f**
Bei intrazellulärem Ca^{2+}-Anstieg binden vier **Ca^{2+}**-Ionen an Calmodulin (CaM), welches anschließend an die MLCK bindet und diese aktiviert.	**w**
Ein intrazellulärer cAMP-Anstieg führt zur Aktivierung der Proteinkinase A (PKA), welche die MLCK durch Phosphorylierung deaktiviert und damit den Muskel relaxiert.	**f**

26 Muskelgewebe

Glatte Muskulatur II

❶ **Ergänzen Sie die Signalkaskaden im glatten Muskel über die Adrenalin und NO Effekte auf die genannten Gewebe ausüben!**

Signal-stoff	**Adrenalin**		**NO**
Rezeptor	α_1-Adrenozeptoren	β_2-Adrenozeptoren	
Signal-kaskade			
Wirkung	Kontrahierend	Relaxierend	Relaxierend
Gewebe	Glatte Muskulatur der Arterien	Glatte Muskulatur der Bronchiolen	Glatte Gefäßmus-kulatur

❷ **Erklären Sie den Wirkmechanismus von Sildenafil (Viagra®)!**

❶

Signalstoff	Adrenalin		NO
Rezeptor	α_1-Adrenozeptoren	β_2-Adrenozeptoren	
Signal-kaskade	• Aktivierung G_q-Protein • Phospholipase Cβ-Stimulation • Diacylglycerol ↑ und IP_3 ↑ • Ca^{2+}-Freisetzung aus ER • Bindung von Ca^{2+} an CAM und Aktivierung der MLCK • Proteinkinase C-Aktivierung, Hemmung der MLCP	• Aktivierung G_s-Protein • Adenylatzyklase-Aktivität ↑ • cAMP ↑ • Proteinkinase A-Aktivierung • Phosphorylierung und Aktivierung der MLCP	• Aktivierung zytosolische Guanylatzyklase • Proteinkinase G-Aktivierung • MLCP-Aktivität ↑
Wirkung	Kontrahierend	Relaxierend	Relaxierend
Gewebe	Glatte Muskulatur der Arterien	Glatte Muskulatur der Bronchiolen	Glatte Gefäßmuskulatur

❷

Sildenafil ist ein Phosphodiesterase 5-Hemmer. Die Phosphodiesterase 5 baut cGMP ab. Durch die Hemmung wird der cGMP-Spiegel erhöht und die Vasodilatation in den Gefäßen erhöht, die den Penisschwellkörper versorgen.

27 Nervensystem

Die Synapse

An **elektrischen Synapsen** gelangen Aktionspotenziale über Gap-Junctions direkt von einer Zelle zur anderen. An **chemischen Synapsen** geschieht dies über Neurotransmitter und Rezeptoren. Im Folgenden geht es um chemische Synapsen.

Ein eintreffendes **Aktionspotenzial** führt in der präsynaptischen Zelle über einen intrazellulären **Ca^{2+}-Anstieg** zur Verschmelzung der Vesikel mit der präsynaptischen Membran und zur Freisetzung der Neurotransmitter. Bei diesem Prozess spielen die SNARE-Komplexe eine große Rolle.

Beschreiben Sie, wie die SNARE-Komplexe bei der Neurotransmitterfreisetzung helfen.

Der SNARE-Komplex ist an der Fusion von intrazellulären Vesikeln mit Zielmembranen beteiligt und besteht aus Proteinen an der Vesikelmembran **(vSNARE)** und aus Proteinen an der Zielmembran (**tSNARE** für „target membrane“).
Zum **vSNARE** zählen unter anderem die Synaptobrevine (VAMPs, vesicle-associated membrane protein). Syntaxin und **SNAP-25** sind Teile des **tSNAREs.**
Durch ihre langen α-Helices bilden die SNARE-Proteine einen stabilen Komplex. Bei einem ankommendem Aktionspotenzial und erhöhtem Ca^{2+} in der präsynaptischen Axonterminale binden die Ca^{2+}-Ionen an Synaptotagmin, dem **Calciumrezeptor** der synaptischen Vesikel. Dies führt zu einer Konformationsänderung des SNARE-Komplexes und ermöglicht die Fusion des Vesikels mit der Zielmembran. Tetanustoxin spaltet Synaptobrevin und hemmt so die GABA-Freisetzung im Rückenmark. Auch Botulinumtoxin spaltet SNARE-Proteine.

?

!

!

27 Nervensystem

27.1 Rezeptoren und Transmitter

Acetylcholin

Oft hat ein Transmitter verschiedene Rezeptoren, sodass er inhibitorisch oder exzitatorisch wirken kann. Man unterscheidet ionotrope Rezeptoren von metabotropen Rezeptoren.

F4

❶ Ergänzen Sie unten stehende Tabelle!

Rezeptortyp	Mechanismus	Beispiele
Ionotrop		
Metabotrop		

❷ Geben Sie an über welchen Rezeptor Acetylcholin (ACh) an folgenden Stellen wirkt!

Ort	Welcher Ach-Rezeptor?
Parasympathisch präganglionär	
Parasympathisch postganglionär	
Sympathisch präganglionär	
Neuromuskuläre Endplatte	

❸ Kennen Sie eine Ausnahme, bei der ACh auch postganglionär im Sympathikus wirkt?

!

❶

Rezeptortyp	Mechanismus	Beispiele
Ionotrop	• Ligandengesteuerte Ionenkanäle • Leitfähigkeitsänderung der subsynaptischen Membran • Wirkung schnell	• Niktoninerge(n) Ach-R • NMDA-R (für Glutamat) • $GABA_A$-Rezeptor
Metabotrop	• G-Protein-gekoppelte Rezeptoren • Aktivierung von G-Protein-abhängigen Signaltransduktionswegen • Wirkung langsam	• muskarinerge(m) Ach-R (antagonisierbar mit Atropin → Parasympatholytikum) • $GABA_B$-Rezeptor

❷

Ort	Welcher Ach-Rezeptor?
Parasympathisch präganglionär	**n**Ach-R
Parasympathisch postganglionär	**m**Ach-R
Sympathisch präganglionär	**n**Ach-R
Neuromuskuläre Endplatte	**n**Ach-R

❸

In den sympathisch innervierten Schweißdrüsen ist Acetylcholin sowohl präganglionär als auch postganglionär Neurotransmitter.

!
!
!
F7

27 Nervensystem

27.1 Rezeptoren und Transmitter

Glutamat

Ergänzen Sie den Steckbrief zu Glutamat!

Synthese	
Rezeptoren	
Abbau	

Synthese	Entweder in Mitochondrien durch pyridoxalphosphatabhängige **Transaminierung** aus **α-Ketoglutarat** oder durch Desaminierung von Glutamin.
Rezeptoren	• Ionotroper AMPA-Rezeptor • Ionotroper NMDA-Rezeptor: durch ein **Mg^{2+}**-Ion in der Kanalpore blockiert. Bei starker Vordepolarisierung der Synpase entweicht das Mg^{2+}-Ion und Glutamat öffnet den NMDA-Rezeptor. Das ist wichtig für die Langzeitpotenzierung im Hippocampus. • Metabotrope Glutamatrezeptoren.
Abbau	Glutamat ist stark exzitatorisch und wird schnell durch **Gliazellen** im Na^{+}-Symport aufgenommen, abgebaut und anschließend in Form von **Glutamin** als Zwischenprodukt wieder dem präsynaptischen Neuron zugeführt.

27 Nervensystem

27.1 Rezeptoren und Transmitter

Serotonin

❶ **Welche Kofaktoren benötigt die Synthese von Serotonin? Welches biogene Amin bildet die Grundlage?**

❷ **Für Serotonin sind die meisten Rezeptoren metabotrop. Kennen Sie eine Ausnahme?**

Der Abbau von Serotonin wird durch die Monoaminooxidase (MAO) Typ A katalysiert. Dazu wird es mittels des **Serotonintransporters** (SERT) aus dem synaptischen Spalt rückresorbiert und wiederverwertet.

❸ **Welche Rolle spielt dieser Vorgang bei der Therapie der Depression?**

❶

Serotonin entsteht durch Hydroxylierung an Position 5 von Tryptophan, das dann zum biogenen Amin decarboxyliert wird. Kofaktoren sind der Elektronendonator Tetrahydrobiopterin, der wiederum mittels **NADPH/H$^+$** regeneriert wird. Die Decarboxylierung ist **pyridoxalphosphatabhängig.**

❷

Der **5-HT$_3$**(5-Hydroxytryptamin)-Rezeptor ist der einzige ionotrope Serotoninrezeptor. Er wird u. a. im Brechzentrum des Hirnstamms exprimiert und spielt eine wichtige Rolle bei der Übelkeit und deren Therapie.

❸

Selektive Serotonin-Reuptake-Inhibitoren (SSRIs), können die Wiederaufnahme hemmen und die Serotoninkonzentration im synaptischen Spalt erhöhen und werden als **Antidepressivum** eingesetzt.

27 Nervensystem

27.1 Rezeptoren und Transmitter

Histamin und Glycin

Ergänzen Sie den Lückentext zu Histamin und Glycin!

Histamin ist das biogene Amin von ______. Die Decarboxylierung zu Histamin ist _____-abhängig. Über ________ (G_s-gekoppelt) an Belegzellen des Magens spielt Histamin eine wichtige Rolle bei der Salzsäureproduktion. Über _______ (G_q-gekoppelt) agiert es als wichtiger Entzündungsmediator, der zu einer Vasodilatation und erhöhten Gefäßpermeabilität führt. Glycin ist der wichtigste ___________ Transmitter des Rückenmarks. Glycinrezeptoren sind ________ Rezeptoren. Bei Aktivierung durch Glycin erhöhen sie, wie __________, die Leitfähigkeit für ______. Auf Rückenmarksebene ist Glycin der Transmitter der rekurrenten Hemmung der ___________ auf die α-Motoneurone. F3

Cl^--Ionen, $GABA_A$-Rezeptoren, H_1-Rezeptoren, H_2-Rezeptoren, Histidin, inhibitorisch, ionotrope, PALP, Renshaw-Interneurone.

Histamin und Glycin

Histamin ist das biogene Amin von Histidin. Die Decarboxylierung zu Histamin ist PALP-abhängig. Über H_2-Rezeptoren (G_s-gekoppelt) an Belegzellen des Magens spielt Histamin eine wichtige Rolle bei der Salzsäureproduktion. Über H_1-Rezeptoren (G_q-gekoppelt) agiert es als wichtiger Entzündungsmediator, der zu einer Vasodilatation und erhöhten Gefäßpermeabilität führt. Glycin ist der wichtigste inhibitorische Transmitter des Rückenmarks. Glycinrezeptoren sind ionotrope Rezeptoren. Bei Aktivierung durch Glycin erhöhen sie, wie $GABA_A$-Rezeptoren, die Leitfähigkeit für Cl^--Ionen. Auf Rückenmarksebene ist Glycin der Transmitter der rekurrenten Hemmung der Renshaw-Interneurone auf die α-Motoneurone.

27 Nervensystem

27.1 Rezeptoren und Transmitter

Dopamin und Neuropeptide

❶ Finden Sie im folgenden Text die drei Fehler!

Dopamin ist ein Katecholamin und entsteht aus Tryptophan. Die Tyrosinhydroxylase hydroxyliert die Vorstufe zu L-DOPA. Die Hydroxylierung von L-DOPA zu Dopamin ist PALP-abhängig. Elektronendonator dieser Reaktion ist Tetrahydrobiopterin. Der Abbau von Dopamin erfolgt durch die Catechol-O-Methyltransferase (COMT) und die Monoaminooxidase (MAO). Als Endprodukt entsteht wie bei allen Katecholaminen Vanillinmandelsäure. Dopamin wirkt ausschließlich über ionotrope Rezeptoren. F3

Neuropeptide dienen häufig als Kotransmitter.

❷ Wo werden Neuropeptide in der Nervenzelle gebildet?

❸ Ordnen Sie im Folgenden jedem Transmitter die Kotransmitter zu!

Neurotransmitter: Acetylcholin, Noradrenalin, GABA
Kotransmitter: Neuropeptid Y, VIP, Substanz P, Somatostatin

❶

Dopamin ist ein Katecholamin und entsteht aus **Tyrosin.** Die Tyrosinhydroxylase hydroxyliert die Vorstufe zu L-DOPA. Die **Carboxylierung** von L-DOPA zu Dopamin ist PALP-abhängig. Elektronendonator dieser Reaktion ist Tetrahydrobiopterin. Der Abbau von Dopamin erfolgt durch die Catechol-O-Methyltransferase (COMT) und die Monoaminooxidase (MAO). Als Endprodukt entsteht wie bei allen Katecholaminen Vanillinmandelsäure. Dopamin wirkt ausschließlich über **metabotrope** Rezeptoren.

❷

Neuropeptide werden im Gegensatz zu allen klassischen Neurotransmittern nicht in den Axonterminalen synthetisiert, sondern am **rauen endoplasmatischen Retikulum im Perikaryon** (Zellsoma).

❸

Neurotransmitter	Neuropeptid (Kotransmitter)
Acetylcholin	Substanz P, VIP
Noradrenalin (und Adrenalin)	Neuropeptid Y
GABA	Somatostatin, Neuropeptid Y

27 Nervensystem

27.2 Biochemie der Sinnesorgane

Olfaktorisches System

Duftstoffe sind in der Regel kleine, flüchtige, ungeladene, organische Verbindungen, welche sich schnell durch Diffusion ausbreiten. Jeder dieser Duftstoffe aktiviert in der menschlichen Nase einen oder mehrere **7-Transmembranrezeptoren** („odorant receptors", OR). Mit ungefähr F5 1.000 Genen stellen diese die größte Genfamilie des Menschen dar. Riechzellen sind primäre Sinneszellen, d. h. der Rezeptor leitet das Signal ohne Zwischenschaltung weiter. Dafür muss die Zelle depolarisiert werden.

❶ Beschreiben Sie die Kaskade, die vom Rezeptor zur Depolarisation führt!

Bereits nach kurzer Exposition gegenüber einem bestimmten Duftstoff, lässt die Empfindlichkeit gegenüber diesem nach. Dieser Vorgang wird Adaptation genannt.

❷ Erläutern Sie kurz den molekularen Mechanismus hinter der Adaptation!

❶

Nach Bindung des Duftstoffs wird das olfaktorische trimere G-Protein G_{olf} aktiviert. G_{olf} aktiviert die Adenylatzyklase und führt so zu einem Anstieg des intrazellulären cAMP-Spiegels. cAMP wiederum öffnet cAMP-abhängige Kationenkanäle und führt zum Einstrom von Calcium- und Natriumionen. Calcium öffnet zusätzlich Ca^{2+}-abhängige Chloridkanäle und führt so zum Ausstrom von Chloridionen was zur Depolarisation der Zellen bis zur Ausbildung von **Aktionspotenzialen** führt.

❷

Durch die erhöhten Calciumspiegel bilden sich **Ca^{2+}-Calmodulin-Komplexe,** welche die cAMP-abhängigen Kationenkanäle inhibieren. Dadurch wird der Kationeneinstrom verringert und die Ausbildung von weiteren Aktionspotenzialen verhindert.

27 Nervensystem

27.2 Biochemie der Sinnesorgane

Gustatorisches System

Zu den fünf grundlegenden Geschmacksqualitäten zählen süß, sauer, salzig, bitter und umami. Letzteres wird von **Glutamin und Asparagin** ausgelöst. Die Rezeptoren für die Geschmacksrichtungen **süß, umami** und **bitter** sind G-Protein-gekoppelte **7-Transmembranrezeptoren** („taste receptors"). Man unterscheidet zwischen Typ1- und Typ2-Geschmacksrezeptoren. F3

Ergänzen Sie folgende Tabelle zur Signalweiterleitung der Geschmacksqualitäten!

Geschmacksqualität	Rezeptor	Signalverarbeitung
________	Heterodimere Geschmacksrezeptoren Typ 1 aus T1R2 und T1R3	Trimeres G-Protein **„Gustducin"** aktiviert Phospholipase C → IP_3 ↑ → intrazellulär $[Ca^{2+}]$ ↑. Erhöhte Offenwahrscheinlichkeit unspezifischer Kationenkanäle und Depolarisation
Umami	Heterodimere Geschmacksrezeptoren Typ 1 aus T1R1 und T1R3	________
Bitter	Geschmacksrezeptoren des Typs 2 (T2R), vielfältig, binden viele Bitterstoffe	________
________	Epithelialer Natriumkanal ENaC	Einstrom von Natrium → Depolarisation

Gustatorisches System

Geschmacksqualität	Rezeptor	Signalverarbeitung
Süß	Heterodimere Geschmacksrezeptoren Typ 1 aus T1R2 und T1R3	Trimeres G-Protein **„Gustducin“** aktiviert die **Phospholipase C,** welche wiederum über IP_3 zu einem Anstieg der intrazellulären **Calciumkonzentration** führt. Erhöhte Offenwahrscheinlichkeit unspezifischer Kationenkanäle und Depolarisation
Umami	Heterodimere Geschmacksrezeptoren Typ 1 aus T1R1 und T1R3	
Bitter	Geschmacksrezeptoren des Typs 2 (T2R), vielfältig, binden viele Bitterstoffe	
Salzig	Epithelialer Natriumkanal ENaC	Einstrom von Natrium → Depolarisation

27 Nervensystem

27.2 Biochemie der Sinnesorgane

Nozizeption

Nozizeption (Schmerzwahrnehmung) ist ein polymodaler Sinn, welcher mechanische, thermische und chemische Reize erfasst. Dünne myelinisierte Aδ-Fasern sind für den „hellen", gut lokalisierbaren Schmerz verantwortlich und unmyelinisierte C-Fasern rufen einen „dumpfen" Tiefenschmerz hervor.

Eine wichtige Rolle bei der Nozizeption und der Thermosensibilität spielen **Rezeptoren der TRP-Familie** (transient receptor potential channels). Es handelt sich um Kationenkanäle aus sechs Transmembrandomänen.

❶ Ordnen Sie jedem Rezeptor einen oder mehrere Reize zu!

- **Rezeptor:** ASICs (acid-sensing ion channels), ENaC/Deg-Kanäle, $P2X_3$-Rezeptor, TRPV1 (Vanilloidrezeptor)
- **Reize:** Temperatur > 43 °C, chemische Reize (Protonen), mechanische Reize, freies ATP als Signal für Zelluntergang

❷ Warum ist Schärfe keine Geschmacksqualität?

❶

Rezeptor	Reiz
ASICs (acid-sensing ion channels)	Chemische Reize (Protonen)
ENaC/Deg-Kanäle	Mechanische Reize
$P2X_3$-Rezeptor	Freies ATP als Signal für Zelluntergang
TRPV1 (Vanilloidrezeptor)	Temperatur > 43 °C, chemische Reize (Protonen)

❷

Capsaicin („Chilischärfe“) bindet an TRPV1-Rezeptoren freier Nervenendigungen, welche normalerweise bei Hitzeeinwirkung der Vermittlung von Schmerzreizen dienen. Die Wahrnehmung von **Schärfe** ist also **Nozizeption.**

27 Nervensystem

27.2 Biochemie der Sinnesorgane

Neurogene Entzündung

! F2

Vervollständigen Sie die folgenden, inhaltlich zusammenhängenden Sätze mit unten stehenden Begriffen!

- Nozizeptive Afferenzen enthalten in Vesikeln zahlreiche Neuropeptide wie Substanz P, Neurokinin A und ________.
- Bei einer Reizung der Nervenendigung können diese Neuropeptide dort freigesetzt werden und rufen eine ____________ hervor.
- Substanz P steigert die ___________.
- CGRP bewirkt eine lokale ___________.
- Das führt zum ________.
- Charakteristisch für Nozizeptoren ist eine geringe bis fehlende ________.
- Zu chronischen Schmerzen trägt unter anderem eine am Ort der noxischen Reizung entstehende ________________ bei.

Adaptation, CGRP (calcitonin gene-related peptide), entzündungsbedingte Sensibilisierung, Gefäßpermeabilität, neurogene Entzündung, Ödem, Vasodilatation.

Neurogene Entzündung

- Nozizeptive Afferenzen enthalten in Vesikeln zahlreiche Neuropeptide wie Substanz P, Neurokinin A und CGRP (calcitonin gene-related peptide)
- Bei einer Reizung der Nervenendigung können diese Neuropeptide dort freigesetzt werden und rufen eine neurogene Entzündung hervor
- Substanz P steigert die Gefäßpermeabilität
- CGRP bewirkt eine lokale Vasodilatation
- Das führt zum Ödem
- Charakteristisch für Nozizeptoren ist eine geringe bis fehlende Adaptation
- Zu chronischen Schmerzen trägt unter anderem eine am Ort der noxischen Reizung entstehende entzündungsbedingte Sensibilisierung bei.

28 Methoden in der Biochemie

Enzymatisch-optische Tests

❶ Wie lautet das Lambert-Beersche Gesetz? Was kann man damit bestimmen und was sind die Voraussetzungen?

❷ Welche Eigenschaften hat NAD^+, die es für die Aktivitätsmessung von Enzymen so wichtig machen?

Katalysiert das zu messende Enzym keine Reaktion in der NAD^+ oder $NADH/H^+$ vorkommen, hilft man sich mit einer **Indikatorreaktion** weiter. In der Indikatorreaktion wird ein Produkt der zu messenden Reaktion unter Verbrauch/Bildung von $NAD(P)H/H^+$ umgesetzt. Klassisches Beispiel ist die Messung der Alanin-Aminotransferase (ALT).

❸ Mit Hilfe welcher Indikatorreaktion kann die Alanin-Aminotransferase-Aktivität bestimmt werden?

1

Das Lambert-Beersche-Gesetz lautet: $E = c \times \varepsilon_\lambda \times d$ mit

- E: Extinktion, Strahlungsschwächung, mit Photometer bestimmt
- c: Konzentration
- ε_λ: Molarer Extinktionskoeffizient
- d: Schichtdicke der Küvette

Beobachtet man eine Extinktionsänderung im Photometer, z. B. **pro Minute,** lässt sich folglich auch eine Konzentrationsänderung, also die **Aktivität des Enzyms,** gemessen am Umsatz der Kofaktoren pro Minute, berechnen.

2

NAD und NADH/H^+ absorbieren aufgrund des Adeninringsystems monochromatisches Licht bei einer Wellenlänge von 260 nm. Die reduzierte Form NADH/H^+ absorbiert zusätzlich bei 340 nm. Damit lässt sich der Umsatz dieses an vielen Reaktionen beteiligten Kofaktors bestimmen.

3

Unter Zugabe von α-Ketoglutarat setzt die ALT Alanin zu Pyruvat und Glutamat um. Man kann daran die **Lactatdehydrogenase(LDH)**-Reaktion koppeln, in der Pyruvat NADH/H^+-abhängig zu Lactat reduziert wird. Der Verbrauch von NADH kann dann photometrisch gemessen werden.

28 Methoden in der Biochemie

Polymerase-Kettenreaktion (PCR)
Ein PCR-Zyklus entspricht vom Prinzip her der semikonservativen DNA-Replikation, da in jedem Zyklus der alte Strang beibehalten und ein neuer, ausgehend von den Primern, gebildet wird. Unterschied ist, dass in jedem neuen Zyklus die DNA wieder denaturiert wird und die Primer sequenzspezifisch ansetzen, sodass über mehrere Zyklen der DNA-Abschnitt exponenziell vermehrt wird.

F4

Ergänzen Sie den Steckbrief zur PCR!

Verwendung	
Ausgangsmaterialien	
Ablauf	

Verwendung	Die PCR wird zur gezielten Amplifikation spezifischer DNA-Sequenzen angewendet
Ausgangs-materialien	• **Thermostabile DNA-Polymerase,** die bei Temperaturen bis zu 95 °C arbeitet • DNA-Primer: kurze Nukleotidsequenzen die komplementär zu den ersten 10–18 Basen der zu amplifizierenden Sequenz sind. Man benutzt immer zwei verschiedene Primer. Einer bindet komplementär an den Beginn der Sequenz auf dem 3'-5'-Strang des DNA-Doppelstrangs und der andere am Beginn der Sequenz auf dem 5'-3'-Strang • Desoxyribonukleotidtriphosphate • Das sog. Template, also die Matrize von der amplifiziert wird
Ablauf	• Die Probe wird auf 90–95 °C erhitzt zum **Denaturieren** und Trennen der Einzelstränge • Nach Abkühlung auf 50–60 °C findet das Annealing statt, bei dem sich die Primer an die Einzelstränge anlagern • Während der **Elongation** bei ca. 70 °C arbeitet die DNA Polymerase

28 Methoden in der Biochemie

DNA-Klonieren

In der Molekularbiologie meint Klonieren all diejenigen Methoden, die man benötigt um ein DNA-Fragment in eine Zelle, z. B. ein Bakterium einzubringen. Man macht das mit Hilfe von Plasmiden.

F4

❶ Nennen Sie zwei Eigenschaften von Plasmiden, die für die Molekularbiologie wichtig sind!

Restriktionsenzyme spalten doppelsträngige DNA an **spezifischen Sequenzen** von 4–6 Basenpaaren. So lassen sich aus einem langen DNA-Strang definierte Abschnitte herstellen. Es entstehen verschieden große DNA-Fragmente, die in der **Gelelektrophorese** ein definiertes Bandenmuster erzeugen.

❷ Was sind in diesem Zusammenhang Palindrome?

Mit Hilfe des Enzyms reverse Trankriptase lässt sich die Transkription umkehren und RNA in DNA umschreiben. Dieses Enzym kommt u. a. in **Retroviren** vor, wie z. B. HIV.

❸ Erläutern Sie die Arbeitsweise der reversen Transkriptase!

❶

1. Sie tragen **Antibiotikaresistenzgene.** So lassen sich später die Bakterien herausfiltern, die das Plasmid aufgenommen haben.
2. Die Polyklonierungsstelle (PKS) enthält viele Schnittstellen für Restriktionsenzyme. Dort wird die zu untersuchende DNA mit Hilfe der Restriktionsenzyme hereingeschnitten.

❷

Palindrome sind gegenläufig identische Sequenzen, wie z. B. der Name „Anna", an denen die Enzyme spalten. Dabei erzeugen die meisten Enzyme überhängende Enden (sticky ends), die sich leichter wieder zusammenführen lassen.

❸

Das Enzym arbeitet als RNA-abhängige DNA-Polymerase. Da die DNA-Polymeraseaktivität einen DNA-Strang an einen RNA-Strang synthetisiert, entsteht intitial ein **Hybrid** aus DNA und RNA. Die dabei entstehende **cDNA** kann man archivieren. So erhält man eine cDNA-Bibliothek, die nur kodierende Sequenzen enthält.

28 Methoden in der Biochemie

Western Blot

Ergänzen Sie den Lückentext zum Western Blot-Verfahren!

F2

Beim Western Blot werden Proteine entsprechend ihrer ________ in einem SDS-Polyacrylamid-Gel (SDS: Natriumdodecylsulfat) aufgetrennt. Anschließend werden die Proteine auf eine ________ transferiert und mittels eines Antikörpers detektiert. Um die Proteine sichtbar zu machen gibt man oft einen ________ dazu, der an den ersten Antikörper bindet. Dieser Sekundär-Antikörper ist dann beispielsweise an ein Enzym gekoppelt, das Substrate so umsetzt, dass sie einen Film schwarz färben können. Im Laufpuffer vorhandenes SDS ist ein ________ Detergens. Das **negativ geladene SDS** überdeckt die ________ der Proteine und die Wanderung der Proteine im elektrischen Feld ist nur noch abhängig von ihrer Größe. **Mercaptoethanol** im Probenpuffer reduziert ________.

amphipathisches, Disulfidbrücken, Eigenladung, Molekülmasse, Nitrocellulosemembran, Sekundär-Antikörper.

Western Blot

Beim Western Blot werden Proteine entsprechend ihrer Molekülmasse in einem SDS-Polyacrylamid-Gel (SDS: Natriumdodecylsulfat), aufgetrennt. Anschließend werden die Proteine auf eine Nitrocellulosemembran transferiert und mittels eines Antikörpers detektiert. Um die Proteine sichtbar zu machen gibt man oft einen Sekundär-Antikörper dazu, der an den ersten Antikörper bindet. Dieser Sekundär-Antikörper ist dann beispielsweise an ein Enzym gekoppelt, das Substrate so umsetzt, dass sie einen Film schwarz färben können. Im Laufpuffer vorhandenes SDS ist ein amphipathisches Detergens. Das **negativ geladene SDS** überdeckt die Eigenladung der Proteine und die Wanderung der Proteine im elektrischen Feld ist nur noch abhängig von ihrer Größe. **Mercaptoethanol** im Probenpuffer reduziert Disulfidbrücken.

Register